PRÉCIS

DE MICROBIE

MÉDICALE ET VÉTÉRINAIRE

2035-89. — CORBEIL. Imprimerie CRÉTÉ

PRÉCIS

DE MICROBIE

MÉDICALE ET VÉTÉRINAIRE

PAR MM.

Dr L.-H. THOINOT
ANCIEN INTERNE DES HOPITAUX

E.-J. MASSELIN
MÉDECIN-VÉTÉRINAIRE

AVEC 75 FIGURES NOIRES ET EN COULEUR

PARIS

G. MASSON, ÉDITEUR

LIBRAIRE DE L'ACADÉMIE DE MÉDECINE

120, boulevard Saint-Germain, en face de l'École de Médecine.

M DCCC LXXXIX

PRÉFACE

Les ouvrages traitant des microbes et des maladies microbiennes commencent à devenir assez nombreux en France, et cependant il nous a paru qu'un *Précis*, du genre de celui-ci, avait sa place marquée parmi eux, et comblerait une lacune qui nous a souvent frappés au cours de nos études.

Plusieurs de ces ouvrages publiés en France ne sont que des traductions de livres étrangers, et ne répondent qu'imparfaitement aux besoins du lecteur français; d'autre part, parmi les trop rares livres français, quel que soit d'ailleurs leur mérite, il n'en est pas un qui puisse être regardé comme un guide élémentaire, un *manuel de laboratoire*, initiant l'élève aux pratiques de la microbie, à sa technique, et à ses applications à l'étude des maladies microbiennes.

C'est ce guide élémentaire et pratique que

nous avons voulu faire, et que nous présentons au public médical et vétérinaire.

Nous espérons aussi que les médecins et vétérinaires qui voudraient acquérir les notions aujourd'hui indispensables sur ces matières, sans s'astreindre à la longue pratique d'un laboratoire, trouveront dans notre Précis un exposé sommaire suffisant de ces notions.

Notre ouvrage se divise naturellement en deux parties : la première traite de la technique générale ; la seconde est la technique appliquée, l'étude spéciale des diverses maladies microbiennes.

Un mot de chacune de ces parties, des tendances et du but de notre Précis dans chacune d'elles.

C'est en France qu'est née la microbie, car c'est à M. Pasteur qu'elle doit son existence ; c'est en France aussi qu'elle a trouvé son expression la plus complète et la plus achevée dans les travaux de cet illustre savant et de ses élèves ; les *Annales* de l'Institut Pasteur sont le vivant témoignage qu'aujourd'hui encore notre école tient bien haut le drapeau de cette science éminemment française. Et cependant dans quels traités français ou étrangers la technique de l'école française se trouve-t-elle indiquée et exposée ?

Que les ouvrages allemands passent sous silence les méthodes françaises et n'exposent que les procédés allemands dont R. Koch a été l'initiateur, cela se conçoit assez; mais que dans les livres français la technique de l'école de Pasteur soit presque passée sous silence, ou considérée comme n'ayant plus qu'un intérêt historique, ou enfin exposée d'une façon incomplète ou dérisoire, cela ne peut s'expliquer.

La technique française est toujours vivante, et bien vivante; elle fait partie intégrante de la science microbique au même titre que la technique plus récente de Koch.

Loin de nous la pensée de nier que celle-ci ait fait faire un grand progrès à la microbie; mais enseigner la technique de Koch et elle seule, la présenter comme en tous points suffisante, c'est commettre une injustice, une inexactitude grave, c'est enfin n'enseigner sciemment qu'une partie de la vérité. Les cultures en milieu liquide, pour prendre un exemple frappant, ont-elles mérité de tomber en désuétude, et est-ce à l'école de Koch que nous devons les procédés si essentiels des cultures dans le vide que ses élèves sont si peu aptes à pratiquer?

Élèves d'un maître qui a gardé précieusement les traditions du laboratoire de l'École Normale, nous avons cherché à allier dans ce livre la technique française aux procédés allemands, en élaguant de ceux-ci tout ce qu'ils contiennent trop souvent de grossier et d'imparfait, en ne gardant que ce qui a constitué un véritable progrès; nous avons voulu faire en un mot dans ce Précis ce que nous faisons chaque jour au laboratoire.

Nous espérons qu'ainsi conçue et exposée, notre première partie trouvera un accueil favorable chez nos lecteurs.

La deuxième partie, c'est-à-dire l'étude spéciale de chaque maladie microbienne, se divise de la façon suivante :

Maladies communes à l'homme et aux animaux;

Maladies spéciales aux animaux;

Maladies spéciales à l'homme.

Le lecteur ne rencontrera dans cette partie que de rares indications bibliographiques; il y trouvera au contraire, nous le croyons, tous les détails nécessaires à l'étude expérimentale et microbienne élémentaire de ces maladies. Nous espérons qu'en suivant notre exposé, en se conformant aux quelques indications pratiques qui y sont données, le lecteur pourra répéter facilement dans le laboratoire toute la série d'expériences et de manipulations qu'exige l'étude sommaire d'une maladie microbienne, et arrivera à la connaissance, élémentaire assurément, mais nette et précise de la maladie qu'il choisira pour étude.

Nous n'avons passé en revue qu'un nombre
très limité de maladies microbiennes; notre
excuse est simple : ce précis n'est pas un
exposé complet de la microbie, et seules les
maladies dont la preuve microbienne est
absolument faite doivent y trouver place;
seules aussi doivent s'y rencontrer celles qui
peuvent être étudiées fructueusement, et à
peu près complètement, dans le laboratoire,
par l'élève.

Ainsi s'expliquent les nombreuses lacunes
de cette deuxième partie, lacunes, au reste,
souvent plus apparentes que réelles.

Chaque jour voit éclore la découverte de
microbes pathogènes plus ou moins fantai-
sistes ou mal étudiés sur lesquels le silence
ne tarde pas à se faire, et dont les lecteurs
d'un ouvrage élémentaire ne doivent avoir
nul souci.

Les maladies microbiennes communes à
l'homme et aux animaux, et les maladies
exclusivement vétérinaires occupent dans ce
Précis un rang beaucoup plus large que les
maladies microbiennes exclusivement humaines : c'est qu'en effet les premières se
prêtent mieux et plus complètement à l'étude
de laboratoire que les secondes, la preuve
expérimentale en étant toujours possible;
peut-être aussi cette catégorie de maladies
microbiennes nous est-elle plus familière,

ayant fait l'objet de préférence de nos études. Nous pensons d'ailleurs que le public médical ne nous saura pas mauvais gré d'avoir traité d'une façon plus détaillée ces maladies qu'il aura grand intérêt, croyons-nous, à connaître, même sommairement.

Un mot encore qui s'applique à tout ce Précis : nous avons pris comme règle absolue de ne parler que de ce que nous avions pu étudier, répéter et contrôler nous-mêmes. Là où force nous était d'énoncer le dire des auteurs sans avoir pu faire aucune expérience de vérification et de contrôle, nous avons eu soin de prévenir le lecteur.

Ce Précis a été conçu et exécuté à l'École d'Alfort, dans le laboratoire de notre cher maître M. Ed. Nocard, sous ses yeux, et tout ce qu'il peut contenir de bon, nous le lui devons certainement.

Qu'il nous permette de le remercier, et de lui donner publiquement ce témoignage de notre reconnaissance et de notre affection.

Notre éditeur, M. G. Masson, a voulu faire de ce modeste Précis presqu'un livre de luxe où les figures en couleur ont, pour la première fois, dans un volume de ce prix et de ce format, une large part. Ces figures, ainsi d'ailleurs que toutes celles que renferme notre Précis, ont été dessinées sur nos préparations, à Alfort, avec

le talent que le public médical et vétérinaire
apprécie depuis longtemps, par notre ami
M. Nicolet. Il n'est que juste de lui adresser
ici nos remercîments.

Alfort, mars 1889.

TABLE DES MATIÈRES

PREMIÈRE PARTIE

CHAPITRE PREMIER

CHAPITRE DEUXIÈME

CHAPITRE TROISIÈME

CHAPITRE QUATRIÈME

CHAPITRE CINQUIÈME

CHAPITRE SIXIÈME

CHAPITRE SEPTIÈME.

DEUXIÈME PARTIE

CHAPITRE PREMIER

CHAPITRE DEUXIÈME

PRÉCIS

DE MICROBIE

PREMIÈRE PARTIE

CHAPITRE PREMIER

A. Historique sommaire : Pasteur et ses élèves. — R. Koch.

B. Généralités sur les microbes. — 1. Leurs formes, leur classification morphologique. — 2. Structure des microbes. — 3. Mouvements des microbes. — 4. Modes de reproduction des microbes.
— 5. Nutrition des microbes, les aérobies et les anaérobies. Leur
diffusion dans la nature : microbes de l'air, de l'eau, du sol. Les
microbes saprogènes, chromogènes et pathogènes.

A. HISTORIQUE SOMMAIRE.

Pasteur et ses élèves. R. Koch.

« Celui qui comprendra entièrement la nature
des ferments et des fermentations sera probablement, bien plus que celui qui l'ignore, en mesure
de rendre compte d'une manière satisfaisante des
divers phénomènes présentés par plusieurs mala-

dies (les fièvres aussi bien que les autres), phénomènes qui ne seront probablement jamais bien
compris sans une connaissance intime de la doctrine des fermentations », écrivait le savant physicien anglais R. Boyle, à une époque déjà bien éloignée de nous (xviie siècle). Cette prophétie de
R. Boyle, il était réservé à M. Pasteur de la réaliser.
Avant lui, on trouve éparses çà et là dans la science,
à la fin du xviiie siècle et au commencement du
xixe, quelques expériences qui soulevèrent un peu
le voile obscur qui couvrait tous ces phénomènes
mystérieux de la vie des infiniment petits : telles
sont les expériences de Spallanzani (1765), de
Gay-Lussac (1810), de Franz Schulze (1836). Cagniard
Latour et Schwann (1837) avaient même reconnu
la nature animée de la levûre qui produit la fermentation alcoolique, mais la doctrine de la *génération spontanée* et la doctrine de Liebig (1839), qui
voulait que la présence d'une matière animale ou
végétale en putréfaction fût la condition nécessaire
de toute fermentation, régnaient sans rivales dans
la science. M. Pasteur par des expériences désormais historiques renversa toutes ces théories. Il
montra, d'une part, que la génération spontanée
n'était qu'une fiction, résultant d'expériences
inexactes; de l'autre, que les fermentations sont
fonction de la vie d'êtres microscopiques auxquels il
donna le nom de *ferments*. Il suffit de rappeler la
série de ses beaux travaux sur les *fermentations
alcoolique, butyrique, acétique*, sur la *bière*, sur les
maladies du vin pour montrer le pas immense que
la science, créée tout entière par lui, faisait en
quelques années.

Ce n'est pas tout encore : le rôle des infiniment
petits dans la genèse des maladies, ce rôle que
R. Boyle avait entrevu, M. Pasteur le démontrait
bientôt dans ses Études sur la Maladie des vers à

soie : la *pébrine*, la *maladie des corpuscules* ouvrait cette série qui chaque jour s'accroît de quelque nouvelle découverte.

En 1851, deux savants français, Rayer et Davaine, découvraient dans le sang des animaux morts du sang de rate, de petites baguettes immobiles, auxquelles ils ne paraissaient pas d'ailleurs attacher à cette époque une importance quelconque. La publication du mémoire de M. Pasteur sur le ferment butyrique éclaira Davaine : il pensa que ces baguettes, qu'il avait entrevues en 1851 avec Rayer, étaient la cause du Charbon, et ses dernières années furent consacrées à la démonstration de ce fait, à la réfutation patiente et ingénieuse de toutes les critiques que rencontra sa découverte. Le Charbon est donc incontestablement la première maladie des animaux pour laquelle la démonstration de la nature microbienne ait été faite.

Quelques points, cependant, étaient restés obscurs dans l'étiologie du Charbon, et Davaine était impuissant à les éclaircir. La découverte de la spore charbonneuse par un savant allemand, R. Koch, dont le nom devait dans la suite acquérir une si haute illustration, leva tous les doutes et dissipa toutes les obscurités.

Cependant M. Pasteur continuait la série de ses découvertes, et, se donnant tout entier à la recherche du rôle des microbes dans la genèse des maladies, publiait successivement avec ses élèves Joubert, Chamberland, Roux, Thuillier, ses études sur le Charbon, le Choléra des Poules, le Vibrion Septique, le Rouget du Porc, la Rage ; en même temps il dotait la science microbiologique de ses méthodes si précises de culture dans les milieux liquides, soit en présence, soit à l'abri de l'air ; enfin, mettant le sceau à tous ces admirables travaux, il nous donnait les vaccins du Charbon, du Choléra des Poules, du Rouget, etc., en dernier lieu de la Rage, vaccin dont il faisait l'application à l'homme lui-même. En Allemagne R. Koch poursuivant ses travaux créait la méthode des cultures sur milieux solides, découvrait le bacille du Choléra asiatique, celui de la Tuberculose, et se plaçait ainsi sans conteste à la tête des microbiologistes allemands.

B. GÉNÉRALITÉS SUR LES MICROBES.

1. *Leurs formes; leur classification morphologique.* — Les microbes (1) se présentent sous des formes très variées qui dépendent non seulement de l'espèce à laquelle ils appartiennent, mais aussi des habitats de toute nature dans lesquels ils évoluent. Leur aspect extérieur ne suffit pas à distinguer sûrement les espèces les unes des autres; il ne peut donner qu'une *présomption;* la *certitude* ne résulte que de la concordance parfaite des renseignements tirés de la morphologie, de la réaction aux matières colorantes, des cultures et des inoculations expérimentales. Il ne faut donc attacher à la forme des microbes qu'une importance relative. Il serait cependant très intéressant de connaître les aspects différents que peut revêtir un microbe au cours de son évolution; mais cette étude est à peine ébauchée, sauf pour un petit nombre d'espèces bien connues aujourd'hui.

Nous prendrons pour exemple la bactéridie charbonneuse. Les travaux de Koch et de Pasteur ont montré qu'elle accomplit son évolution complète en passant par deux formes spéciales : la forme *sporulaire* ou *initiale*, puis la forme *bacillaire* ou

---

1. *Microbe, bactérie,* sont des mots synonymes ; microbe est le mot français, bactérie le mot allemand ; nous emploierons donc le premier de préférence.

adulte; nous savons de même que dans les cultures liquides elle évolue en prenant un aspect particulier, une forme intermédiaire, la forme filamenteuse.

Quelles que soient cependant la multiplicité et la variabilité de formes sous lesquelles se présentent les microorganismes, ils peuvent toujours être ramenés à deux types extrêmes, le type rond et le type droit ; auxquels nous ajouterons un type intermédiaire, le type spiralé.

A l'exemple de Hueppe, nous diviserons donc les microbes en trois groupes, comprenant : le premier, les microbes à forme arrondie ; le deuxième, les microbes à forme allongée ; le troisième, les microbes à forme spiralée.

1° *Microbes à forme arrondie.* — Le contour des bactéries faisant partie de cette première catégorie est généralement rond ; quelquefois cependant il est ovale. Les microbes qui affectent cette forme particulière sont connus sous le nom de « *Coccus* ».

La plupart des Coccus, à cause de leur extrême ténuité, sont qualifiés de « *Micrococcus* » par opposition à ceux qui sont d'un volume supérieur et que l'on désigne sous le nom de « *Macrococcus* ».

Les micrococcus reçoivent suivant leurs différents modes de groupement des noms spéciaux.

S'ils sont rangés sans aucun ordre visible on leur donne simplement le nom de *Micrococcus.* Exemple : *Micrococcus prodigiosus.*

S'ils sont réunis par deux, on les appelle « *Diplococcus* ».

Réunis par quatre, ils prennent le nom de Micrococcus « *en tétrades* ». Exemple : *Micrococcus Tetragenus.* Dans certains cas, les *tétrades* peuvent se juxtaposer, il en résulte alors une sorte de masse cubique qualifiée de « *Sarcine.* » Exemple : *Sarcina lutea.*

La réunion irrégulière de plusieurs micrococcus est connue sous le nom de « *Zooglées* ». Celles-ci, à contours irréguliers, plus ou moins étendues, peuvent quelquefois être entourées d'une membrane d'enveloppe ; elles prennent alors le nom « *d'Ascococcus* ». Exemple : *Ascococcus Billrothii*.

Les micrococcus peuvent se trouver placés les uns au bout des autres. Il en résulte un véritable chapelet, ordinairement sinueux, plus ou moins long, quelquefois si long qu'il donne lieu à des enchevêtrements inextricables : on donne à ces microcoques ainsi disposés le nom de « *Streptococcus* », ou celui de « *Torula* ». Exemple : *Streptococcus de la mammite contagieuse des vaches laitières*.

Enfin les micrococcus peuvent être groupés les uns près des autres de manière à simuler une grappe de raisin, dont chaque grain serait représenté par un micrococcus. Dans ce cas, on les nomme « *Staphylococcus* ». Exemple : *Staphylococcus pyogenes aureus*.

2° *Microbes à forme allongée.* — Les microbes rentrant dans cette deuxième catégorie prennent la forme d'un bâton, *droit* lorsqu'ils sont courts, *sinueux* lorsqu'ils sont longs : les premiers portent le nom de « *bacilles* » ; les seconds celui de « *leptothrix* ». Exemples : *Bacillus subtilis; Leptothrix buccalis*.

Le leptothrix est le **plus** généralement ondulé : il décrit alors des courbes capricieuses et d'une régularité véritablement géométrique. Dans quelques cas, les leptothrix sont si longs, qu'en se repliant un grand nombre de fois sur eux-mêmes, ils forment des amas considérables rappelant les écheveaux de fil de Bretagne : telle est l'apparence que prend la bactéridie charbonneuse dans les cultures.

On donne le nom de « *Cladothrix* » aux microbes

ayant la forme droite, allongée, mais dont les articles se ramifient en fausse dichotomisation : tel est le microbe du farcin du bœuf.

Les bacilles, nettement limités par un profil rectiligne sont dits « droits ». Ils sont dits « en fuseau » lorsque leur partie centrale est plus ou moins renflée.

Certains bacilles, généralement courts, présentent dans leur milieu un point très réfringent qui n'a aucune affinité pour les matières colorantes, qui ne se colore pas, tandis qu'au contraire les extrémités du bacille se colorent fortement. A cette forme spéciale nous donnons le nom de « *bacilles à espace clair* » ; qualification qui dépeint bien clairement dans le langage le caractère typique de ces microbes. Exemple : *Bacilles à espace clair* de notre *Septicémie du lapin. Bacilles à espace clair* du *Choléra des poules.*

Quelques bacilles présentent un renflement brusque, nettement arrondi, à une de leurs extrémités. Tels sont les bacilles que Nicolaïer a observés dans le *Tétanos.*

D'autres affectent la forme d'une poire allongée : ce sont des « *bacilles en battant de cloche* ». Exemple : *Bacilles du charbon symptomatique.*

3º *Microbes à forme spiralée.* — Dans cette catégorie, on range les agents qui prennent la forme d'un arc de cercle ou d'une spire. On les connait sous les noms de « *bacilles-virgules, komma-bacilles, spirilles* ».

Dans certains cas, et vus au microscope, ces microbes peuvent paraître droits, bien que réellement ils soient incurvés. Ce fait est dû simplement à ce qu'ils se présentent dans le champ microscopique suivant un plan perpendiculaire à leur rayon de courbure.

CLASSIFICATION MORPHOLOGIQUE DES MICROBES.

1º *Forme arrondie...*	Micrococcus.
	Diplococcus.
	Micrococcus en Tétrades.
	    — en Sarcines.
	    — en Zooglées.
	Ascococcus.
	Staphylococcus.
	Streptococcus ou Torula.	

2º *Forme allongée.*	Bacilles droits.
	    — à espace clair.
	    — en fuseau.
	    — en lanterne.
	    — en battant de cloche.
	Leptothrix.
	Cladothrix.	

3º *Forme spiralée...*	Bacilles Virgule. Komma bacilles. Spirilles.	

2. *Structure des microbes.* — Les microbes adultes sont formés d'une cellule, protégée à la périphérie par une membrane d'enveloppe : la première contient un véritable protoplasma incolore, réfringent, quelquefois granuleux, formé d'une substance albuminoïde à laquelle Nencki a donné le nom de mycoprotéine; la seconde résulte fort probablement de la condensation des couches périphériques du protoplasma de la cellule. Elle apparaît au microscope sous forme d'une ligne fine, légèrement grisâtre, formant aussi un contraste frappant avec le protoplasma intérieur qui apparaît nettement réfringent. Mais, pour la plupart des microbes, cette distinction ne peut être établie que si on les examine sans coloration. Leur affinité pour les dérivés basiques colorants d'aniline est en effet si grande et la puissance tinctoriale de ces couleurs est si prononcée, que l'on ne peut plus distinguer l'enveloppe de la cellule sur les microbes colorés. Pour quelques-uns cependant, cette distinction est possible, si on a soin d'employer pour les colorer des procédés spéciaux. C'est ainsi que dans les préparations colorées de pneumococcus, on voit parfaitement sur certains d'entre eux la membrane d'enveloppe ou *capsule* faiblement colorée, tandis qu'au contraire le contenu de la cellule est très fortement teinté.

Les cellules ne contiennent jamais de noyaux. C'est là un caractère d'une grande importance et qui les distingue nettement de la plupart des cellules organiques.

Elles ne contiennent non plus jamais de chlorophylle : ce n'est qu'à de très rares exceptions près qu'on rencontre dans leur intérieur cette substance verte, si commune dans les cellules végétales.

Le protoplasma qui les forme est d'une grande résistance à tel point qu'il résiste à l'action dissolvante des bases et des acides qui attaquent les cellules animales.

L'iode colore le protoplasma en jaune : réaction chimique qui nous montre que le contenu cellulaire ne renferme pas d'amidon.

3. *Mouvement des microbes.* — Parmi les microbes les uns sont immobiles, tandis que les autres sont susceptibles de se mouvoir quelque peu dans les différents milieux liquides qui les contiennent.

Pour se rendre un compte exact de ces mouvements, il importe d'abord de ne pas confondre le mouvement brownien qui les agite tous, à la façon d'une poussière quelconque, d'une molécule inorganique, avec le mouvement propre, permettant aux agents qui en sont doués de se déplacer à leur guise dans le milieu qu'ils habitent et quelquefois même de résister dans une certaine mesure au mouvement moléculaire.

Il est donc nécessaire de distinguer ces deux

1.

mouvements qui diffèrent essentiellement l'un ὁ
l'autre : c'est là d'ailleurs une étude très simp
à faire.

Pour bien observer le mouvement brownien ὁ
moléculaire, il suffit d'examiner au microscoβ
(Verick : oculaire 1, objectif 4) une goutte de san
charbonneux, sans coloration. La mise au poἱ
une fois faite, on verra les globules sanguin
empilés les uns sur les autres à la façon de piἱ
de monnaies, former de véritables îlots plus ὁ
moins considérables et nager dans un liquide qΰ
n'est autre chose que le sérum du sang; mais ὁ
remarquera bien que la direction du mouvemeṇ
de ces globules se fait dans le même sens qu
celui du sérum lui-même : ce fait indique doṇ
bien que ces globules sont simplement entraîné
dans le courant du sérum, tout comme une barqΰ
abandonnée, n'ayant par elle-même aucun mouve
ment intrinsèque, est entraînée par le courant ὁ
l'eau qui la supporte. De même, entre ces îloṭ
formés par l'agglomération des globules sanguiṇ
on verra les bactéridies, représentées par des bàtoṛ
nets courts, droits, réfringents, opposés souveṇ
deux à deux par un de leurs pôles, suivre exacte
ment la même marche que les globules : ellε
sont, elles aussi, entraînées dans le courant ὁ
sérum. Si l'on attend que le sérum soit empṛ
sonné dans la coagulation périphérique du saṇ
contenu sous la lamelle, on verra alors le couraṇ
si rapide auparavant, se ralentir de plus en plΰ
et finir par cesser complètement : à ce momeṇ
les îlots globulaires sont immobiles ainsi que lε
bactéridies, que l'on voit alors entassées les unε
sur les autres près des bords des îlots.

Examinons maintenant, et de la même faço
que nous venons de le faire, c'est-à-dire sans colὁ
ration et à un petit grossissement, une goutte ὁ

sang provenant d'un sujet mort de la septicémie de Pasteur, depuis quelques heures déjà.

Nous verrons les globules sanguins entraînés dans le courant du sérum ; puis de longs filaments réfringents, ondulés, mais dont les courbes d'on-dulation varient à chaque instant.

Aussitôt que le courant du sérum aura cessé, nous verrons ces longs filaments, qui ne sont autre chose que des vibrions septiques, se mou-voir au milieu des globules immobiles à la ma-nière des serpents : tout en écartant les globules sanguins pour se livrer passage, ils décrivent soit un grand cercle, et prennent dans ce cas la forme d'un arc, soit des lignes sinueuses : ils sont alors ondulés.

Les mouvements amiboïdes de certains micro-bes semblent dus à des cils, à de véritables fla-gellums qui seraient constitués par des prolonge-ments filiformes du protoplasma cellulaire ou de la membrane d'enveloppe. Ces mouvements sont variables suivant les espèces que l'on examine.

Certains microbes, notamment ceux qui se rat-tachent au genre leptothrix, décrivent de vérita-bles courbes géométriques, qui s'opposent sou-vent les unes aux autres et produisent ainsi l'effet d'une véritable reptation. Au contraire, d'autres, et ce sont les plus nombreux, semblent s'agiter autour d'un axe central et donnent ainsi lieu à des oscillations variées : ce mode de déplacement restreint se rencontre surtout chez les microbes affectant la forme bacillaire.

Ces mouvements, quels qu'ils soient d'ailleurs, ne peuvent avoir lieu qu'à certaines conditions ambiantes indispensables. Pour qu'il en soit ainsi, il faut que les microbes se trouvent placés dans un milieu liquide, exposé à une température voi-sine de celle du corps (37°).

Les mouvements seront d'autant plus accentués que le milieu sera moins visqueux ; c'est pourquoi l'agitation cesse au bout d'un certain temps sur les préparations non lutées dans lesquelles, par suite de l'évaporation, la partie liquide finit par disparaître. Cette condition de milieu nous paraît plus indispensable que celle de température ; cependant, lorsqu'on aura à faire un pareil examen, il sera bon de se servir d'un microscope à platine chauffante.

4. *Modes de reproduction des microbes.* — Sur ce point, la microbiologie est encore peu avancée ; aussi traiterons-nous cette question le plus simplement possible.

Jusqu'ici on peut dire que les microbes se reproduisent suivant deux modes distincts , les uns par scissiparité, les autres par sporulation ; ou, suivant la terminologie de de Bary, la reproduction se fait par arthrosporulation pour les premiers, et par endosporulation pour les seconds.

La reproduction par scissiparité paraît être le mode exclusif que l'on observe chez les germes affectant la forme de coccus, tandis que la sporulation fait partie du cycle des microbes filiformes, c'est-à-dire de ceux classés dans la forme allongée : bacilles, leptothrix, etc.

La reproduction par scissiparité s'effectue de la façon suivante : le micrococcus de rond qu'il était prend une forme ovale, sa partie moyenne se rétrécit et finalement donne naissance par segmentation à deux cellules filles qui ne tardent pas à prendre la forme arrondie de la cellule-mère. Si le micrococcus primitif est isolé des autres il donne ainsi naissance à un diplococcus ; si au contraire plusieurs micrococcus sont les uns près des autres, il en résulte une zooglée.

Si la scissiparité se fait dans une seule direction

rectiligne, les cellules filles se trouvent les unes au bout des autres et forment ainsi un véritable chapelet désigné, nous l'avons déjà dit, sous le nom de streptococcus ou de torula.

Si la scissiparité s'effectue suivant deux directions distinctes, perpendiculaires l'une à l'autre, il en résulte une disposition des cellules filles en tétrades.

Si la segmentation s'effectue en plusieurs sens différents, et sans aucun système géométrique quelconque, elle donne naissance à une réunion diffuse de cellules filles, connue sous le nom de staphylococcus.

Mais il faut bien remarquer que chacun de ces différents modes de reproduction par segmentation est toujours le même pour une espèce donnée; c'est ainsi qu'un streptococcus donnera toujours naissance à des streptococcus; qu'un **germe** en tétrades reproduira toujours des tétrades qui, par leur agglomération, simuleront parfois une zooglée; mais, avec un peu d'attention, il sera facile de voir que cette « fausse zooglée » est constituée par l'union de plusieurs tétrades.

La reproduction par sporulation est un mode de génération plus élevé que le précédent et semble ainsi appartenir à des espèces plus complexes que celles qui se multiplient par simple scissiparité. Les germes de forme bacillaire présentent seuls ce phénomène de reproduction.

Dans ce cas, il se forme à certains points de la longueur du bacille, de véritables condensations protoplasmiques qui deviennent d'aspect de plus en plus réfringent; ces points réfringents s'arrondissent, tandis que le protoplasma qui les englobe finit par disparaître par résorption.

Ces petits points réfringents connus sous le nom de spores, ou de corpuscules-germes (Pasteur),

sont ainsi mis en liberté. La spore possède une
enveloppe extrêmement résistante qui lui permet
de résister aux causes naturelles de destruction
et d'attendre les conditions de milieu et de température propices à sa fructification.

Tandis que les bacilles meurent aussitôt que le
milieu où ils se trouvent ne contient plus les éléments nécessaires à leur vitalité, les spores au
contraire vivent pour ainsi dire à l'état latent.
Elles sont en tout point comparables à la graine
des plantes que l'on peut conserver indéfiniment et
qui n'attend pour donner naissance à la plante
adulte que d'être placée dans un milieu favorable
à son développement.

Tandis que la bactéridie filamenteuse est dé-
truite à une température inférieure à 65°, la spore
charbonneuse résiste à l'eau bouillante, à moins
que cette action ne soit prolongée pendant deux
heures. Desséchées, les spores charbonneuses peuvent résister momentanément à 130° (Pasteur et Joubert), température élevée à laquelle aucune forme
adulte ne serait susceptible de conserver la vie.

La résistance des spores à l'état latent est donc
considérable; mais lorsqu'elles sont en formation
ou en fructification surtout, elles sont bien moins
résistantes, quelquefois même moins résistantes
que le bacille adulte lui-même : se qui se comprend
facilement. L'enveloppe de la spore, en effet, au
moment de la fructification, devient de moins en
moins résistante, presque gélatineuse, afin de permettre l'allongement du jeune bacille auquel elle
va donner naissance : on conçoit aisément qu'à ce
stade de développement, la spore ait une résistance moins grande que celle du bacille adulte
lui-même.

Outre l'état sporulaire et l'état adulte, il existe
une grande variété de formes bizarres connues

sous le nom de formes « involutives ». On n'est pas bien fixé sur la cause et la signification des formes involutives ; on les considère généralement comme l'expression d'un trouble dans la nutrition ou l'évolution du microbe ; nous n'y insisterons pas pour le moment.

5. *Nutrition des microbes ; les aérobies, les anaérobies. — Leur diffusion dans la nature : microbes de l'air, de l'eau, du sol.*

Les microbes saprogènes, chromogènes et pathogènes. — Les microbes, comme tous les végétaux privés de chlorophylle, ne possèdent point le pouvoir qu'ont les cellules chlorophylliennes de puiser directement dans l'air ou dans le sol les éléments nutritifs.

Ainsi que les animaux et les champignons, il leur faut pour vivre et se développer des matériaux organiques tout préparés, des combinaisons hydrocarbonées et azotées. Ils trouvent ces matériaux dans les humeurs ou les tissus sur lesquels ils vivent en parasites ; ou bien, en dehors de l'organisme animal vivant, ils les puisent dans les produits morts d'origine animale ou végétale.

Ce qui est remarquable, c'est l'avidité qu'ils ont pour l'oxygène.

Ils s'emparent de ce gaz de deux façons différentes : les uns le prennent directement dans l'air, les autres l'empruntent à certains milieux organiques ou végétaux, en les décomposant, donnant ainsi naissance à des combinaisons chimiques spéciales, dégageant toujours une certaine quantité d'acide carbonique.

On appelle « *aérobies* » les microbes qui vivent en présence de l'air, et « *anaérobies* », ceux qui se multiplient dans des milieux divers, privés d'air.

Quelques microbes sont susceptibles de vivre des deux façons que nous venons d'indiquer : ce sont les « *aéro-anaérobies* ». Ils vivent donc aussi bien en présence de l'air que sans air. On leur donne encore le nom « d'*aérobies facultatifs* » par opposition aux « *aérobies stricts* » qui ne peuvent se multiplier qu'en présence de l'oxygène libre.

C'est en étudiant les fermentations que M. Pasteur a découvert que certains germes pouvaient vivre sans air, tandis que d'autres ne pouvaient se multiplier qu'en présence de l'air.

Nous ne pouvons faire ici une étude complète du rôle des microbes dans la fermentation, pas plus que des réactions chimiques auxquelles ils donnent naissance; mais nous étions obligés d'en parler quelque peu dans le but pratique de faire comprendre au lecteur ce qu'on entendait par microbe aérobie strict, aérobie facultatif ou anaérobie. Ce sont des expressions qualificatives qui demandaient à être expliquées au début de cet ouvrage, car nous les emploierons souvent en traitant de l'histoire des microbes en particulier.

On appelle microbes *saprogènes* ceux qui, en provoquant des putréfactions variables, dégagent en même temps une odeur spéciale, presque toujours désagréable.

On nomme microbes *chromogènes*, ceux qui, en se développant sur les milieux de culture artificiels, produisent une culture colorée en brun, en rouge, en jaune, etc.

Enfin, on nomme microbes *pathogènes* ceux qui vivent en parasites dans l'économie de l'homme ou des animaux et y déterminent des lésions diverses, généralement très graves, qui ne tardent pas à amener la mort rapide des sujets infectés.

Ce sont surtout ces bactéries pathogènes qui nous intéressent au plus haut point, et c'est à cause d'elles que la microbiologie a pris une place si importante dans les études médicales.

Les microbes pathogènes donnent lieu à des maladies de forme pyémique ou de forme septique. Une bactérie donnée peut, suivant l'espèce animale dans laquelle elle se multiplie, provoquer une maladie pyémique ou une septicémie. C'est ainsi que le microbe du choléra des poules tue rapidement les oiseaux par septicémie, sans que jamais on trouve trace de pus à l'autopsie, tandis qu'au contraire il produit chez le cobaye une affection bénigne, se traduisant par la formation d'un abcès clos au point d'inoculation.

Les microorganismes pathogènes agissent sur l'organisme de l'homme ou sur celui des animaux, non seulement par les troubles fonctionnels qu'ils y provoquent, mais aussi par les *détritus* qu'ils y laissent. Ces détritus, véritables produits de déchet des microbes sont des substances solubles, toxiques, produisant des effets aussi terribles que ceux des poisons les plus violents : ils sont connus sous le nom de *ptomaïnes*. Mais jusqu'ici leur étude chimique est très imparfaite. Quelques-uns d'entre eux sont tellement toxiques, que les sujets meurent en quelques heures, et qu'à l'autopsie on est étonné de la petite quantité de microbes que l'on rencontre dans les tissus.

Les microbes qui paraissent produire les ptomaïnes les plus toxiques sont ceux qui donnent lieu aux septicémies. Dans ces maladies, en effet, les sujets atteints meurent avec une rapidité surprenante ; quelquefois on constate même des cas foudroyants.

La plupart des microbes pathogènes ne sont pas chromogènes, c'est-à-dire que, cultivés sur certains milieux solides, opaques ou transparents, leur culture reste blanche, mais ne prend jamais de teinte spéciale jaune, rouge, verte, etc. Il est quelques exceptions pourtant, dont la plus remarquable est la culture du bacille de la morve sur la pomme de terre.

Les microorganismes sont répandus en grand nombre sur tout ce qui nous environne : on en rencontre dans l'air, dans les eaux de toutes natures, sur le sol et même dans la profondeur de la terre.

L'air contient notamment un grand nombre de microbes chromogènes et ce n'est, nous le pensons du moins, que très exceptionnellement qu'on y observe des germes pathogènes. C'est qu'en effet les microbes, comme d'ailleurs toutes les granulations, même les plus ténues, subissent l'action de la pesanteur tout comme les autres corps, de sorte qu'ils tendent toujours à se déposer sur la surface du sol. En un mot l'air ne leur sert que de véhicule.

Il faut d'ailleurs ne pas oublier que ces microbes pathogènes émanent des débris ou des excreta des animaux infectés ; or, ces matières sont plus ou moins humides et retiennent ainsi les microbes emprisonnés comme dans une sorte de bouillie, de sorte que la contagion volatile ne se peut faire qu'à la condition que ces matières soient d'abord desséchées, puis réduites en une poussière assez fine pour pouvoir être diffusée dans l'atmosphère par les courants d'air ou les coups de vent.

A ce point de vue, on peut considérer l'eau comme le véhicule le plus ordinaire des microbes pathogènes. L'histoire de la fièvre typhoïde et du choléra en est un exemple frappant. On peut donc dans certaines circonstances y rencontrer des germes virulents. Les eaux de source seules passent pour être pures de tout germe vivant.

Il existe à la surface du sol une grande variété de germes zymogènes, chromogènes et pathogènes.

L'intérieur du sol en renferme aussi un grand nombre ; mais nous ne pouvons insister sur tous ces détails : ce serait sortir du cadre que nous nous sommes tracé.

CHAPITRE II

A. INSTRUMENTS DE VERRERIE

Nous ne mentionnerons dans cet article que les instruments d'un usage courant et général. Nous rejetons absolument une foule d'appareils d'une utilité ou contestable ou trop restreinte, qui ne servent qu'à encombrer les laboratoires et à surcharger les descriptions techniques.

Nous omettons, pour l'instant aussi, certains appareils dont il sera parlé plus utilement ailleurs, par exemple aux articles : *milieux de culture, technique des cultures.*

Nous allons décrire successivement :

I. — *La pipette Pasteur.*

II. — *Les matras Pasteur.*

III. — *Les ballons.*

IV. — *Les ballons-pipettes Chamberland.*

V. — *Les tubes à essai.*

VI. — *Les plaques de verre pour cultures en plaques.*

VII. — *Les vases à sérum.*

VIII. — *Les appareils pour la culture des microbes anaérobies.*

D'une façon générale tous ces appareils doivent être préparés à l'avance, lavés, stérilisés, et conservés dans le laboratoire, en attendant qu'il en soit fait usage, à l'abri de la poussière.

I. Pipettes Pasteur.

La figure ci-contre (fig. 1) donne la représentation de ce petit instrument, qui est d'un usage journalier dans la pratique de la bactériologie. La préparation des *pipettes Pasteur* est d'une extrême simplicité ; un court apprentissage donnera l'habileté manuelle nécessaire.

Prenez un tube de verre de *cinq* à *six* millimètres de diamètre, d'épaisseur *moyenne*, long de 1ᵐ, 20 centimètres environ ; essuyez-en soigneusement la surface ; coupez-le par des traits de lime en quatre fragments de trente centimètres environ ; vous aurez ainsi quatre petits tubes droits. Prenez un de ces tubes, chauffez-le à la flamme du chalumeau à gaz à sa partie moyenne en lui imprimant entre les doigts un mouvement de rotation rapide : quand le verre entre en fusion écartez de la flamme et étirez lentement de façon à obtenir une longue effilure ; séparez alors la partie effilée en son milieu. Vous aurez ainsi deux pipettes terminées par une extrémité capillaire que vous scellerez immédiatement à la flamme.

Bordez alors à la flamme les bords de la grosse extrémité non effilée, et garnissez cette extrémité en A d'un tampon d'ouate.

A cet effet prenez un petit morceau d'ouate et à l'aide d'une pointe mousse enfoncez-le dans la pipette *sous pression légère*.

Préparez de même chacun des autres petits tubes droits, faisant deux pipettes d'un même tube, et construisez dans la même séance le plus grand nombre possible de pipettes, car il est indispensable d'avoir toujours une certaine quantité de ces petits instruments à sa disposition.

Les pipettes terminées, on les placera, pour les stériliser, dans le four à flamber dont nous parlerons ci-dessous.

La figure ci-contre (fig. 2) montre des pipettes d'une forme un peu différente des pipettes Pasteur. On les obtient en étranglant celles-ci à la flamme sur un point, en B.

La petite extrémité est scellée à la lampe ; l'autre extrémité est rodée à la flamme et garnie d'un tampon d'ouate.

Ces pipettes servent à conserver à l'abri de l'air une petite provision de matière virulente (liquide de culture ou produit pathologique) ; nous en expliquerons le mode d'emploi en temps et lieu.

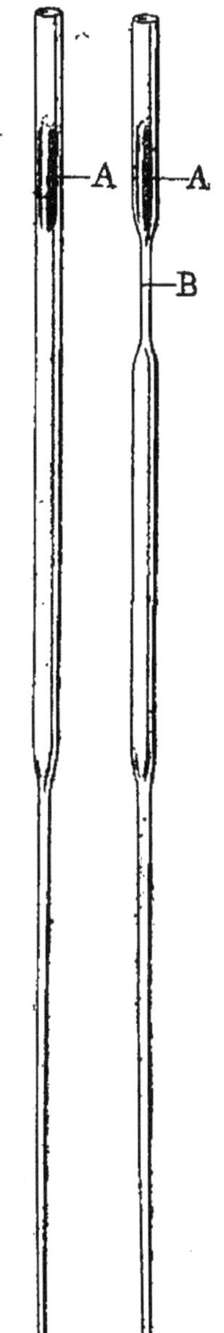

Fig. 1. Fig. 2.

Ces pipettes sont, après leur préparation, portées également dans le four à flamber.

II. Matras Pasteur.

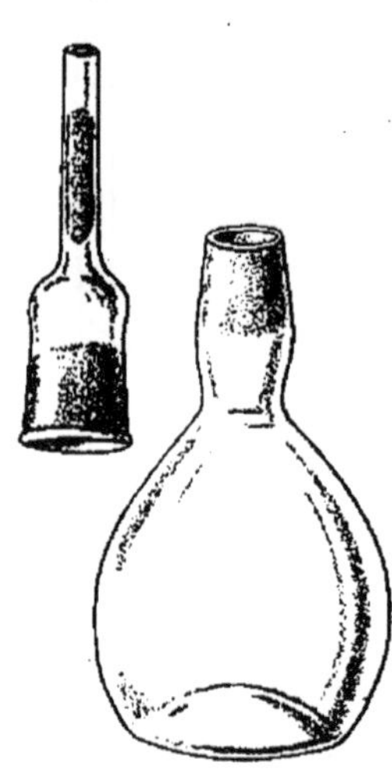

Fig. 3. — Matras Pasteur.

« C'est un petit ballon à fond plat en verre léger, fermé par un bouchon à l'émeri à recouvrement, qui lui-même n'est pas plein, mais se termine par un tube de verre obstrué par un tampon de coton » (Duclaux) (fig. 3).

Mais avant de garnir le bouchon du matras Pasteur de son tampon d'ouate, avant de mettre l'instrument en état d'être flambé, il est nécessaire de le laver parfaitement, et nous allons exposer ici, une fois pour toutes, la façon dont on doit procéder au lavage de la verrerie.

LAVAGE DE LA VERRERIE.

Lavez d'abord l'objet avec une solution de potasse ; puis rincez à grande eau pour enlever l'excès de potasse.

Plongez alors dans un bain d'eau acidulée à un ou deux pour cent d'acide sulfurique ; rincez à l'eau pure et faites égoutter soigneusement. A cet effet le mieux est de placer les objets humides dans l'étuve sèche que nous décrirons plus loin, et de les y laisser jusqu'à complète siccité.

Lorsque le matras a été soigneusement lavé suivant la méthode que nous venons d'indiquer, lorsqu'il est bien sec, il faut garnir le bouchon de verre d'un tampon d'ouate. On procédera comme on l'a fait pour la pipette, en faisant pénétrer, *sous légère pression*, à l'aide d'une pointe mousse, un petit fragment d'ouate dans le tube étroit qui termine le bouchon à sa partie supérieure. Il ne reste plus alors qu'à stériliser le matras dans le four à flamber.

Les matras Pasteur sont d'une extrême commodité pour les cultures dans les liquides, telles que les pratique l'École française : ils doivent servir à cette usage à l'exclusion de tout autre appareil.

On se les procure facilement dans le commerce.

III. Ballons.

On doit avoir un certain nombre de ballons en verre de dimensions différentes, pouvant contenir 250 à 1,000 c.c. (fig. 4).

Ces ballons servent spécialement dans la préparation des bouillons, ainsi que nous le dirons en traitant de ces milieux de culture.

Les ballons seront soigneusement *lavés* et *séchés ;* on les *bouchera* alors avec un tampon d'ouate. Voici une bonne façon de préparer ces tampons.

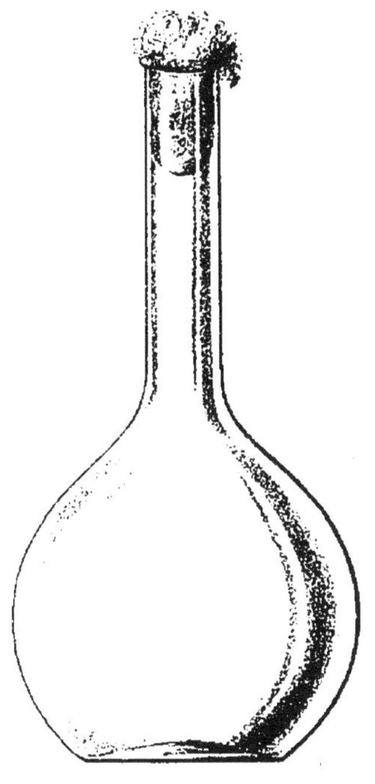

Fig. 4.

Prenez dans un paquet d'ouate un fragment de dimension variable, suivant le diamètre du tube qu'il faut boucher, mais de forme à peu près rectangulaire.

Pliez ce fragment en deux pour lui donner une plus grande épaisseur ; placez alors l'extrémité de votre index gauche au centre de la surface ainsi obtenue, et coiffez votre phalange avec l'ouate que vous ramènerez et presserez doucement autour de cette phalange ; retirez l'index : vous aurez ainsi un tampon d'ouate terminé par une surface lisse et bien arrondie : c'est là un point important que cette petite manœuvre bien simple permet d'atteindre facilement.

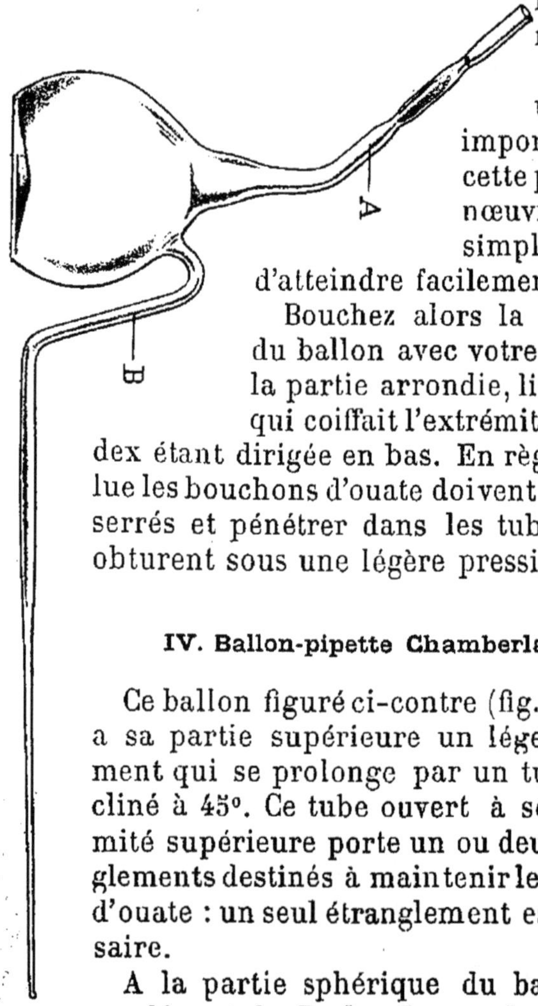

Bouchez alors la tubulure du ballon avec votre tampon, la partie arrondie, lisse, celle qui coiffait l'extrémité de l'index étant dirigée en bas. En règle absolue les bouchons d'ouate doivent être peu serrés et pénétrer dans les tubes qu'ils obturent sous une légère pression.

Fig. 5. — Ballon-pipette Chamberland.

IV. Ballon-pipette Chamberland.

Ce ballon figuré ci-contre (fig. 5) porte a sa partie supérieure un léger renflement qui se prolonge par un tube A incliné à 45°. Ce tube ouvert à son extrémité supérieure porte un ou deux étranglements destinés à maintenir le tampon d'ouate : un seul étranglement est nécessaire.

A la partie sphérique du ballon est soudé un tube B plus fin que le tube supérieur, doublement recourbé qui se termine en s'amincissant. Ce tube est désigné sous le nom d'effilure latérale. On *lave* soigneusement le ballon-pipette; on *garnit* le tube supérieur d'un tampon d'ouate qu'on pousse en *forçant* jusqu'à l'étranglement; on scelle à la lampe l'extrémité de l'effilure latérale, et on porte le ballon ainsi préparé dans le four à flamber.

Ces ballons-pipettes sont destinés, ainsi que nous l'expliquerons plus longuement ailleurs, à conserver les bouillons stérilisés jusqu'au moment de leur transvasement dans les matras Pasteur.

V. Tubes à essai.

Ces tubes (fig. 6) servent aux cultures sur milieux solides (gélatine, gélose, sérum, etc.). Leur diamètre est ordinairement de un centimètre 1/2 à deux centimètres. Ils doivent se terminer à la partie supérieure par des bords droits; il faut rejeter les tubes dont les bords circonscrivant l'ouverture se renversent en dehors : cet évasement constitue une difficulté dans l'application des capuchons en papier-filtre dont nous parlerons plus loin.

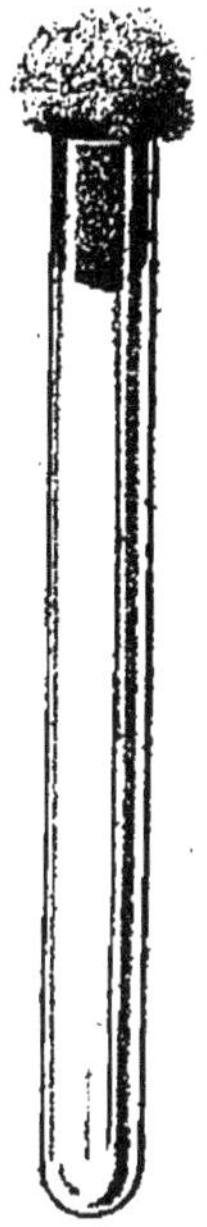

Les tubes à essai seront lavés, séchés et bouchés à l'ouate. Nous avons, en parlant ci-dessus des ballons, décrit un

Fig. 6.
Tube
à essai.

procédé commode pour confectionner les tampons d'ouate : ce procédé trouve son application ici. Les tubes à essai lavés, séchés, bouchés, seront stérilisés dans le four à flamber.

VI. Plaques de verre pour cultures en plaques suivant la méthode de Koch.

On se sert dans ce procédé de culture, dont le but et la technique seront décrits plus loin, de plaques de verre rectangulaires de dimensions variables, 12/10 en moyenne, et d'épaisseur un peu supérieure à celle des porte-objets usités en micrographie. (Les plaques employées par les photographes et connues

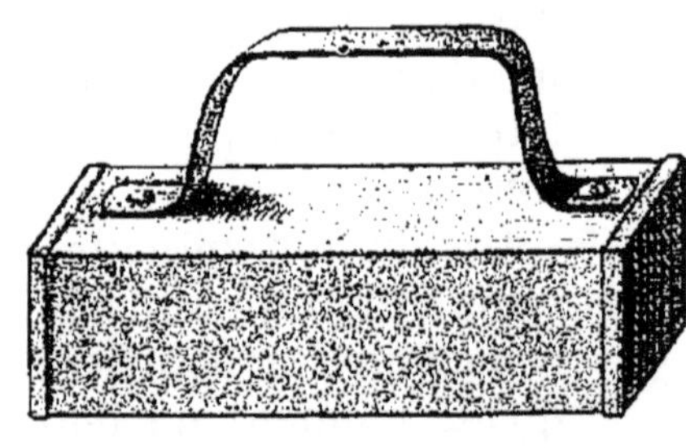

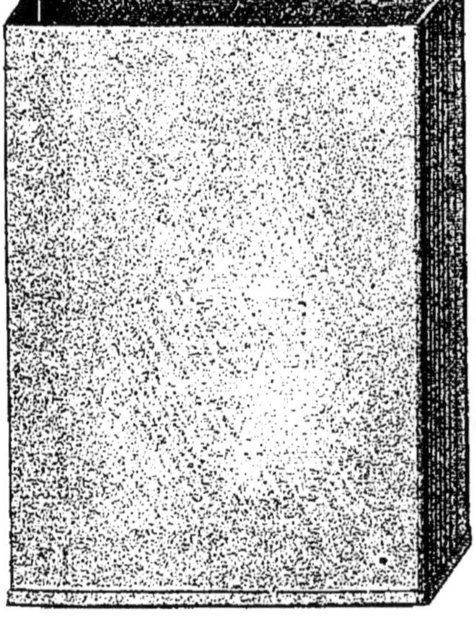

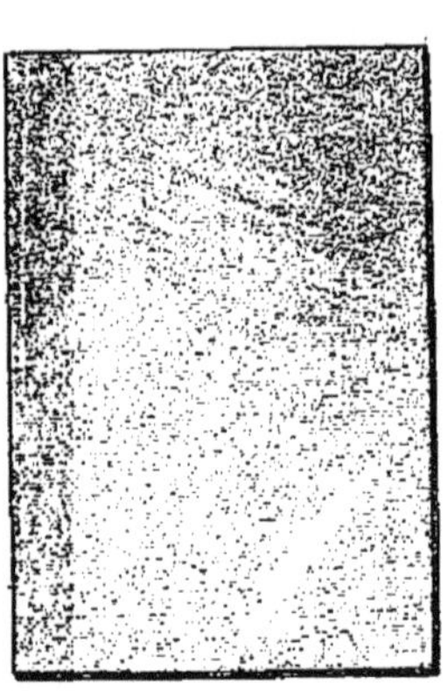

Fig. 7.

Fig. 8.

sous le nom de quarts de plaque seront d'un bon usage) (fig. 7). Les plaques préalablement lavées et séchées seront placées pour subir la stérilisation dans une boîte en tôle de 0,14 de long sur 0,18 de haut : la figure représente cette boîte et son couvercle (fig. 8).

VII. Vases à sérum.

Prenez un vase (fig. 9) d'une assez grande capacité, deux litres environ, (celui que représente la figure ci-contre est d'un bon emploi), et faites choix pour le boucher d'un bouchon de liège dont le diamètre soit un peu *inférieur* au diamètre intérieur du col du vase.

Préparez d'autre part un tube en verre A que vous recourberez à angle droit à son extrémité supérieure, et que vous fermerez à courte distance de la courbure. La partie droite du tube A doit avoir une longueur suffisante pour plonger d'une part jusqu'au fond du vase, et émerger d'autre part au-dessus du col.

Assemblez alors les deux parties, vase et tube de verre, de la façon suivante : enlevez sur la circonférence du bouchon un petit coin de liège qui donnera passage au tube de verre;

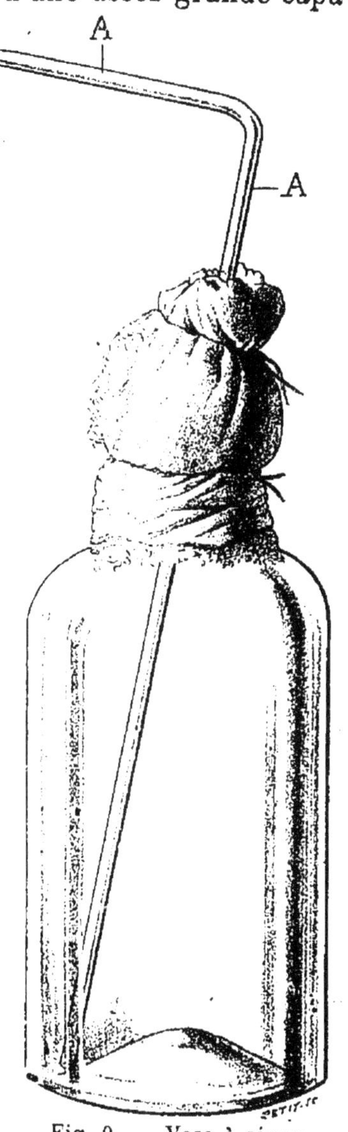

Fig. 9. — Vase à sérum.

puis, pour boucher l'intervalle qui doit, ainsi que

nous l'avons dit, exister entre le bouchon et le col du vase, garnissez la circonférence du bouchon d'un anneau d'ouate ; placez alors le bouchon, traversé par le tube et garni d'ouate à son pourtour, sur le col du vase. Donnez au tube de verre dans le vase une position telle que son extrémité inférieure soit d'une part à courte distance du fond du vase, et affleure presque d'autre part la circonférence de l'appareil ; on évitera, en faisant ainsi, les éclaboussures du sang tombant dans le récipient.

Le tube de verre étant en bonne place, faites sur sa circonférence, près de son extrémité fermée, un trait au couteau à verre.

Une dernière opération consiste à filtrer l'air qui pénétrera dans l'appareil ; pour cela on enveloppera la partie terminale du col du vase et l'émergence du tube A d'une couche épaisse et serrée d'ouate, qu'on maintient par quelques tours de fil.

Il ne reste plus qu'à stériliser l'appareil en le portant dans le four à flamber.

VIII. Appareils pour la culture des anaérobies.

1° *Tube double de Pasteur.* — Ce tube employé autrefois par MM. Pasteur Joubert et Chamberland pour cultiver le vibrion septique « consiste dans un tube à deux branches auquel est soudé un tube de verre étranglé en A... chacune des branches porte un petit tube effilé » (Roux). Pour le mettre en état de servir, lavez-le soigneusement, séchez-le, garnissez le tube supérieur d'un tampon d'ouate que vous pousserez jusqu'à l'étranglement A, et fermez à la lampe les tubes effilés latéraux. Il ne restera plus qu'à stériliser l'appareil dans le four à flamber (fig. 10).

2° *Tube simple de Pasteur*. — C'est un tube simple surmonté d'une tubulure étranglée en un
point A, et garni latérale-
ment d'un tube B recourbé
et effilé.

Lavez-le, séchez-le,
poussez un tampon d'ouate

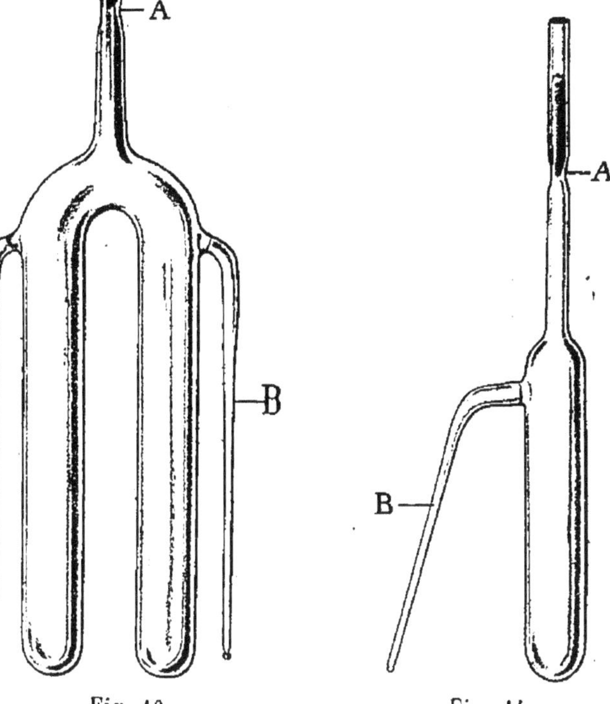

Fig. 10.   Fig. 11.

en A, fermez le tube effilé latéral à la lampe et
portez dans le four à flamber (fig. 11).

3° *Tube pour la culture des anaérobies dans la gélatine*. — La figure ci-contre (fig. 12) montre cet
appareil. C'est un tube à essai surmonté d'une
tubulure B à sa partie supérieure.

A la tubulure B est soudée une tubulure A
qu'on étranglera en *d*.

2.

L'appareil sera lavé; on poussera un tampon de coton jusqu'en *d*, on fermera B par un tampon de coton placé à son extrémité supérieure. Ainsi

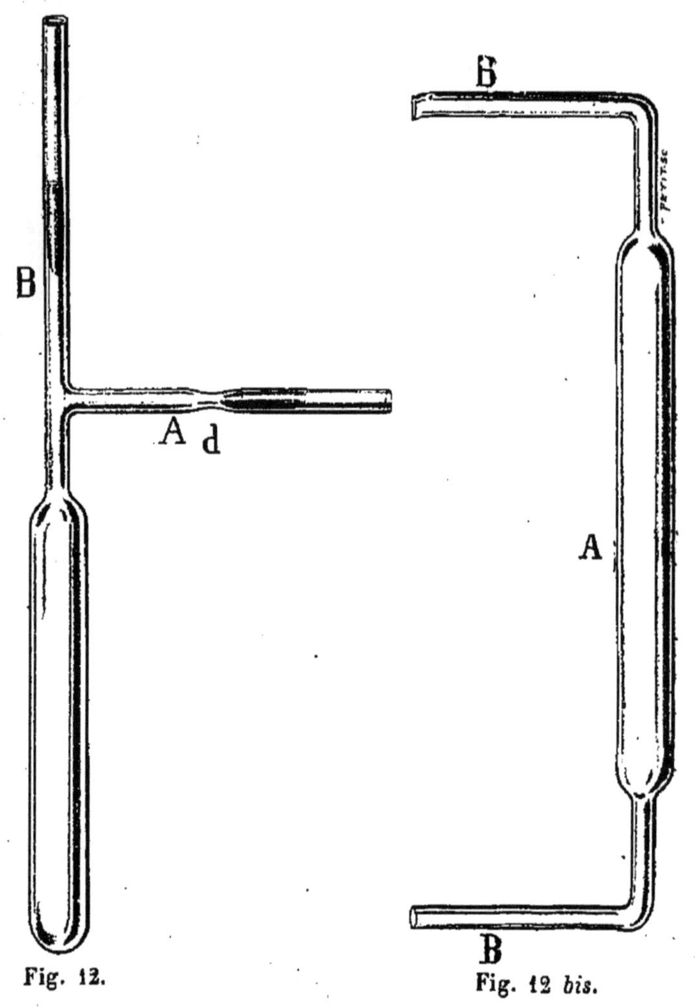

Fig. 12.   Fig. 12 *bis.*

apprêté l'appareil sera porté dans le four à flamber.

4° *Tube pour la culture en plaque des anaérobies.* — Il consiste en un tube A, long de 25 à 30 centimètres environ, d'un diamètre de 3 centimètres, portant à chacune de ses extrémités un tube B, B' de petit diamètre. Ces tubes BB' se recourbent à angle droit, et sont fermés à leur extrémité par un tampon d'ouate (fig. 12 *bis*).

L'appareil ainsi préparé et lavé sera porté dans le four à flamber (fig. 13).

B. STÉRILISATION DE LA VERRERIE

L'appareil le plus pratique pour la stérilisation des instruments de verrerie est incontestablement le four Pasteur (voyez fig. 13). C'est un appareil en tôle, à double paroi, à retour de flammes, avec brûleur à gaz à la partie inférieure, et cheminée latérale.

Les dimensions en sont très variables. Ce four est fermé à sa partie supérieure par un couvercle percé d'un trou dans lequel on fera pénétrer un bouchon traversé par un thermomètre.

Dans l'intérieur du four on disposera les instruments à flamber; ces instruments seront à cet effet placés, l'extrémité qui porte l'ouate tournée en haut, dans un panier en toile métallique, et ce panier sera porté dans la chambre du four. Lorsque le panier chargé des objets à flamber est en place, mettez le couvercle, placez le bouchon portant un thermomètre, allumez le gaz, et laissez monter la température à 170 ou 180°.

A ce moment réglez la température par tâtonnement en fermant et ouvrant le robinet d'amenée du gaz, de façon à obtenir une température moyenne de 170° que vous maintiendrez pendant une heure et demie à deux heures. Ce temps écoulé, éteignez le gaz, laissez descendre le thermomètre et retirez le panier métallique. L'ouate qui obture

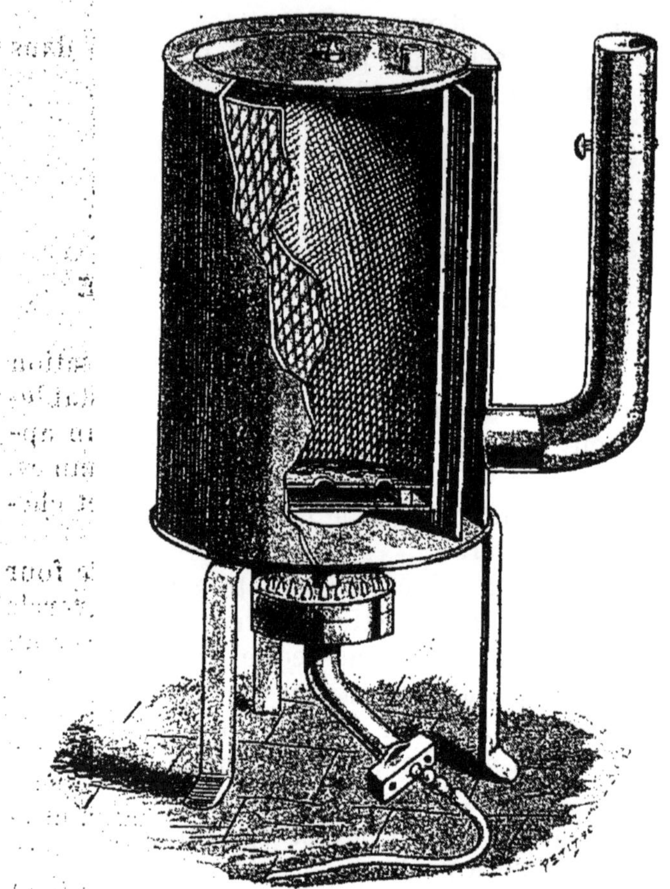

Fig. 13. — Four Pasteur.

les vases doit être roussie et non carbonisée; tout récipient dont l'ouate serait carbonisée est inutilisable.

CHAPITRE III

MILIEUX DE CULTURE : LEURS MODES DE PRÉPA-
RATION, LEURS MODES DE STÉRILISATION. —
L'AUTOCLAVE.

A. Milieux de culture liquides : Les bouillons. — Le lait. — L'urine.
— L'humeur aqueuse. — Le sérum liquide. — Liquide allantoïdien
et liquide de l'hydrocèle.

B. Milieux de culture solides : A. Milieux transparents : Gélatine,
gélose. — B. Milieux semi-transparents : Sérum. — C. Milieux
opaques : Pommes de terre, betteraves, etc.

L'Autoclave : Son mode de fonctionnement.

Les microbes qui évoluent naturellement dans
l'économie de l'homme et des animaux, dans les
matières liquides putrescibles, etc., sont susceptibles de vivre et de pulluler dans de véritables
terrains artificiels que les microbiologistes ont
composés, et auxquels on donne le nom de *milieux
de culture*.

Ces milieux de culture doivent, pour se prêter à
la vie des microbes, remplir les deux conditions
suivantes :

1° Ils doivent contenir les *principes nécessaires à
la nutrition* de ces organismes.

2° Ils doivent être absolument *stériles*, c'est-à-dire ne contenir aucun germe avant leur ensemencement. Ajoutons enfin qu'ils doivent, sauf quelques cas exceptionnels, être de *réaction neutre* ou *légèrement alcaline*.

Le tableau ci-dessous résume la division systématique et pratique des milieux de culture.

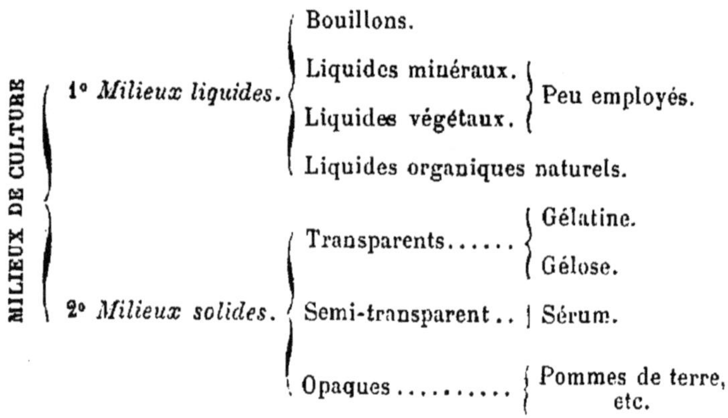

Les milieux de culture liquides, dont le type le plus parfait est assurément le bouillon, tel que nous le décrivons ci-dessous, sont ignorés ou dédaigneusement rejetés dans certaines écoles étrangères. On a le droit d'être singulièrement étonné, quand on connaît les immenses services que ces milieux ont rendus dans la pratique des cultures entre les mains de Pasteur et de ses élèves, de voir quelles fantastiques accusations on élève contre leur emploi, de lire, par exemple, dans certains ouvrages allemands, que les milieux liquides ne peuvent donner que des cultures impures! Il faut laisser passer cette accusation « en la saluant d'un sourire » (Duclaux).

En France nous pratiquons et la culture sur milieux solides, et la culture sur milieux liquides, « en demandant à chacune ce qu'elle peut donner : à la méthode des cultures sur gélatine et sur gélose un incomparable moyen de séparation et d'isolement des microbes, et les renseignements parfois très intéressants que fournissent l'aspect et l'examen des colonies; à la culture dans les milieux liquides, nous demandons non seulement des renseignements sur la morphologie du microbe, qu'elle peut nous donner à l'égal de la précédente, mais surtout des notions sur sa biologie, la nature des aliments qu'il préfère, des transformations qu'il leur fait subir, etc., toutes choses que la méthode de culture sur milieux solides ne nous révèle que d'une façon insuffisante » Duclaux).

A. MILIEUX DE CULTURE LIQUIDES

Les liquides minéraux ou végétaux sont aujourd'hui, sauf pour certaines recherches spéciales, à peu près délaissés dans les laboratoires français. Nous ne parlerons donc ici que des **bouillons** et des liquides organiques naturels.

I. Les bouillons.

Les bouillons constituent par excellence les milieux de culture liquides.

Préparation. — On peut se servir de viande de *bœuf*, de *cheval*, d'*âne*, de *mulet*, de *veau*, de *mouton*, de *porc*, de *lapin*, de *poule*, etc.

Nous conseillons entre toutes la viande de *bœuf*, de *veau* et de *poule*.

On prend 500 grammes de la viande choisie, *débarrassée* des os, de la graisse, des tendons, des aponévroses, et *hachée* finement.

On place ces 500 grammes de viande dans un récipient contenant 1 000 grammes d'eau *distillée*. Avec une spatule en porcelaine on *mélange* soigneusement la viande à l'eau, et on *laisse macérer pendant 24 heures à froid*.

On peut, pour gagner du temps, remplacer la macération à froid par la *macération à chaud :* on place alors les 500 grammes de viande dans 1 000 grammes d'eau distillée portée préalablement à la température de $+ 50°$ environ, et on laisse macérer dans l'autoclave pendant une demi-heure à $+ 50°$ environ ; cette température ne doit pas être dépassée, car, au delà, l'albumine se coagulerait, et retiendrait une certaine quantité de matières solubles.

La macération à froid est préférable à la macération à chaud.

Après 24 heures de macération, on filtre sur un linge mouillé, et l'on obtient une certaine quantité d'un bouillon légèrement rougeâtre : on pèse alors exactement ce bouillon, et on ajoute autant de grammes d'eau distillée qu'il faut pour que le poids du bouillon atteigne le double du poids de la viande employée, soit 1000 grammes.

On introduit dans le bouillon un demi p. 100 de sel marin et une trace de phosphate de potasse : le bouillon ainsi additionné est le *bouillon pur*.

On prépare encore des *bouillons peptonisés* qui sont d'excellents milieux de culture : pour cela, outre le sel marin (1/2 p. 100) et le phosphate de potasse, on ajoute 1, 2, ou 3 p. 100 de peptone Chapoteaut.

On porte le bouillon pur ou peptonisé dans l'autoclave ou on le fait bouillir (à 100°) pendant une heure. On filtre sur un linge.

Le bouillon, résultant de ces diverses opérations, rougit plus ou moins le tournesol bleu ; il est acide et par conséquent impropre à faire un milieu de culture : il faut le rendre alcalin.

Pour cela, on ajoute par petites quantités une

solution de potasse ou de carbonate de soude jusqu'à ce que le papier de tournesol donne à l'essai une réaction *neutre*, ou très légèrement *alcaline*.

Le bouillon est alors soumis à l'autoclave à la température de + 115° pendant 10 minutes, et on le laisse ensuite reposer jusqu'au lendemain, afin que la graisse se solidifie à la surface par le refroidissement, et que les matières insolubles se déposent.

Le lendemain, on décante le bouillon, en ayant soin de laisser de côté la graisse, et le dépôt s'il y en a; puis on transvase le produit décanté dans un ballon en verre bouché à l'ouate, préalablement stérilisé; on recouvre, après l'opération, le ballon de son tampon d'ouate, et sur celui-ci on place un capuchon en papier filtre.

On porte le ballon ainsi rempli dans l'autoclave, et on le soumet à + 115° pendant un quart d'heure au moins, une demi-heure au plus.

Au sortir de l'autoclave le bouillon est *prêt* et *stérile* : il ne reste qu'à le répartir dans ses récipients, c'est-à-dire dans les matras Pasteur stérilisés.

L'opération se fait en deux temps de la façon suivante : le bouillon est *d'abord* aspiré du ballon qui le contient dans le ballon-pipette Chamberland, et de cette pipette il est *ensuite* distribué dans les matras.

Prenez une pipette Chamberland stérilisée (V. chap. I), brisez l'extrémité de l'effilure latérale par un trait de couteau à verre, et stérilisez toute la surface extérieure de cette effilure en la passant plusieurs fois dans la flamme de la lampe à alcool. Saisissez dans la main gauche le ballon qui contient le bouillon; par surcroît de précaution, repassez une ou deux fois dans la flamme l'effilure latérale de la pipette Chamberland, que tient la main droite; avec le pouce et l'index de cette même main enlevez le tampon d'ouate du ballon; plongez dans ce ballon l'effilure de la pipette, que vous ferez pénétrer dans le liquide, sans aller jusqu'au fond, où un dépôt s'est le plus souvent formé; aspirez le liquide dans la pipette par le tube supérieur de celle-ci.

Il faut ne pas recueillir tout le liquide du ballon, et notamment il faut arrêter l'opération de façon à ne pas aspirer la partie superficielle qui pendant les manipulations aurait pu être souillée par quelque germe atmosphérique.

Le bouillon recueilli dans la pipette Chamberland doit être maintenant distribué dans les matras Pasteur.

On prend un matras dans la main gauche, et on *l'incline de façon que son grand axe soit horizontal :* cette position soustraira l'intérieur du vase débouché aux germes de l'atmosphère; on saisit la pipette Chamberland de la main droite; on stérilise encore l'effilure latérale en la passant dans la flamme; avec le pouce et l'index de la main droite on débouche le matras; on introduit l'extrémité de l'effilure de la pipette dans le matras, on souffle par le tube supérieur, et on emplit ainsi le matras jusqu'au quart ou au cinquième de sa contenance; on retire alors l'effilure de la pipette, et on recouvre immédiatement le matras de son bouchon protecteur.

On recommence pour chaque matras à remplir cette délicate opération, qui doit être faite très rapidement, car plus on manipule vite, moins on expose les matras aux souillures atmosphériques.

Les deux conditions essentielles pour réussir sont :

1° Tenir les matras à remplir dans la position horizontale et immobile.

2° Soit avant de recueillir le bouillon dans la pipette, soit avant la distribution dans chacun des matras, avoir soin de *parfaitement stériliser l'effilure latérale de la pipette* dans la flamme de la lampe à alcool.

Les matras Pasteur remplis seront portés dans l'étuve Pasteur et soumis à + 37° pendant au moins deux jours avant d'être mis en usage.

Au bout de quarante-huit heures on les examine, et on rejette ceux dont le bouillon est troublé, ce qui indique qu'une impureté s'y est introduite au cours des manipulations.

On ne doit conserver que les matras dans lesquels le bouillon est rigoureusement limpide et transparent. Les bouillons ainsi préparés constituent un excellent milieu de culture dans lequel la plupart des microbes pousseront très vite.

Comme on a pu le remarquer, ces bouillons *concentrés*, comme on les appelle, contiennent une partie de viande pour deux parties d'eau distillée : la fraction 1/2 représente donc fidèlement leur degré de concentration.

Dans la pratique, on peut varier ce degré, et faire à volonté des bouillons *non concentrés* au 1/3, au 1/4, au 1/5, etc. C'est ainsi que M. Chauveau cultive ses vaccins charbonneux dans du bouillon de veau à 1/5.

On peut aussi, indépendamment de leur concentration, faire varier la composition des bouillons en leur ajoutant de la glycérine, du sucre, etc.

II. Les milieux organiques naturels.

Ces milieux sont : le *lait*, l'*urine*, l'*humeur aqueuse*, le *sérum*, le *liquide allantoïdien*, ou de l'*hydrocèle*.

A. LAIT.

Dans quelques cas, que nous aurons à préciser

plus tard, le lait forme un excellent milieu de culture.

Préparation. — On prend une certaine quantité de bon lait, à réaction *alcaline*, que l'on introduit dans un ballon préalablement stérilisé ; on porte à l'autoclave et on stérilise à + 115° pendant un quart d'heure. On laisse reposer ensuite. Par le refroidissement les parties grasses remontent à la surface. On recueille alors dans une pipette Chamberland stérilisée, en ayant soin de ne pas prendre la graisse. Pour cela il suffit de plonger l'effilure de la pipette jusqu'au fond du liquide, et de ne plus aspirer dès qu'il ne reste plus qu'un peu de liquide au-dessous de la couche graisseuse superficielle. On distribue ensuite le lait dans des matras Pasteur.

Dans toute l'opération (aspiration du lait dans la pipette Chamberland, distribution dans les matras), on s'entoure de toutes les précautions que nous avons indiquées en traitant de la même manipulation portant sur les bouillons.

On place les matras remplis au quart ou au cinquième à l'étuve (37°). Après vingt-quatre ou quarante-huit heures on les examine ; on rejette ceux dont le lait est coagulé ou couvert de moisissures.

Quant aux autres matras, il faut, avant de se servir pour le culture du lait qu'ils contiennent, examiner ce lait au microscope *comme on examinerait une culture*, de façon à s'assurer qu'il ne contient pas de microbes.

Si on veut opérer avec plus de rigueur et de sûreté, on peut, avant de se servir d'un de ces matras, *ensemencer un bouillon* avec une goutte du lait qu'il contient ; on porte le bouillon à l'étuve ; si après vingt-quatre heures ce bouillon a gardé toute sa limpidité, le lait éprouvé peut être considéré comme absolument pur. Ce procédé de vérification de la pureté du lait exige une perte de temps, il est vrai; mais les occasions où le lait servira comme milieu de culture sont rares; il est donc préférable d'apporter dans cette vérification toute la rigueur voulue.

La haute température à laquelle on soumet le lait pour le priver de germes modifie sa composition. « Il faut pouvoir conserver ce liquide dans l'état même où il sort du pis de la vache. Il y a plusieurs procédés pour cela.

« Le plus simple de tous, et le plus facile à mettre en œuvre partout, consiste à prendre des tubes à essai » bouchés à l'ouate et stérilisés préalablement. « Pour y introduire du lait, on lave bien le pis de la vache, et quand les premiers mouvements de mulsion ont bien nettoyé les parois du canal, on enlève doucement avec une pince le bouchon de coton qui ferme le tube, et l'on dirige dans l'intérieur le liquide qui s'écoule, en ayant soin de tenir le tube tout près de la mamelle, sans pourtant la toucher. On ne peut éviter qu'une portion du lait ne coule à l'extérieur du tube ; cela est sans importance, et il vaut mieux le perdre que chercher à le recueillir. On remet le bouchon qu'un aide a gardé à l'extrémité de la pince, et on reporte le tout au laboratoire.

« On doit préparer ainsi plusieurs tubes; quelques-uns s'altèrent, cela est inévitable avec une manipulation aussi délicate, mais il y en a toujours un grand nombre qui restent inaltérés, si on a bien opéré. » (Duclaux, *Annales de l'Institut agronomique*, 1882, p. 24.)

On s'assurera de la pureté du lait au moment de l'emploi par les procédés indiqués ci-dessus.

B. URINE.

C'est dans l'urine que M. Pasteur a cultivé d'abord

la bactéridie charbonneuse. C'est un milieu qui peut à l'occasion rendre des services.

Préparation. — On recueille de l'urine; on la filtre sur un papier Laurent; on l'alcalinise, puis on la stérilise comme un bouillon. On la laisse reposer, et on la distribue dans des matras Pasteur que l'on place à l'étuve; ceux qui se troublent dans les vingt-quatre heures sont rejetés.

On peut ajouter à l'urine toute espèce de produits, sucre, glycérine, etc., etc.

C. HUMEUR AQUEUSE.

On emploie avantageusement l'humeur aqueuse dans les cultures spéciales connues sous le nom de *cultures en cellules.* Koch s'est servi de cette culture en cellules avec l'humeur aqueuse pour étudier l'évolution de la bactéridie charbonneuse.

Préparation. — On extirpe l'œil d'un sujet sacrifié tout récemment; l'espèce de l'animal est indifférente. On recueille alors *purement* l'humeur aqueuse contenue dans la chambre antérieure de cet œil de la façon suivante :

On saisit l'œil dans la main gauche; on cautérise la surface externe de la cornée avec l'extrémité d'une baguette de verre chauffée dans la flamme d'une lampe à alcool. On prend une pipette Pasteur préparée et stérilisée comme il est dit au chapitre II, on en brise la pointe effilée, et on passe l'effilure plusieurs fois dans la flamme de la lampe à alcool pour en stériliser la surface extérieure. Avec cette pipette on ponctionne la cornée au point cautérisé; l'humeur aqueuse s'élève dans la pipette; une légère pression du globe oculaire permet d'obtenir la quantité de liquide voulue. On retire la pipette et l'on ferme son extrémité à la lampe.

D. sérum pur ou coupé de bouillon ou d'eau stérilisés.

Le sérum pur, recueilli comme nous le dirons plus tard, et non gélatinisé, constitue un bon milieu liquide de culture, utilisable dans certains cas. Il sera avantageux de couper ce sérum d'eau ou de bouillon stérilisés.

E. liquide allantoïdien et liquide de l'hydrocèle.

Nous ne mentionnons ces liquides que pour mémoire. Leur usage n'entre guère dans la pratique.

B. MILIEUX DE CULTURE SOLIDES

I. Milieux transparents.

Ces milieux sont la *gélatine* et la *gélose.*

Le but à atteindre dans la préparation de ces milieux est d'obtenir un produit solide, incolore, aussi transparent que possible et stérile. Les méthodes que nous allons indiquer permettent d'atteindre ce résultat dans la mesure du possible.

Il ne faut pas préparer la gélatine et la gélose en trop grandes quantités à la fois, surtout pendant l'été, car ces milieux, perdant par l'évaporation l'eau qu'ils contiennent, se rétractent, deviennent cassants et par suite difficilement utilisables.

A. gélatine.

Pour préparer la gélatine, prenez 250 grammes de viande de bœuf, de veau, de poule, de mouton, etc., débarrassée des os, tendons, aponévroses, graisse, etc., hachée finement ; mélangez à 500 grammes d'eau distillée, et laissez macérer pendant vingt-quatre heures à froid. Filtrez alors sur un linge ; pesez le bouillon qui a passé, et ajoutez autant d'eau distillée qu'il faut pour que le bouillon pèse le double du poids de la viande, c'est-à-dire 500 grammes.

Placez ce bouillon dans un vase *émaillé* et ajoutez :

50 *grammes* de *gélatine*, soit 10 p. 100. (Cette gélatine est livrée dans le commerce sous forme de plaques, et connue sous le nom de *gélatine extra-fine, blanc-manger*.) Il faut, avant de l'introduire dans le bouillon, la couper en petits morceaux qu'on lave dans l'eau distillée ;

5 *grammes* de *peptone* Chapoteaut (soit 1 p. 100).

2 gr. 1/2 de sel marin (1/2 p. 100) ;

Une trace de phosphate de potasse.

On mélange bien le tout, et on fait bouillir une heure à 100° dans l'autoclave.

On *filtre* ensuite à travers un linge préalablement mouillé ; on *neutralise* (1) le liquide filtré par la potasse ou le carbonate de soude, et on porte dans l'autoclave à + 105° pendant 10 minutes.

On passe alors sur le papier-filtre. Le produit recueilli doit être, *si l'on a bien suivi ces indications*, absolument transparent, de teinte citrine.

A l'aide d'un petit entonnoir, on le distribue dans des tubes à essai préalablement stérilisés, en ayant soin de ne pas laisser tomber de gélatine sur

(1) La neutralisation exacte de la gélatine est fort importante ; si cette neutralisation n'est pas parfaite, si le milieu est alcalin, il prendra une couleur foncée quand on le soumettra aux hautes températures nécessaires à la stérilisation. Nous conseillons de comparer sur le papier de tournesol bleu et rouge la réaction de la gélatine essayée avec la réaction d'une goutte d'eau distillée : c'est le moyen le plus simple et le plus efficace de bien neutraliser.

la partie supérieure du tube destinée à loger le tampon d'ouate ; faute de cette précaution, ce tampon, après le refroidissement, adhérerait au verre. On remplit chaque tube jusqu'au quart ou au tiers inférieur environ.

Ceci fait, on met en place les tampons d'ouate, et on les recouvre d'un capuchon en papier-filtre.

On stérilise ensuite une fois encore la gélatine en soumettant les tubes dans l'autoclave à + 105° pendant un quart d'heure.

On les retire ; on en place un certain nombre, destinés aux cultures en strie sur un plan incliné, on laisse les autres dans la position verticale. Par le refroidissement la gélatine fait prise et est prête pour les ensemencements (1).

B. GÉLOSE.

La gélose est le produit colloïde retiré par Payen d'une algue à laquelle les Allemands ont donné le nom d'*agar-agar* : on trouve cette gélose dans le commerce.

Préparation. — On procède comme nous l'avons dit pour la gélatine ; on remplace 10 grammes de gélatine par 1 gramme de gélose, soit 5 *grammes de gélose* pour 500 grammes de bouillon. On ajoute également 1 p. 100 de *peptone*, 1/2 p. 100 de sel marin, et une trace de phosphate de potasse.

La gélose avant son emploi doit être coupée en petits fragments et lavée dans l'eau distillée.

---

(1) Voici un moyen plus rapide de fabriquer la gélatine : on met dans le bouillon préparé comme il est dit ci-dessus la quantité voulue de gélatine, de peptone, de sel marin, et on porte le tout dans l'autoclave. On élève la température à 100°, et tout aussitôt à 115°. Lorsque cette température est atteinte, on éteint le gaz. On attend que le manomètre descende à 0 ; on retire alors, on filtre et on achève comme ci-dessus.

3.

On porte le mélange à 100° dans l'autoclave pendant une heure ; on *alcalinise ;* on laisse alors tomber la température au-dessous de 50°, et on ajoute un blanc d'œuf que l'on agite fortement dans le liquide. Le tout est ensuite mis à l'autoclave et porté jusqu'à la température de 115°.

Dès que le manomètre indique cette température, on éteint le gaz. Lorsque le manomètre est à 0, on ouvre l'autoclave, on retire et on filtre sur un papier épais et dense préalablement mouillé. La filtration se fait très vite, et le liquide obtenu est presque incolore et transparent.

Il ne reste plus alors qu'à distribuer la gélose dans des tubes à essai stérilisés, comme nous l'avons dit pour la gélatine.

On stérilise les tubes remplis à + 105° pendant un quart d'heure ; on peut même sans inconvénient porter la température jusqu'à + 115°.

Les tubes seront laissés, pour la solidification, soit dans la position verticale, soit plutôt *dans la position inclinée*, la gélose se prêtant mieux, ainsi que nous le dirons plus tard (chap. V) aux cultures en surface, en strie.

La gélose a sur la gélatine un grand avantage : on peut l'exposer à la température de l'étuve (37° à 41°) sans qu'elle se liquéfie, comme le ferait la gélatine, qui fond au-dessus de + 18°. Le seul reproche qu'on puisse lui faire, c'est qu'elle est toujours légèrement louche ; cependant un peu d'habitude et d'adresse fera obtenir un produit presque transparent.

On peut ajouter à la gélatine et à la gélose de la glycérine, du glycose, de la leucine, de la dextrine, comme le font MM. Nocard et Roux pour cultiver la tuberculose. Nous reparlerons en son lieu de cette pratique.

II. Milieu de culture demi-transparent.

SÉRUM.

On le prépare en *gélatinisant par* la *chaleur*, le *sérum* du *sang* de *bœuf*, de *veau*, de *cheval*, de *mouton*, de *chien*. Les meilleurs sérums sont ceux du mouton, du *bœuf* ou du *cheval*. Celui du chien n'est pas aussi bon parce que la coagulation du sang est trop rapide dans cette espèce.

Récolte du sang sur l'animal et solidification du sérum d'après la technique de MM. Nocard et Roux.

La méthode que nous allons décrire nous paraît devoir, par la sûreté du procédé et l'excellence des résultats obtenus, se substituer entièrement à la méthode de Koch imparfaite, peu sûre, et donnant un sérum de mauvaise qualité et de mauvais aspect.

On a préparé d'avance plusieurs des vases que nous avons décrits au chapitre II sous le nom de *vases à sérum*.

On apprête tout d'abord la *canule*, qui doit être enfoncée dans le vaisseau de l'animal qui fournira le sang.

Cette canule (fig. 14) se termine d'une part par un bec mousse taillé en biseau, et de l'autre par une extrémité d'un diamètre supérieur

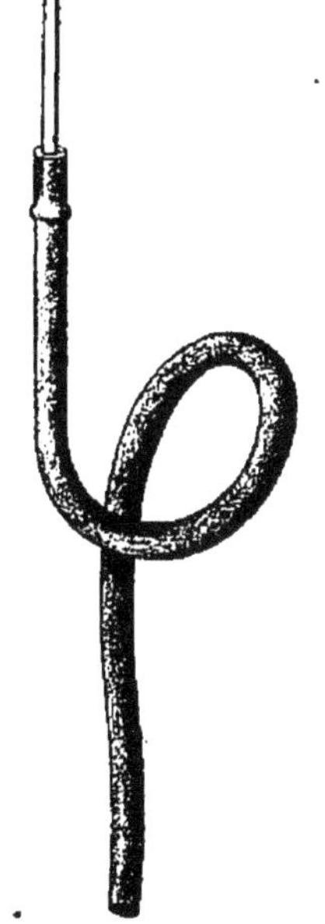

Fig. 14.

à celui du corps de la canule; sur cette extrémité on adapte un tube de caoutchouc d'environ 0^m,40 de long.

L'appareil formé par la canule et le tube de

caoutchouc qui lui est adapté doit être stérilisé.

A cet effet on introduit le bec de la canule dans l'extrémité libre du caoutchouc (V. fig. 15); l'appareil, qui prend ainsi une forme légèrement ovale, est soumis dans l'autoclave à + 115° pendant un quart d'heure. La stérilisation de la canule et de la surface intérieure du tube de caoutchouc sera ainsi parfaitement réalisée.

Il est bon de préparer deux de ces appareils afin d'être à l'abri de tout accident opératoire.

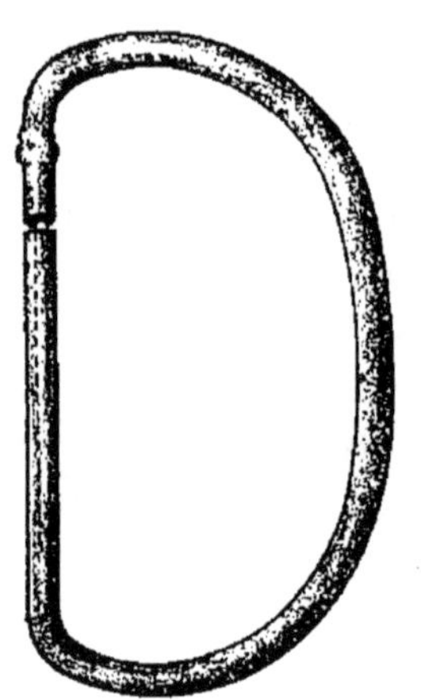

Fig. 15.

La canule, le vase à sérum étant prêts, on fait disposer pour l'opération l'animal que l'on a choisi.

L'opérateur place à sa portée sur une table une lampe à alcool, une ou deux baguettes de verre, un bistouri très propre, une paire de ciseaux, des pinces anatomiques, du fil à ligature, ainsi que les récipients et les canules stérilisés; l'extrémité en bec de flûte de ces dernières demeure cachée dans le tube de caoutchouc.

On peut prendre le sang dans la carotide ou la jugulaire. Lorsqu'on choisit la jugulaire, l'opération peut être faite simplement et sans plaie; mais il vaut mieux s'adresser à la carotide, la pression artérielle favorisant l'arrivée du sang dans le récipient.

L'opération sur la carotide se fait de la façon suivante : on met à nu le vaisseau et on le fait saillir avec une pince passée en dessous. On en cautérise la surface avec l'extrémité de la baguette de verre fortement chauffée sur la lampe à alcool et on incise avec le bistouri rapidement flambé. Le sang jaillit. On retire alors vivement le bec de la canule du tube en caoutchouc, on en flambe la surface extérieure sur la flamme de la lampe à alcool, et on l'introduit dans le vaisseau; les doigts d'un aide en assurent la fixité. On fait aussi comprimer le tube de caoutchouc pour éviter toute perte de sang inutile. On saisit alors le vase à sérum; on brise l'extrémité de la tige de verre qui le surmonte, et sur laquelle on a fait à l'avance, nous l'avons dit ailleurs, un trait de couteau à verre pour faciliter cette ouverture; on flambe rapidement les bords de celle-ci et on adapte la tige de verre sur l'extrémité libre du tube de caoutchouc. On fait cesser la compression exercée sur ce tube, et le sang coule librement dans le récipient.

Lorsque ce premier vase est rempli, on fait à nouveau comprimer le caoutchouc pour arrêter l'écoulement du sang, on retire le vase; on en apprête rapidement un second, qu'on adapte au tube de caoutchouc et qu'on laisse remplir comme le premier, etc. Lorsqu'on a rempli le nombre de récipients voulu, on retire la canule, on ligature l'artère, et on ferme la plaie par quelques points de suture.

L'opération sur la jugulaire est plus simple : « les dimensions de ce vaisseau, sa situation sous la peau rendent l'opération facile. » On prendra un trocart stérilisé, tel que le tube de verre ajusté sur le vase à sérum puisse pénétrer dans sa canule et la fermer exactement.

« On pratiquera l'hémostase à la base du cou, et la veine jugulaire apparaît sous la forme d'un cordon cylindrique, saillant et fluctuant. On coupe les poils au niveau du point où l'on veut faire la ponction, et on brûle ensuite fortement la peau au moyen d'une tige de fer rougie au feu. A travers la peau brûlée on fait pénétrer le trocart flambé dans la veine ; on retire le dard, et dans la canule restée en place, le tube de verre est introduit après que son extrémité a été coupée et passée dans la flamme. Le sang s'écoule alors dans le récipient à l'abri de toutes les impuretés. » (Nocard et Roux, *Annales Pasteur*, t. I, p. 21.)

On transporte les récipients dans un endroit frais après avoir enlevé la tige de verre qui les surmonte : il suffit pour cela de maintenir de la main gauche le tampon d'ouate qui recouvre le vase, tandis que la main droite enlève cette tige : l'ouate comble immédiatement le vide laissé par le passage de la tige.

La rétraction du caillot se fait en vingt-quatre ou quarante-huit heures ; il vaut mieux attendre quarante-huit heures.

Lorsque la rétraction du caillot est complète, on recueille le sérum.

Pour accomplir cette opération, prenez une pipette Chamberland stérilisée ; brisez l'extrémité de l'effilure latérale et passez deux ou trois fois cette effilure dans la flamme de la lampe à alcool. Soulevez alors légèrement le tampon d'ouate du vase de sérum, *juste assez pour donner passage à l'effilure* de la pipette, et plongez celle-ci dans le sérum, *en ayant soin que son extrémité ne touche pas le caillot*, mais se rapproche des parois du vase, et aspirez.

Lorsque la pipette est remplie, on la retire, et on ferme l'extrémité de son effilure à la lampe. On procède ensuite à l'emplissage d'une nouvelle pipette, etc.

On place les pipettes remplies de sérum dans un endroit frais, et on laisse au repos douze heures au moins, de façon que les quelques globules rouges en suspension se déposent au fond du vase.

Cette série de manipulations donne un sérum transparent, jaune citrin, que l'on peut conserver dans les pipettes aussi longtemps qu'on le désire.

Distribution du sérum dans les tubes à essai; gélatinisation dans l'appareil de Koch ou de Roux.

On prend pour cette opération des tubes à essai stérilisés et bouchés que l'on place sur une table, en même temps qu'un couteau à verre, une lampe à alcool, et la pipette Chamberland contenant le sérum.

On brise d'un trait de couteau à verre l'extrémité de l'effilure latérale de la pipette; on prend la pipette dans la main droite, et l'on stérilise l'effilure dans toute sa longueur sur la flamme de la lampe à alcool.

De la main gauche on saisit un tube à essai; on appuie solidement cette main sur le bord de la table, et l'on donne au tube qu'elle tient une **direction** presque horizontale. Le tube et la main doivent dès lors rester immobiles pendant toute l'opération du remplissage, car tout mouvement inopportun ferait pénétrer de l'air dans le tube, et avec l'air des germes qui infecteraient le sérum. On passe une fois encore l'effilure de la pipette dans la flamme, et des doigts libres de la main droite on enlève le tampon d'ouate du tube à essai.

On introduit alors l'effilure dans le tiers supérieur du tube; on souffle par la tubulure supérieure de la pipette, et on remplit le quart du tube : il ne faut pas dépasser cette hauteur, car la couche de sérum trop épaisse se gélatiniserait difficilement. On retire l'effilure sans la laisser toucher à la paroi du tube, et on recouvre celui-ci de son tampon d'ouate. On recommence, pour chaque tube à remplir, la même opération.

Toutes ces manipulations doivent être faites vivement, ce qui diminue les chances d'infection.

Les tubes à essai remplis de sérum sont placés
dans l'appareil de Koch ou de Roux sur le plan
incliné du plancher, les tampons d'ouate en haut
(fig. 16).

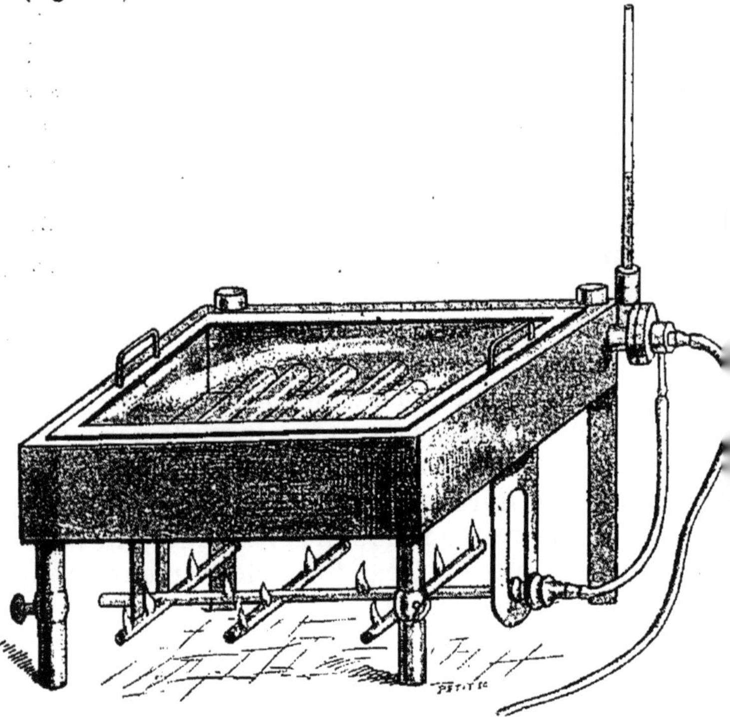

Fig. 16. — Stérilisateur à sérum.

Le sérum s'étale en couche oblique dans les tubes.

On règle la température de l'appareil à +68°,
et on surveille la solidification. Le sérum en se gélatinisant devient jaune clair, opalin, semi-
transparent.

Les tubes solidifiés sont retirés de l'appareil;
dès qu'ils sont refroidis, ils sont prêts à être mis
en usage.

MM. Roux et Nocard additionnent le sérum de
glycérine peptonisée et sucrée; nous reparlerons
de cette pratique en temps et lieu (V. Tuberculose).

III. Milieux opaques.

Ils sont de toutes espèces, mais nous parlerons ici surtout des pommes de terre ; ce que nous dirons de celles-ci sera facilement, le cas échéant, appliqué à tous autres milieux de culture opaques.

Nous préparons ces milieux suivant deux procédés différents :

1° Le premier est le *procédé de Koch modifié*. La

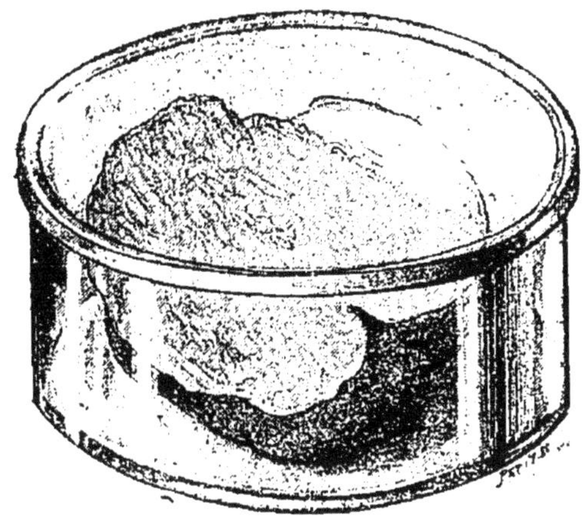

Fig. 17. — Pomme de terre en cristallisoir clos.

méthode que cet éminent savant avait imaginée présentait plusieurs inconvénients marqués, tels que longueur des manipulations, souillure à peu près inévitable des pommes de terre pendant la préparation, ou à l'occasion de l'ensemencement et de l'examen. La méthode que nous allons décrire et qui n'est qu'une modification, une simplification du procédé de Koch, supprime tous les inconvénients de celui-ci ; elle est d'un usage courant dans les laboratoires.

2° Le second est le *procédé indiqué par Roux*,

procédé d'une précision et d'une sûreté parfaites.

1° *Procédé de R. Koch modifié. Culture sur pommes de terre en grande surface, en cristallisoirs clos.*

On prend des pommes de terre de bonne qualité; on les lave avec une brosse, et on les plonge dans une solution de sublimé à 1/1000° pendant une heure.

On lave dans la solution de sublimé des cristallisoirs à couvercle rodé, de la forme représentée ci-contre (V. fig. 17); on découpe dans une feuille de papier-filtre des disques que l'on place sur le fond de chaque cristallisoir. On divise alors les pommes de terre en deux moitiés égales, dont chacune est placée dans un cristallisoir, sur le disque de papier-filtre, et l'on humecte celui-ci avec la solution de sublimé.

Les cristallisoirs fermés hermétiquement par leurs couvercles rodés sont placés dans l'autoclave, et soumis à + 100° pendant une heure, puis à + 115° pendant au moins un quart d'heure. On éteint le gaz de l'appareil; on laisse refroidir, et la pomme de terre est prête pour l'ensemencement.

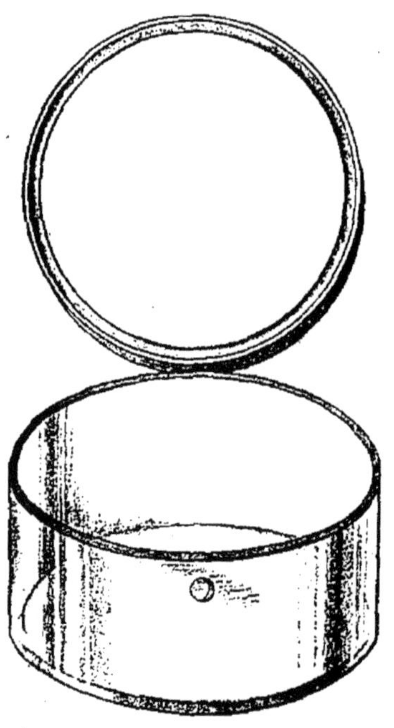

Fig. 18.

On peut avec avantage se servir de cristallisoirs (fig. 18) présentant vers le tiers supérieur une ouverture sphérique d'un centimètre de diamètre

environ, qu'on obture avec un tampon de ouate.
Cette petite ouverture sert à l'ensemencement,
qu'elle rend plus simple et plus sûr, ainsi que
nous le dirons au chapitre IV. Ces cristallisoirs ont, comme les précédents, un
couvercle rodé; ils doivent être à paroi
mince et en verre de Bohème pour
pouvoir, sans se fendre, supporter les
hautes températures auxquelles on les
soumet.

2° *Culture sur pommes de terre par le
procédé de Roux.*

M. Roux conseille de se servir, pour
la culture sur pommes de terre, de
tubes à essai de 2 centimètres et demi
de diamètre environ (V. fig. 19). Ces
tubes portent vers le quart inférieur un
« étranglement qui empêche la tranche
de pomme de terre de tomber au fond;
dans la partie inférieure se rassem-
blera le liquide quisort de la pomme
de terre après cuisson » (Roux). Ces
tubes sont bouchés à l'ouate, et il n'est
pas nécessaire qu'ils soient stérilisés à
l'avance.

On coupe des pommes de terre ou des
betteraves en tranches rectangulaires
d'environ 5 centimètres de long sur un
centimètre de large au moins; on introduit chaque fragment dans un tube,
on recouvre le tube de son tampon
d'ouate sur lequel on place un capuchon en papier-filtre.

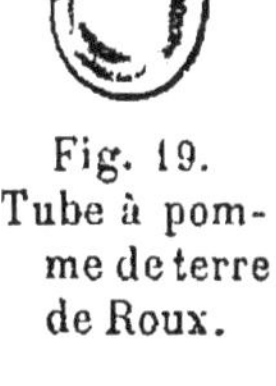

Fig. 19.
Tube à pom-
me de terre
de Roux.

On place alors les tubes dans l'autoclave pendant une demi-heure à +100° et un quart d'heure
au moins à +115° ou +120°.

On voit combien la préparation des pommes de

terre est simple, par ce procédé; ajoutons que l'ensemencement se fait ici avec la même sûreté et la même rigueur que dans un tube de gélose ou de gélatine, et qu'enfin, en modifiant légèrement la forme du tube, on peut faire sur pomme de terre la culture des anaérobies, ce qui est absolument impossible avec tout autre procédé (V. chap. V).

L'autoclave. — Son mode de fonctionnement.

L'autoclave de Chamberland est un précieux instrument de stérilisation, d'un fonctionnement parfait, remplissant également bien deux indications :

1° Il fonctionne *sans pression*, comme une étuve humide, où la température peut être portée à + 100°.

2° Il fonctionne *avec pression*, et la *vapeur humide sous pression* peut y être portée à une demi, une, une et demie et deux atmosphères, avec les températures correspondantes (de 100° à 134°).

L'autoclave (fig. 20) se compose d'une marmite cylindrique en cuivre pouvant être fermée hermétiquement par un couvercle en bronze, portant sur une rondelle en caoutchouc, et maintenu par des boulons mobiles. Ce couvercle est muni d'un manomètre M indiquant la pression et la température; d'un robinet R; d'une soupape de sûreté S. La marmite est supportée par une sorte de boîte en tôle à la partie inférieure de laquelle se trouvent deux rampes à gaz circulaires G et *g* de diamètres différents et indépendantes l'une de l'autre. Un panier en fil de fer P, d'un diamètre inférieur à celui de la marmite, est destiné à recevoir les vases contenant les milieux à stériliser.

Mode de fonctionnement. — On verse d'abord dans la marmite E 1 ou 2 litres d'eau, suivant

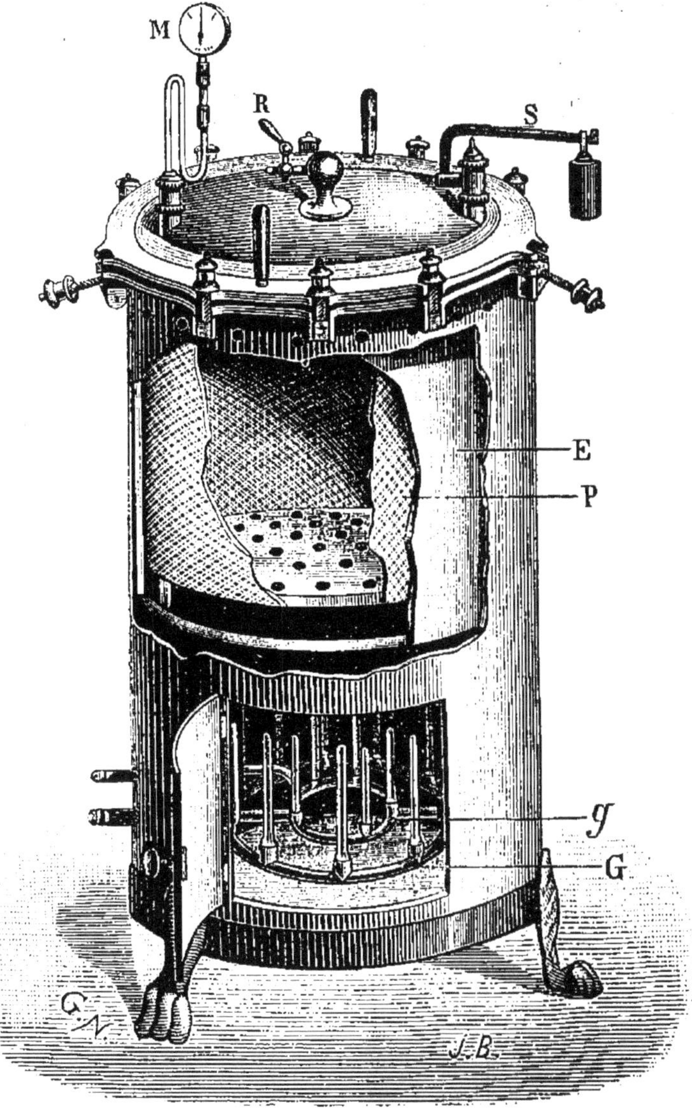

Fig. 20. — R, robinet; — S, soupape de sûreté; — G, grande rampe de gaz; — g, petite rampe de gaz; — P, panier en fil de fer; — E, marmite.

la capacité de cette marmite; on met en place

le panier contenant les objets à stériliser, on adapte le couvercle et on visse les boulons.

On ouvre le robinet R, et on allume la petite rampe de gaz *g*. Si la pression est trop forte, on modère l'arrivée du gaz. L'eau contenue dans la marmite entre en ébullition; un jet de vapeur s'échappe par R; la température intérieure est + 100°, température qui peut être maintenue pendant une heure au moins.

Veut-on maintenant faire fonctionner l'autoclave *sous pression* pour atteindre les températures au-dessus de + 100°? voici comment on procède :

On met l'appareil en marche comme il vient d'être dit, puis, quand la température intérieure atteint + 100°, c'est-à-dire quand la vapeur s'échappe violemment par le robinet R, on ferme celui-ci et on serre à fond les boulons du couvercle.

L'appareil entre en pression, et l'aiguille du manomètre monte lentement. Lorsqu'elle marque la température voulue, 105°, 115° etc., on règle l'arrivée du gaz par tâtonnement, en fermant plus ou moins le robinet de la conduite, et on obtient ainsi pendant un quart d'heure, une demi-heure, la température fixe voulue pour la stérilisation (1).

Lorsqu'on juge la stérilisation suffisante, on éteint complètement le gaz, on attend que l'aiguille du manomètre descende à 0 ; on ouvre alors le robinet R ; un léger sifflement indique la rentrée de l'air dans la marmite; on desserre les boulons

(1) Il est bon, dans le fonctionnement de l'autoclave sous pression de pratiquer une ou deux *détentes de vapeur*, comme cela se fait dans la manœuvre des appareils de désinfection par la vapeur humide sous pression du système Herscher ; pour cela, dès que l'aiguille du manomètre commence à monter, on ouvre le robinet R et on le renferme après quelques instants : on répète cette manœuvre une ou deux fois.

on enlève le couvercle et on retire les objets stérilisés.

Telle est la manœuvre, vraiment simple, de l'autoclave, qui remplace à lui seul toutes les étuves et tous les bains-marie plus ou moins compliqués dont s'est inutilement surchargée la technique bactériologique.

CHAPITRE IV

EXPÉRIENCES SUR LES ANIMAUX.

———

A. Des inoculations. Matières d'inoculation. — Procédés divers d'inoculation : inoculations sous-cutanées ; inoculations intra-péritonéales ; inoculations dans les veines ; inoculations dans la chambre antérieure de l'œil ; inoculations par les voies digestives.

B. Récolte des produits pathologiques sur l'animal vivant.

C. Autopsie des sujets : manière de fixer les divers sujets ; ouverture des cadavres ; récolte des produits organiques (humeurs et tissus.

D. Conservation des pièces anatomiques.

E. Désinfection des cadavres.

———

Les animaux sur lesquels porteront les expériences bactériologiques sont presque exclusivement le *cobaye*, le *lapin*, la *souris*, le *pigeon*, la *poule* et le *moineau*.

Le *chien*, d'un si grand emploi en physiologie, est réfractaire à la plupart des maladies bactériennes que nous passerons en revue : on n'aura donc que rarement l'occasion d'expérimenter sur lui.

Le *mouton* et le *porc* sont exceptionnellement employés à cause de leur valeur pécuniaire. Quant aux animaux de grande taille, ils sont beaucoup plus coûteux, par conséquent plus impropres encore aux expériences simples de laboratoire : nous n'en parlerons donc pas ici.

A. DES INOCULATIONS

Nous allons exposer rapidement la conduite générale à tenir dans la pratique des inoculations ; nous reviendrons en temps et lieu sur les cas spéciaux. Nous conseillons de se servir exclusivement pour les inoculations (les inoculations superficielles, dermiques exceptées) de la seringue de Pravaz. Elle permet *un dosage exact* de la matière inoculée, elle est d'un maniement facile, à la différence de la seringue à ballon imaginée par Koch, seringue dont les pièces s'ajustent mal et laissent trop souvent fuir le liquide pendant les manœuvres opératoires ; enfin elle se stérilise facilement si l'on veut bien choisir un liquide qui, comme le *crésyl* ou *créoline*, est un bon désinfectant et ne détériore aucune des pièces de l'appareil. Dans l'intervalle des inoculations, la seringue de Pravaz sera remplie du liquide désinfectant ; au moment où l'on devra en faire usage, on chassera le désinfectant et l'on rincera plusieurs fois le corps de pompe à l'eau distillée.

I. Matières d'inoculation.

Les matières d'inoculation sont de deux sortes :

1° *Produits de culture ;*
2° *Produits pathologiques.*

1° *Produits de culture.* — Les cultures proviennent tantôt de milieux liquides, tantôt de milieux solides.

Pour les cultures liquides (bouillon, gélatine liquéfiée), nulle difficulté. Recueillez purement (1) avec une pipette Pasteur une portion du liquide de culture, versez-la dans un petit verre à pied, ou dans une capsule bien nettoyée, et remplissez votre seringue de la quantité voulue. Il est facile, avec un peu d'adresse, et il est préférable, d'emplir directement la seringue de Pravaz à la pipette, en engageant l'extrémité de l'aiguille dans l'effilure de celle-ci et en aspirant.

Pour inoculer les produits de cultures sur milieux solides (gélatine, gélose, sérum, pomme de terre, etc.) prenez *purement* avec une aiguille de platine stérilisée une parcelle de la culture, délayez-la dans une petite quantité de bouillon stérilisé (l'opération se fait dans une capsule de verre, etc.), et emplissez votre seringue de la quantité voulue de ce mélange.

2° *Produits pathologiques.* — Ces produits sont également ou solides ou liquides.

Les produits *liquides* (sang, pus, liquides péritonéaux, etc.) ayant été recueillis purement dans une pipette Pasteur, d'après une méthode que nous allons exposer ci-dessous, on ouvrira la pipette suivant un procédé que l'on trouvera décrit dans la Technique générale des cultures, et on y puisera avec la seringue de Pravaz la quantité nécessaire à l'inoculation.

Les produits pathologiques *solides* (fragments de rate, de ganglions, de muscles, de substances nerveuses, etc.) seront pour l'inoculation préparés de la façon suivante :

Placez le fragment dont vous voulez inoculer la

---

(1) On trouvera à l'article Technique générale des cultures tous les détails nécessaires sur la manière d'ouvrir purement les tubes ou matras de culture, et sur la manière d'aller y prélever une parcelle de la culture.

substance dans un petit mortier bien propre;
versez dans le mortier une petite quantité de
bouillon ou d'eau stérilisés; avec le pilon du mortier écrasez le fragment dans le liquide; lorsqu'il
est suffisament broyé, passez sur un linge fin ou
sur un papier filtre, et recueillez la substance filtrée
dans un petit verre à pied. Remplissez la seringue
Pravaz de la quantité voulue du liquide filtré.

II. Procédés divers d'inoculation.

1o *Inoculations superficielles, endermiques.* — Après
avoir rasé les poils de la région où l'on veut effectuer l'inoculation, on fait au bistouri de petites
plaies parallèles, en ayant soin de n'intéresser que
la partie superficielle du derme. Lorsque l'hémor-
rhagie, presque nulle d'ailleurs, a cessé, on dépose
à la surface des scarifications la substance virulente, que l'on étale par frictions.

2° *Inoculations sous-cutanées.* — Elles sont très
simples : Coupez les poils de la partie sur laquelle
portera l'inoculation; arrachez quelques plumes
s'il s'agit d'un oiseau. Tout lavage avec la solution
de sublimé de la partie ainsi dénudée nous paraît
inutile; si l'on désirait réaliser une stérilisation
parfaite de cette région, on y pratiquerait une
cautérisation avec l'extrémité d'une baguette de
verre fortement chauffée sur la flamme d'une
lampe à alcool, d'un bec Bunsen, etc.

L'animal étant bien maintenu par un aide,
faites un pli à la peau et enfoncez l'aiguille à la
base de ce pli. Poussez alors doucement la quantité de liquide voulue, quantité qu'on aura marquée
d'avance au moyen du curseur sur la tige du pis-
ton, et assurez-vous que le liquide a bien pénétré
dans l'hypoderme.

Chez les cobayes, les lapins, nous choisissons

d'une façon générale comme lieu d'inoculation sous-cutanée, la face interne des cuisses, ou la paroi antérieure de l'abdomen ; chez les souris, la base de la queue ou la face interne des cuisses ; chez les pigeons et les poules, la région pectorale.

L'inoculation sous-cutanée exige chez la souris, particulièrement lorsqu'il s'agit d'injecter une assez forte quantité de liquide, un manuel opératoire un peu spécial. L'introduction d'une aiguille à pointe effilée, comme l'aiguille ordinaire, peut causer des lésions mortelles chez ce petit animal lorsque l'aiguille est poussée un peu profondément : on risque ainsi de faire pénétrer, par exemple, l'aiguille dans la cavité péritonéale, alors qu'on se proposait de faire l'injection dans le tissu cellulaire de la base de la cuisse.

Pour éviter tous ces accidents, opérez de la façon suivante :

Prenez une aiguille à extrémité mousse, pouvant, cela va sans dire, s'adapter sur le corps de pompe de la seringue de Pravaz. Introduisez dans cette aiguille un petit trocart à extrémité pointue. Faites avec cet appareil une ponction dans le tissu cellulaire au lieu choisi. Retirez le trocart, laissez en place l'aiguille mousse ainsi transformée en canule ; adaptez sur sa grosse extrémité la seringue de Pravaz remplie du liquide d'inoculation, et poussez l'injection. L'aiguille mousse pourra cheminer aussi profondément qu'on le voudra dans l'hypoderme sans y causer de dégâts.

3° *Inoculations intrapéritonéales.* — Coupez les poils ou arrachez les plumes sur une certaine étendue de la région abdominale ; cautérisez, si vous le voulez, la surface dénudée avec l'extrémité d'une baguette de verre fortement chauffée.

Confiez l'animal à un aide qui le maintiendra solidement ; faites un pli qui comprenne toute l'épaisseur de la paroi abdominale, ce qui est facile chez les animaux de petite taille, lapins, cobayes, etc., dont nous traitons ici, et enfoncez l'aiguille à la base de ce pli. Abandonnez le pli et assurez-vous que l'aiguille est libre dans la cavité abdominale ; ajustez le corps de pompe sur l'aiguille et injectez la quantité voulue de liquide.

L'inoculation intrapéritonéale pratiquée comme nous venons de le dire est simple et n'offre aucun danger le plus souvent, chez le cobaye et le lapin ; il n'en serait pas de même chez le pigeon et les animaux de très petite taille, chez lesquels on risquerait fort, par le procédé indiqué, de blesser l'intestin et d'amener une perforation. Voici un procédé que nous devons à MM. Nocard et Roux, et qui met à l'abri de tout accident. C'est sur le pigeon que nous le mettons en pratique ; il va sans dire qu'il réussirait de même sur tout autre animal.

Les figures 21, 21 *bis* et 21 *ter* représentent le jeu d'aiguilles nécessaires à l'opération.

A est une aiguille *creuse* qui s'adapte d'une

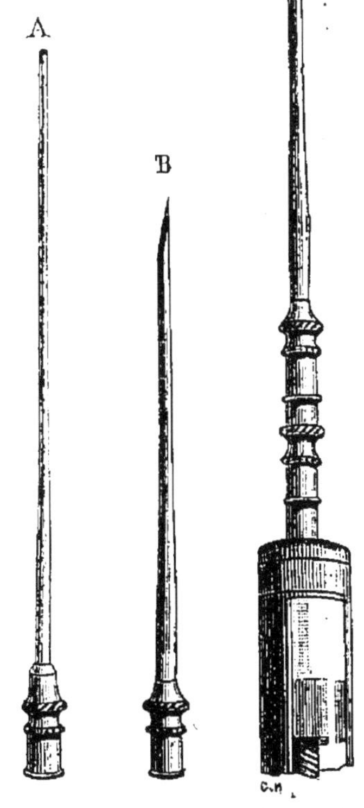

Fig. 21.   Fig. 21 *bis*.   Fig. 21 *ter*.

part sur la seringue de Pravaz et se termine de l'autre par une extrémité *mousse*. B estune aiguille

4.

creuse terminée par une extrémité *pointue*, et d'**un** diamètre intérieur tel qu'elle peut recevoir **A**. Ajoutons, et c'est là le point essentiel, que la tige **A** est plus longue que la tige **B**, de telle sorte que l'extrémité mousse de A, lorsque cette aiguille est engagée dans l'intérieur de l'aiguille B, dépasse de un demi-centimètre environ l'extrémité pointue de **B**.

Lorsqu'on veut pratiquer une inoculation intra-péritonéale sur un pigeon, on confie l'animal à un aide qui le tient le ventre en l'air et les pattes ramenées en avant.

Avec une éponge imbibée d'une solution désinfectante on écarte le duvet entre la pointe du sternum et le cloaque. On saisit entre les mors d'une petite pince anatomique la peau et la paroi musculaire abdominale sur la ligne médiane à 1 centimètre du sternum, et on soulève la pince.

On a d'autre part disposé une aiguille à coudre portant un fil trempé d'abord dans une solution désinfectante; on enfonce l'aiguille à la base de la partie soulevée par la pince, on passe le fil, qui traverse ainsi le péritoine et pénètre dans la cavité abdominale; on abandonne alors la pince.

De la main gauche on saisit les deux extrémités du fil, qu'on attire en haut et en avant, et de la main droite on ponctionne avec l'aiguille B à la base du pli; l'aiguille B ne doit pénétrer que *très peu* dans la cavité péritonéale.

On prend alors la seringue de Pravaz chargée de la matière à inoculer et sur laquelle on a adapté l'aiguille mousse A; on engage A dans le canal de B et l'extrémité mousse de A vient saillir dans le péritoine en avant de B, dont la pointe est ainsi entièrement masquée. On abandonne le fil; la partie soulevée retombe; on retire le fil et l'on pousse l'injection : *tout danger de perforation intestinale est écarté par cette petite manœuvre.*

4° *Inoculations dans les veines.* — Ces inoculations précieuses dans certains cas, que nous préciserons plus tard, se pratiquent aisément chez le *lapin*, la *poule* et le *pigeon*.

Ici, plus que dans tout autre mode d'inoculation, il ne faut employer que des matières soigneusement préparées, et filtrées : une embolie mortelle serait le résultat de la pénétration de tout fragment solide dans le système circulatoire.

Chez les lapins, on choisit la *veine du bord postéro-externe de l'oreille*, on fait saillir la veine par compression digitale ; on introduit alors l'aiguille dans le vaisseau : une goutte de sang sourd, indiquant que l'aiguille est en bonne place ; on pousse alors doucement l'injection.

Si le liquide se répand dans le tissu périvasculaire, l'inoculation est manquée ; il faut la recommencer du côté opposé.

Chez la *poule* et le *pigeon* on pratique facilement l'inoculation intraveineuse sur la veine du bras : on arrache quelques plumes pour mettre à découvert le vaisseau, très saillant d'ailleurs et très visible. On le fait gonfler par une compression à la base du membre et on opère comme chez le lapin.

5° *Inoculations dans la chambre antérieure de l'œil.* — Utilisées déjà par Conheim, par Baumgarten pour ses expériences sur la tuberculose, ces inoculations sont devenues entre les mains de MM. Nocard et Roux le moyen *simple* le plus efficace de conférer la rage aux animaux.

La pratique de ces inoculations est simple : on insensibilise d'abord la surface oculaire en y versant quelques gouttes de cocaïne ; on attend quelques instants pour obtenir l'insensibilisation complète, puis on fait pénétrer l'aiguille de la seringue dans la chambre antérieure et on pousse l'injection.

6° *Inoculations par voies digestives.* — Mettant à part le procédé tout spécial de Koch pour l'inoculation au cobaye du *bacille-virgule*, procédé dont il sera question plus tard, le moyen le plus simple est de faire pénétrer les substances virulentes avec les aliments.

Les animaux inoculés seront placés aussitôt dans des cages; mention sera faite sur une étiquette de la nature de la maladie inoculée, ainsi que de la date de l'opération.

B. RÉCOLTE DES PRODUITS PATHOLOGIQUES SUR L'ANIMAL VIVANT

Au cours de plusieurs maladies inoculées (tuberculose, morve, farcin du bœuf, etc.) on peut avoir à examiner du vivant de l'animal certains produits pathologiques en évolution.

Le plus souvent il s'agit d'un ganglion superficiel, envahi par la maladie, à extirper, d'un abcès sous-cutané, ganglionnaire ou non, dont on veut se procurer le contenu pour l'examen, la culture, ou une nouvelle inoculation.

Les ganglions superficiels s'extirpent facilement : on les traite ensuite comme nous le dirons en parlant des autopsies des sujets.

Pour les abcès superficiels, voici comment il faut procéder : coupez les poils de la région qui recouvre l'abcès; avec une baguette de verre chauffée fortement sur la flamme d'une lampe à alcool, cautérisez la région ainsi dénudée : mieux que tout lavage désinfectant, ce procédé stérilisera la peau.

Prenez une pipette Pasteur, brisez-en l'extrémité fermée, soit directement avec le doigt, soit, et c'est mieux ainsi, avec le couteau à verre ; passez deux ou trois fois l'effilure dans la flamme de la lampe, de façon à débarrasser sa surface extérieure de tous les germes aériens qui s'y sont déposés ; enfoncez l'effilure de la pipette dans l'abcès à travers la paroi cutanée cautérisée, et aspirez le pus. Vous aurez ainsi recueilli purement le contenu de l'abcès.

C. AUTOPSIE DES SUJETS

1º *Manière de fixer les divers sujets*. — Pour les *souris* prenez une planchette de liège et fixez l'animal à la planchette, le ventre en l'air, par quatre épingles plantées sur les pattes étendues.

Les *moineaux* seront fixés également sur une planchette en liège par trois épingles ; une traversera le cou, les deux autres seront plantées sur les pattes : inutile de dire que la partie correspondante à la planchette est le dos, le ventre étant dirigé en haut.

Les *cobayes*, les *lapins*, les *poules*, les *pigeons*, seront étendus sur des planches de plus grande dimension en bois, en zinc, etc. ; ces planches devront porter près des angles, sur la face où sera fixé l'animal, des crochets ou des clous à extrémité supérieure recourbée à angle droit sur la partie s'enfonçant dans la planchette.

Les *cobayes*, les *lapins* seront disposés le ventre en l'air sur la planchette ; sur chacune des pattes on nouera l'extrémité d'un fil ou d'un ruban, dont l'autre extrémité sera attachée de court au crochet ou clou correspondant de l'angle de la planchette : il est nécessaire que les membres soient fortement étendus et les nœuds très serrés.

Les *pigeons* et les *poules* seront étendus sur la planchette le ventre en l'air ; on devra au préalable couper les ailes ; le cou recevra une anse de fil ou de ruban ; cette anse correspondra au milieu du lien dont les extrémités seront à droite et à gauche nouées sur le clou ou crochet dont il a été question. Les deux pattes seront ensuite attachées comme il a été dit pour les membres postérieurs des lapins et des cobayes.

La fixation des sujets à autopsier est fort importante ; on ne saurait bien faire une autopsie si l'animal est mal attaché ou simplement disposé dans un plateau, une cuvette.

L'animal étant fixé, on coupe soigneusement les poils des *lapins* et des *cobayes* sur toute la face antérieure de la poitrine et de l'abdomen ; on arrache sur les mêmes régions les plumes des volatiles.

2° *Ouverture des cadavres.* — Sur les *lapins*, les *cobayes*, faites une incision verticale allant de la fourchette sternale à la partie inférieure de l'abdomen ; disséquez soigneusement la peau, et pour donner plus de jeu, prolongez l'incision sur la naissance de chacun des membres. Faites une boutonnière à la paroi musculaire abdominale sur la ligne médiane, et ouvrez alors cette paroi sur toute la longueur ; la cavité abdominale sera ainsi mise à nu.

Pour découvrir les organes thoraciques incisez le diaphragme, coupez les côtes sur les parties latérales, relevez et rabattez en haut le plastron costal ainsi obtenu.

Tel est le manuel opératoire de l'autopsie ordinaire. S'il est nécessaire de pousser l'autopsie plus à fond, d'enlever les centres nerveux par exemple, on procédera à cette opération, que nous n'avons pas à décrire ici.

L'ouverture des cadavres des *pigeons*, *poules* et *moineaux* se fera d'une façon un peu différente :

après dissection de la peau on pratiquera une incision courbe, profonde, partant de l'extrémité supérieure du thorax, passant sur les côtés de la poitrine, descendant au-dessous de la pointe du sternum qu'elle embrassera dans sa concavité, et remontant sur le côté opposé du thorax; la partie inférieure de cette incision ouvrira la cavité abdominale au niveau du foie; un coup de ciseau sur la ligne médiane achèvera en bas l'ouverture de la cavité abdominale; on découvrira le thorax en sectionnant la cage osseuse dans la direction de l'incision; on coupera les deux clavicules, et le plastron thoracique sera rabattu en haut et enlevé.

De l'autopsie des gros animaux nous n'avons rien à dire : elle se fait suivant les règles propres pour chaque espèce et sortirait du cadre de notre sujet.

3° *Récolte des produits organiques.* — *Humeurs et tissus.* — C'est la partie essentielle de l'autopsie, celle qui doit fournir le micro-organisme à étudier, les matières de semence et d'inoculation : elle exige des conditions de pureté absolue.

Nous n'avons jusqu'ici, on l'a vu, prescrit aucun lavage désinfectant du sujet, aucune stérilisation de la peau ou des instruments d'autopsie; ces pratiques nous paraissent inutiles et superflues : la technique que nous allons indiquer réalise dans la récolte des produits organiques toutes les conditions de pureté désirables.

Envisagée d'une façon générale, l'opération comprend trois temps :

A. *Stérilisation parfaite de la surface de l'organe qui doit fournir la matière;*

B. *Prise de la matière à l'état de pureté parfaite dans les profondeurs de l'organe;*

C. *Conservation pure de la matière récoltée.*

A. La stérilisation parfaite de la surface de l'organe s'obtient en cautérisant cette surface avec l'extrémité d'une baguette en verre, fortement chauffée dans la flamme d'une lampe à alcool, d'un bec Bunsen, etc.

B. La prise pure de matière se fait dans la profondeur de l'organe, à l'abri de tout germe aérien, avec une pipette Pasteur parfaitement stérilisée à l'intérieur et à l'extérieur.

La stérilisation de l'intérieur de la pipette a été réalisée par le flambage dans le four Pasteur; au moment de se servir de la pipette on brise son extrémité fermée, on passe à plusieurs reprises l'effilure dans la flamme de la lampe à alcool, etc., de façon à en stériliser entièrement la surface extérieure; on la fait pénétrer dans l'organe du sujet au *niveau de la surface cautérisée* et on aspire.

C. Pour conserver pur le produit récolté, on ferme à la lampe l'extrémité effilée de la pipette, et par surcroît de précaution, on chauffe fortement l'extrémité par laquelle on a aspiré. Il arrive en effet que, surtout lorsque l'opération a été difficile et a exigé des efforts d'aspiration, l'extrémité supérieure de la pipette se remplit de salive qui vient souiller le tampon d'ouate; il faut chasser cette salive et purifier entièrement le bouchon d'ouate; c'est ce qu'on réalise en chauffant fortement le bout ouvert de la pipette et ses parois, au niveau du tampon.

Telle est la technique générale de l'opération; elle réalise entièrement les conditions de pureté exigées. C'est dans la profondeur de l'organe *intact, non ouvert*, qu'on récolte les matières; cette récolte se fait dans un instrument parfaitement stérile à l'intérieur et à l'extérieur, n'apportant aucun germe capable de souiller la récolte; enfin c'est à travers une surface stérilisée que l'instrument pénètre dans l'organe.

Cette technique entièrement *française* diffère de la technique *allemande*, dont voici l'économie générale :

L'organe du sujet étant soigneusement lavé au sublimé à 1/1 000, de façon à débarrasser sa surface de tout germe, on l'incise avec un bistouri stérilisé, et on recueille les matières avec des fils de platine stérilisés.

Cette technique présente les inconvénients suivants : la matière à recueillir, matière dont la pureté parfaite est indispensable, se trouve exposée à l'air, se souille et devient *inutilisable au bout de peu de temps ;* de plus il est impossible par ce procédé d'en recueillir et d'en conserver purement une certaine quantité pour une étude ultérieure. Toutes les opérations d'examen, d'ensemencement doivent être faites sur-le-champ et sans perdre de temps, sous peine de n'avoir plus qu'un produit impur.

Nous allons maintenant entrer dans le détail et montrer comment on doit traiter chaque organe où l'on veut prélever de la matière.

L'opérateur disposera près de lui une lampe à alcool, une ou plusieurs baguettes de verre, un certain nombre de pipettes Pasteur, préalablement stérilisées, et un couteau à verre pour briser l'extrémité des pipettes.

1. ABCÈS SUPERFICIELS SOUS-CUTANÉS. — On en recueillera le produit avant l'ouverture du cadavre.

Coupez les poils à leur niveau, cautérisez la surface cutanée avec la baguette de verre, enfoncez la pipette, ouverte et flambée à l'extérieur, dans l'abcès au niveau de la surface cautérisée, et aspirez. Fermez immédiatement ou faites d'abord les opérations d'examen, d'ensemencement nécessaires, opérations que nous décrirons plus loin.

2. Liquides intra-péritonéaux. — La paroi musc
laire abdominale étant à nu, cautérisez un poi
de sa surface avec une baguette de verre, fait
en ce point une boutonnière avec des cisea
flambés, et glissez par l'ouverture la pipette ouver
et flambée dans les régions latérales, entre
paquet intestinal et la paroi ; aspirez douceme
en promenant la pipette. Fermez immédiateme
ou après avoir fait avec le liquide recueilli les ex
mens et opérations nécessaires.

3. Sang. — C'est dans le *cœur* qu'il convient
prendre le sang. Incisez le péricarde de manière
mettre à nu la surface musculaire du cœur, cau
risez sur l'un ou sur l'autre ventricule près de
base, et enfoncez votre pipette ouverte et flamb
à travers la paroi musculaire dans la cavité vent
culaire. Cette manœuvre ne présente aucune di
culté ; l'organe fuit parfois sous la pression de
pipette, il suffit alors de le maintenir légèreme
avec la main en évitant de toucher à la surfa
cautérisée et à l'effilure de la pipette.

Dès que la pipette a pénétré dans la cavité ve
triculaire, le sang monte dans l'effilure ; aspir
pour emplir la pipette ; retirez-la et fermez imm
diatement ou après les opérations nécessair
(ensemencement, examen, etc.).

On peut facilement recommencer l'opération
remplir une seconde ou plusieurs autres pipett
suivant l'espèce et la taille du sujet ; on suiv
alors la voie déjà frayée après une nouvelle cau
risation à la baguette de verre, si l'opération e
faite immédiatement après le première. Dans
cas où la nouvelle opération ne serait faite qu'
bout d'un certain temps, il est préférable de puis
dans le ventricule encore intact.

4. Rate. — Détachez entièrement la rate ; saisi
sez-la entre l'extrémité du pouce et de deux

trois doigts de la main gauche, laissant saillir au-dessus de ces doigts une des extrémités de l'organe. Cautérisez cette extrémité avec la baguette en verre, enfoncez la pipette ouverte et flambée dans la profondeur de l'organe, en ayant soin de ne pas perforer la capsule ailleurs qu'au point d'introduction, et aspirez *fortement* en même temps que des doigts de la main gauche, vous presserez doucement l'organe, de façon à faire monter la pulpe dans la pipette. Il va sans dire que la pression exercée sur la rate, par les doigts de la main gauche, devra varier avec le plus ou moins de densité de la pulpe. Il est des cas, le charbon par exemple, où l'organe est d'une friabilité telle que tout son contenu peut être aspiré sans effort dans la pipette et où une pression intempestive risquerait d'amener une rupture de l'organe, et par suite la non-réussite absolue de l'opération.

L'opération est assez délicate, mais un très court apprentissage permettra d'arriver à d'excellents résultats.

5. GANGLIONS. — Les ganglions seront traités comme la rate; cautérisation d'un point de la surface avec la baguette de verre; maintien de l'organe entre le bout des doigts de la main gauche, aspiration avec la pipette aidée par la pression exercée sur l'organe par ces doigts, etc.

6. MOELLE DES OS. — Brisez un os long, perpendiculairement à sa surface, de manière à découvrir le canal médullaire. Cautérisez la surface de section avec la baguette de verre; faites pénétrer profondément la pipette ouverte et flambée dans le canal médullaire et aspirez.

7. FOIE. — L'organe restant en place ou étant détaché, cautérisez sa surface, enfoncez la pipette ouverte et flambée, dans l'épaisseur du parenchyme et aspirez.

8. SUBSTANCE NERVEUSE. — 1º *Moelle*. — Le cordon médullaire étant mis à nu, incisez les méninges de façon à découvrir la substance nerveuse, cautérisez directement cette substance avec la baguette de verre et aspirez dans la pipette enfoncée obliquement au centre de cette substance.

2º *Bulbe*. — Le procédé est exactement le même, on opérera sur le plancher du quatrième ventricule ou sur la surface des olives.

9. URINE. — Liez l'urèthre ; cautérisez la surface de la vessie et aspirez dans la pipette plongée dans la cavité vésicale au niveau de la surface cautérisée.

Ces exemples s'appliquant aux prises les plus ordinaires de matières organiques dicteront la conduite à tenir dans les cas que nous ne décrivons pas ici, conduite qu'il sera toujours facile d'imaginer quand on connaît les principes généraux qui doivent servir de guides.

D. CONSERVATION DE PIÈCES PATHOLOGIQUES

Il est souvent nécessaire de conserver des pièces pathologiques. Tantôt il s'agit de liquide ou de pulpes pris sur l'animal vivant ou sur le cadavre, et dont on ajourne les inoculations, les cultures, les examens à une époque ultérieure plus ou moins éloignée (comme cela a lieu dans une expédition scientifique où l'installation indispensable fait défaut sur les lieux); tantôt, ne pouvant examiner soi-même ces liquides ou ces pulpes, on veut en faire l'envoi à quelque personne plus compétente; tantôt enfin on désire garder pour des expériences futures soit de la semence, soit de la matière d'inoculation.

Il arrive encore journellement qu'après une autopsie on désire conserver pour des coupes histologiques ultérieures des fragments d'organes.

Un mot de la technique de ces petites opérations, qu'il est indispensable de bien savoir pratiquer, est donc nécessaire.

1. Les liquides et les pulpes peuvent être conservés dans les pipettes mêmes où ils ont été recueillis : cela se fait journellement dans les laboratoires. La pipette remplie est fermée à son extrémité effilée et munie d'une étiquette indiquant la nature de la matière qu'elle contient; elle est déposée, l'effilure en bas, dans un tube à essai garni de coton dans sa partie profonde, de manière à préserver l'effilure de tout choc.

Mais lorsqu'il s'agit d'un envoi ou de la conservation d'une matière qui perd ses propriétés virulentes au contact de l'air, il faut agir différemment. Voici deux procédés utiles dans ces circonstances.

a. L'effilure de la pipette étant remplie à une hauteur plus ou moins grande de la substance donnée, on ferme son extrémité inférieure, puis tenant cette effilure horizontalement ou obliquement au-dessus de la lampe à alcool on dirige la flamme de celle-ci de telle façon qu'elle fonde le verre en un point voisin du niveau supérieur de la substance recueillie, mais au-dessous de ce point : la séparation se fera donc de telle sorte que le petit tube constitué par l'effilure sera entièrement rempli par la substance à conserver, et qu'il n'y restera pas trace d'air libre. Le petit tube sera déposé alors dans un tube à essai garni de coton à ses deux extrémités et porteur d'une étiquette indiquant la substance contenue dans le petit tube.

b. La pipette Pasteur telle que la représente la figure 2, c'est-à-dire étranglée en un point B au-dessous du tampon d'ouate, convient à merveille pour la conservation, à l'abri de l'air, d'une quantité plus forte de substance, surtout quand cette récolte est destinée à un envoi.

On remplit la pipette jusqu'en B; on fond le verre en B, puis on le fond au niveau du col de la pipette là où commence l'effilure. Il ne reste pas d'air ou seulement une trace qui sera bientôt absorbée. On a ainsi un tube résistant qui peut être mis dans une boîte garnie de coton et expédié sans aucun risque.

2. La conservation des fragments d'organes pour coupes se fait dans l'alcool absolu, d'après une technique très connue en histologie : l'essentiel est que les fragments soient de petites dimensions, un centimètre carré au plus.

E. DÉSINFECTION DES CADAVRES

L'autopsie terminée, il faut faire disparaître le cadavre ou du moins écarter tout danger provenant de sa virulence. Pour cela, plongez-le dans une solution de sulfate de cuivre à 5 0/0, ou dans l'acide sulfurique d'après le procédé Aimé Girard (l'acide est conservé dans des vases en plomb). On peut encore brûler le cadavre dans un petit four crématoire.

CHAPITRE V

TECHNIQUE GÉNÉRALE DES CULTURES.

A. Culture des microbes aérobies.

I. Culture dans les milieux liquides : culture dans les bouillons, le lait, etc.

II. Culture dans les milieux solides transparents et demi-transparents : gélatine, gélose, sérum.

III. Culture sur milieux opaques : pommes de terre.

IV. Culture en plaques.

B. Culture des microbes anaérobies : Culture dans les bouillons, le lait etc., sur gélatine, sur gelose, sur pommes de terre, en plaques.

Les cultures se font *tantôt* en présence de l'air, *tantôt* à l'abri de l'air, soit dans le vide, soit en présence d'un gaz inerte.

Le premier procédé convient aux microbes aérobies, le deuxième aux microbes absolument ou facultativement anaérobies.

Nous décrirons donc successivement :

A. *La culture des microbes aérobies ;*

B. *La culture des microbes anaérobies.*

A. CULTURE DES MICROBES AÉROBIES

Les milieux de culture employés sont, ainsi que nous l'avons dit ailleurs, *liquides* ou *solides*, et les milieux *solides* sont eux-mêmes *transparents, demi-transparents, opaques*. Nous aurons donc à traiter successivement de la culture sur ces différents milieux.

Mais avant d'aborder notre sujet, disons un mot de l'emploi de deux appareils qui sont les instruments essentiels de la pratique des cultures : la pipette Pasteur et le fil de platine.

Pipettes Pasteur. — Nous avons indiqué ailleurs (V. chap. II) ce qu'était la pipette Pasteur, comment on la construisait, comment on la stérilisait à l'intérieur : nous avons dit aussi dans une autre partie (V. chap. IV) quelles précautions on devait observer quand on se sert de cet appareil. Une rapide redite à ce sujet ne saurait cependant être inutile.

Pour faire usage de la pipette, préparez-la de façon suivante : prenez un de ces petits appareils préalablement flambés dans le four Pasteur; détachez-en la pointe (1) en laissant à l'effilure une longueur variable : lorsque la pipette doit être portée dans un vase à culture, matras ou tube, l'effilure doit rester assez longue. Flambez la surface extérieure de l'effilure sur la lampe à alcool, de façon à y détruire tous les germes atmosphériques qui s'y sont déposés pendant l'exposition à l'air; la pipette est alors prête pour l'usage voulu.

Fils de platine. — On doit avoir des fils de platine de différents diamètres, et il est indispensable d'en posséder dont l'extrémité libre soit aplatie à la façon d'une petite palette (fig. 22 et 22 *bis*).

Les fils de platine doivent être d'une longueur supérieure à celle des tubes à essai; ils sont mon-

---

(1) On détache la pointe d'une pipette soit avec le doigt directement, soit après avoir marqué un trait de lime à l'endroit choisi pour la coupure.

tés sur le petit appareil connu en histologie sous le nom de *porte-aiguille*, appareil dont la garniture en cuivre permet de varier à volonté la longueur du fil qu'elle engaine, et assure la fixité parfaite de celui-ci.

Les Allemands montent ordinairement les fils de platine sur une baguette de verre plein, et cette monture se fait extemporanément. Nous ne la conseillons pas, car il est impossible avec elle de varier la longueur du fil; la fixité est moins grande; et la pratique du flambage fait à tout instant éclater l'extrémité du verre dans laquelle s'enchâsse le fil de platine.

Lorsqu'on doit se servir du fil de platine, on commence par le stériliser, ce qui se fait en le portant au rouge dans toute son étendue sur la flamme de la lampe à alcool, d'un bec Bunsen, etc., et on attend qu'il soit refroidi, ce qui n'exige, on le sait, que quelques secondes; l'appareil est alors prêt pour l'usage voulu, mais il faut s'en servir dès qu'il est froid, *sans délai*, sous peine de perdre tout le bénéfice de la stérilisation.

En règle absolue, dès que le fil de platine a été mis en usage, il *doit être soigneusement stérilisé*, de façon à ce qu'il ne reste à la surface aucune parcelle de substance virulente.

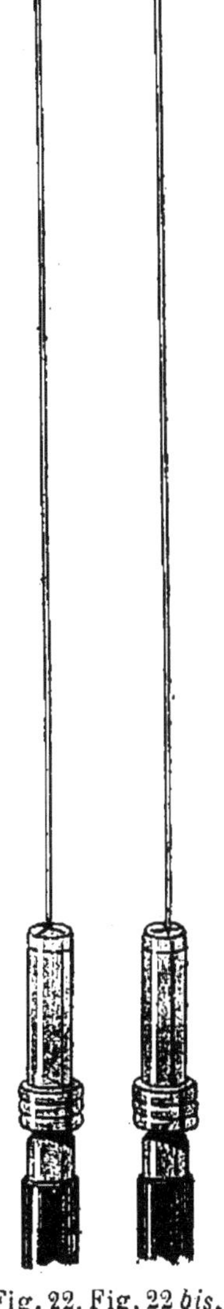

Fig. 22. Fig. 22 *bis*.

5.

I. Culture dans les milieux liquides. Culture dans les bouillons.

Nous ne parlerons dans cet article que de la culture dans les bouillons; ce que nous en dirons sera facilement appliqué, s'il y a lieu, au *lait*, à l'*urine*, aux *liquides minéraux*, etc.

On prend un matras Pasteur contenant un bouillon stérilisé suivant les règles indiquées, et ayant, sans se troubler, supporté l'épreuve d'un séjour prolongé à l'étuve entre 35° et 40°. La technique générale de la culture qu'on se propose de faire dans ce bouillon comprend deux opérations :

A. *L'ensemencement;*

B. *La mise à la température voulue.*

— A. *Ensemencement.* Cette opération comporte :

a) L'ouverture du matras ;

b) L'ensemencement proprement dit, c'est-à-dire l'acte de déposer la semence dans le bouillon ;

c) La fermeture du matras.

Savoir ouvrir et fermer purement un matras, c'est-à-dire de façon à n'y introduire aucun germe étranger, est chose essentielle; qu'il s'agisse de porter ou de prélever la semence dans le matras, la manœuvre est identiquement la même; elle exige les mêmes précautions. Nous allons, une fois pour toutes, décrire la manière de l'exécuter.

Pour *ouvrir* un matras, placez-le dans la paume de la main gauche tenue horizontalement; *inclinez-le* de telle façon que son ventre repose dans la paume de cette main, et que son col fasse avec celle-ci un angle de 45° tout au plus.

Maintenez le matras en position avec le pouce et les doigts de la main gauche. Débouchez-le de la main droite, tenez le bouchon entre le troisième et le quatrième doigts de la main droite, et, sans *changer la position* du ballon, sans *bouger la main* qui le tient, effectuez l'opération (ensemencement ou prélèvement de semence).

Pour *fermer* le matras, rebouchez-le, maintenant toujours et l'*inclinaison* du ballon et l'*immobilité* de la main; quand il est bouché, vous pouvez le redresser, mais seulement alors.

En ouvrant et en fermant le matras suivant cette technique, vous éviterez que les poussières atmosphériques ne viennent en souiller le contenu.

L'*ensemencement* proprement dit consiste, dès que le matras est ouvert, à porter avec la main droite la semence contenue dans une pipette Pasteur ou à l'extrémité d'un fil de platine stérilisé sur le *fond* du ballon. On dépose en cet endroit rapidement la semence, et on retire aussitôt la pipette ou le fil de platine.

Les matras ensemencés doivent être pourvus tout aussitôt d'une étiquette indiquant la nature de la culture, sa provenance, et la date de l'opération.

Telle est la *technique générale* de l'ensemencement d'un bouillon; nous allons maintenant passer en revue les divers cas qui peuvent se présenter dans la pratique de cet ensemencement.

1. *Ensemencement immédiat des produits recueillis à l'autopsie.* — Ces produits sont, ainsi que nous l'avons dit (V. chap. IV.) recueillis dans des pipettes Pasteur. Dès que la semence est prélevée dans l'organe, *sans fermer la pipette*, prenez un des matras Pasteur que vous aurez placés à votre portée, disposez-le dans la main gauche, ainsi qu'il a été dit, débouchez-le et portez rapidement l'extrémité de la pipette sur le fond. Si la semence est liquide, une goutte tombera d'elle-même en donnant à la pipette une légère inclinaison; si la semence est plus épaisse, soufflez à travers le tampon d'ouate par la grosse extrémité de la pipette, de façon à

faire tomber une parcelle de cette semence sur le fond du matras.

Dans certains cas (quelques lésions tuberculeuses par exemple), l'ensemensement des pulpes exige certaines précautions préalables ; il faut broyer la pulpe pour mettre les bacilles en liberté ; on devra, dans ces cas, renoncer à l'ensemencement immédiat, fermer la pipette, et agir comme nous allons le dire ci-dessous.

2. *Ensemencement tardif des produits recueillis à l'autopsie.* — Dans ce cas les pipettes ont été fermées et c'est dans leur intérieur qu'il faut aller prélever la semence.

Disposez à votre portée le matras à ensemencer, une pipette *B* ou un fil de platine. Prenez la pipette *A* qui renferme la semence, *enfoncez* le *tampon d'ouate* dans l'intérieur du tube jusqu'à petite distance de la face supérieure de la semence ; faites sur le verre, au niveau du milieu du tampon d'ouate un *trait* de *lime circulaire*, et *coupez* en cet endroit la pipette avec le charbon de Berzélius ou une pointe de verre rougie à blanc sur le chalumeau à gaz.

Préparez alors la pipette B, c'est-à-dire brisez son extrémité effilée et flambez sa surface externe, ou le fil de platine, c'est-à-dire passez-le dans la flamme.

Enlevez le tampon d'ouate de la pipette A que vous venez de couper, flambez son extrémité ouverte (1) et portez la pipette B, ou le fil de platine, dans l'effilure où est contenue la semence.

(1) Cette pratique est fort importante : elle a pour but de détruire tous les germes qui se sont déposés sur la surface extérieure de la pipette au niveau du point où l'on a fait l'ouverture. Ces germes pourraient souiller l'extrémité de la pipette B ou du fil de platine si, au moment où on va les porter dans l'effilure de la pipette A, ces instruments venaient à entrer en contact avec cette surface.

Si vous faites usage de la pipette pour prélever la semence, opérez de la façon suivante : la main gauche tenant la pipette A, aussi inclinée que possible, avec la main droite portez l'effilure de la pipette B sur la semence et aspirez.

Rejetez aussitôt la pipette A, et, sans déposer la pipette B, qui restera dans la main droite, saisissez le matras, disposez-le dans la main gauche, ouvrez-le et portez-y la semence.

Si vous faites usage du fil de platine, il sera commode de placer horizontalement la pipette A débouchée, ouverte et flambée à son extrémité entre deux des doigts de la main gauche ; dans cette même main on disposera le matras, on le débouchera, et la main droite tenant le fil de platine stérilisé le plongera dans l'effilure de la pipette A, et immédiatement après le portera dans le matras.

Dans certains cas, avons-nous dit, la pulpe doit être broyée avant d'être ensemencée. Cette pratique a pour but de mettre en liberté les microbes emprisonnés dans les tissus. L'opération se fait facilement avec un fil de platine fort, de diamètre un peu inférieur au diamètre intérieur de l'effilure de la pipette qui contient la semence. On introduit le fil de platine *stérilisé* et *refroidi* dans l'effilure de cette pipette *coupée*, *ouverte* et *flambée*, comme nous l'avons dit ; on imprime au fil de platine des mouvements de rotation, de va-et-vient, et lorsqu'on juge que la trituration est suffisante, on procède à l'ensemencement du matras soit avec ce même fil de platine, soit avec une pipette qu'on plonge dans la substance broyée. Une précaution fort importante à observer est de laisser l'extrémité du fil de platine cachée dans l'effilure de la pipette, si on se sert de cet appareil, jusqu'au moment précis de l'ensemencement.

3. *Ensemencement de matras à matras.* — Dans

un matras A contenant la culture donnée, préle-
vez *purement* avec une pipette quelques gouttes
de liquide.

La manœuvre est simple : nous en avons indiqué,
en traitant de la façon *d'ouvrir et de fermer purement les matras*, les éléments essentiels.

Ouvrez donc purement le matras A ; allez, avec
une pipette bien flambée à l'extérieur, cueillir
quelques gouttes du liquide qu'il contient ; fermez
le matras A, prenez immédiatement, et sans déposer la pipette (1), le matras B à ensemencer, ouvrez-le et portez-y une goutte de la semence dont
est chargée la pipette.

4. *Ensemencement dans un bouillon d'une culture
provenant d'un milieu solide.* Que la culture pro-
vienne d'un tube gélatine, de gélose, de sérum,
d'une pomme de terre, la technique est la même.
Recueillie purement avec un fil de platine, suivant des procédés que nous indiquerons en traitant des cultures sur milieux solides, la parcelle
de culture prélevée est portée tout aussitôt dans
le matras Pasteur, en observant toutes les précautions de règle.

B. *Mise de la culture à la température voulue.* —
La température extérieure avec ses variations in-
finies, ses minima très bas, convient peu au développement cyclique parfait des cultures. Il est
donc nécessaire de soumettre celles-ci, *quand
le milieu de culture ne s'y oppose pas*, à une température de 35 à 40° qui permettra une multiplication régulière, normale et rapide des germes.

L'étuve de M. Pasteur représentée ci-contre

---

(1) Il arrive parfois qu'une pipette chargée de semence ne peut
être utilisée immédiatement, mais seulement après un court délai
il conviendra dans ce cas de rejeter, en les laissant écouler de la
pipette sur un papier-filtre (que l'on brûlera ensuite) les premières
gouttes de la semence ; on ensemencera ensuite sans crainte.

(fig. 23) remplit parfaitement le but, et se prête

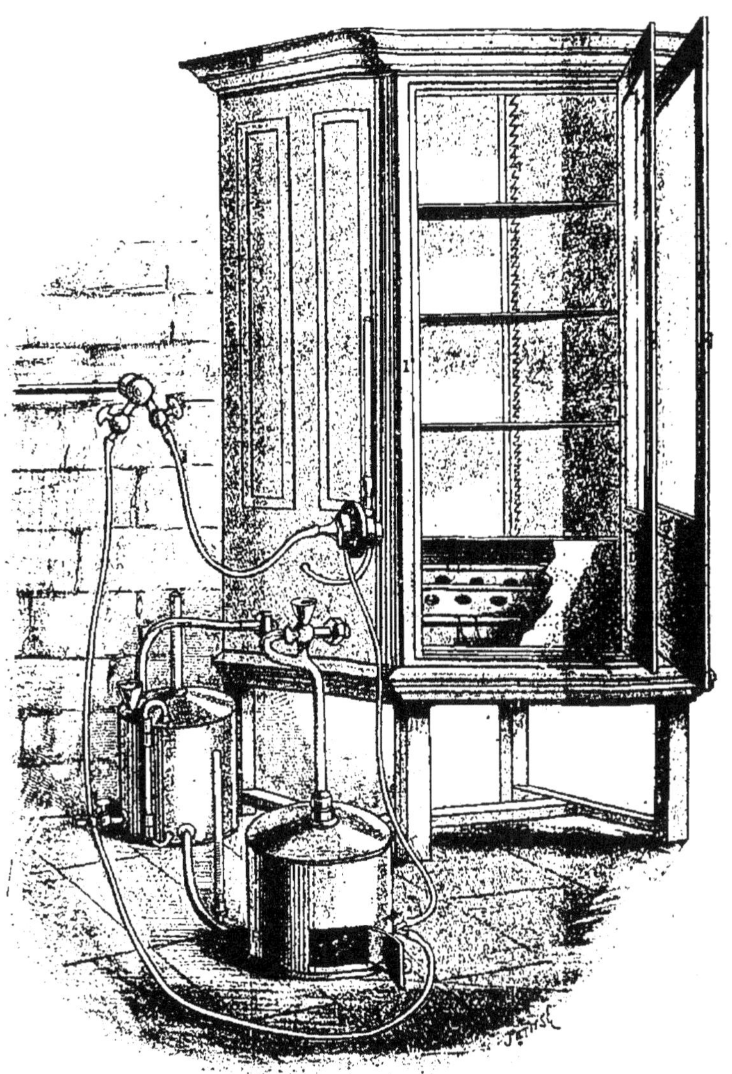

Fig. 23. — Etuve Pasteur.

aux températures jusqu'à $+ 45°$. C'est une étuve
en bois, avec double paroi, double porte vitrée,

chauffée par la vapeur d'eau circulant à la partie inférieure de l'étuve, ce qui permet d'obtenir des températures différentes d'environ 2° par étage, allant en décroissant vers la partie supérieure de l'étuve. L'appareil de chauffage est en cuivre brasé et est muni d'un régulateur.

Les matras ensemencés seront donc placés dans l'étuve Pasteur; on choisira l'étage qui convient le mieux à la température cherchée; un thermo-mètre devra toujours, à cet effet, être placé à chaque étage.

Pour certaines expériences (et nous citerons ici l'atténuation des virus, la recherche du degré de résistance à la chaleur etc.) il est de toute néces-sité d'avoir des étuves avec régulateur permettant de fixer la température, d'une façon invariable pendant un temps indéfini. Cette condition est entièrement réalisée par l'appareil de M. le D^r d'Ar-sonval représenté ci-contre et que nous allons sommairement décrire, tel que l'ont fait les der-nières modifications que l'auteur a apportées à sa construction (fig. 24).

L'appareil à double paroi se compose d'un cylindre vertical terminé par deux cônes. L'étuve s'ouvre par une porte latérale, et est divisée par une tablette en deux étages indépendants. Le cône inférieur porte le *régulateur* entièrement métal-lique et les deux brûleurs munis chacun d'un ro-binet d'arrêt. Le cône supérieur porte à son som-met la douille par laquelle se fait l'emplissage.

L'espace annulaire qui existe entre les deux corps de l'étuve est rempli d'eau.

Cette eau est chauffée par la flamme des brûleurs qui s'engage dans des tubes traversant le liquide, mode de chauffage analogue à celui d'une chau-dière tubulaire.

Pour mettre l'appareil en marche, on verse par

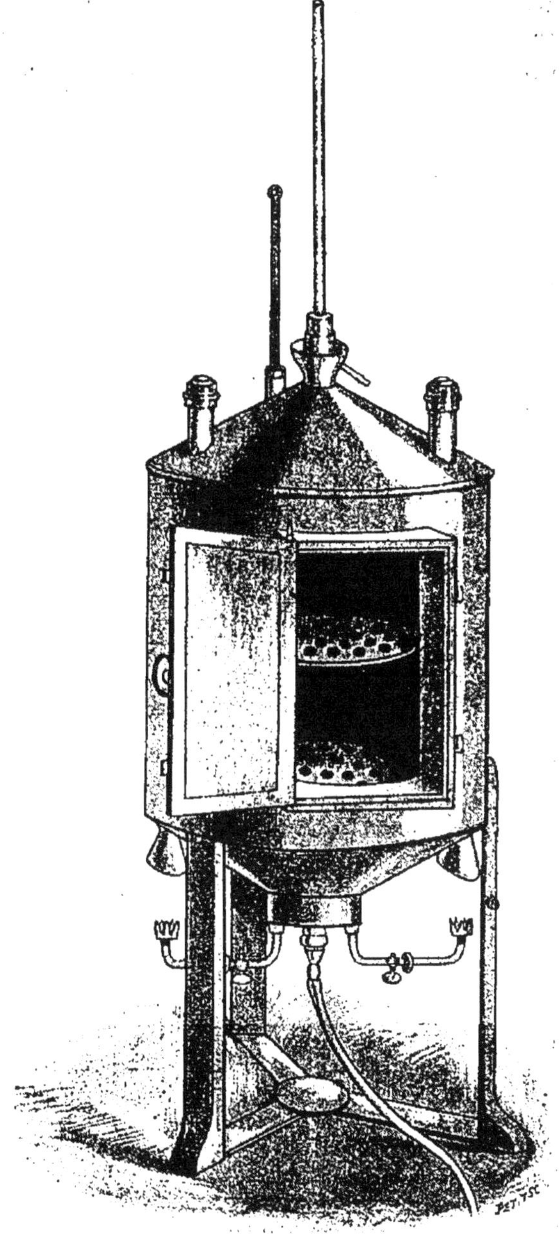

Fig. 24. — Étuve de d'Arsonval.

la douille centrale située au sommet du cône supérieur, de l'eau bouillie récemment, c'est-à-dire privée d'air. On allume les brûleurs.

Quand on veut fixer une température, il suffit de boucher cette douille avec le bouchon qui porte un tube de verre vertical ; ce réglage est fait une fois pour toutes pour une température déterminée. Si on éteint l'étuve, elle retombera exactement au même point quand on la rallumera : l'appareil par sa construction métallique est indéréglable.

Lors donc que l'on voudra faire agir sur une culture en milieu liquide une température fixe et devant être maintenue telle pendant un temps déterminé, on placera le matras qui contient la culture dans l'étuve de d'Arsonval (1).

II. Culture dans les milieux solides transparents et demi-transparents.

Ces milieux sont, ainsi qu'on le sait, la gélatine, la gélose (simple ou additionnée de glycérine, glycose, dextrine, etc.) et le sérum.

La culture dans l'un quelconque de ces milieux comprend deux opérations :

1° *L'ensemencement du milieu;*

2° *La mise à la température voulue.*

La gélatine, la gélose et le sérum sont renfermés, pour la culture, dans des tubes d'essai bouchés à l'ouate.

---

(1) Les objets placés dans des étuves (Pasteur, d'Arsonval, etc.) à air ne se mettent que très lentement en équilibre de température avec l'air ambiant. C'est un inconvénient grave, lorsqu'on veut préparer des vaccins, étudier l'influence d'une température donnée pendant un temps long sur tel ou tel microbe. Il faut alors ou employer des ballons séjournant depuis plusieurs jours à la température déterminée, ou, ce qui vaut mieux, les plonger à demi dans l'eau d'une étuve à eau munie d'un régulateur quelconque (Schlésing, Roux, etc.).

Ensemencer un de ces tubes comprend trois phases :

a) L'ouverture du tube ;

b) L'ensemencement proprement dit, ou *inoculation*, c'est-à-dire l'acte de déposer la semence dans l'épaisseur ou à la surface du milieu ;

c) la fermeture du tube.

Indiquons tout d'abord, et en tête de cet article, la manière *d'ouvrir* et de *fermer* un tube de culture *purement*, c'est-à-dire de façon à n'y introduire aucun germe étranger. Qu'il s'agisse d'un tube de gélatine, de gélose ou de sérum ; qu'il s'agisse de porter la semence dans le tube ou de l'y prélever, la technique est la même : en l'exposant ici nous éviterons des redites incessantes.

Pour *ouvrir* purement un tube de culture, placez-le entre le pouce et l'index gauche, le pouce en dessus, l'index en-dessous ; donnez-lui entre ces deux doigts une position ou *horizontale* ou *à peine inclinée* (1) ; enlevez le bouchon d'ouate, en lui imprimant un mouvement de torsion, avec la main droite, et placez-le entre deux des doigts de la main gauche.

Dès qu'il est débouché le tube doit rester *immobile* dans la main qui le tient, et celle-ci doit pendant toute l'opération, quelle qu'elle soit, garder une position invariable. On évitera, en suivant strictement ces règles, que les germes atmosphériques ne viennent souiller la surface du milieu de culture.

Pour *fermer* le tube, replacez le bouchon et seulement alors redressez le tube ; chauffez ensuite fortement les parois du tube au niveau du tampon

(1) Dans le cas tout particulier où l'opération porte sur un tube de gélatine liquéfiée il va sans dire que la position à donner ne peut être l'horizontale. On se bornera à placer le tube dans une position aussi peu inclinée que possible.

d'ouate sur la flamme de la lampe à alcool, en ayant soin de ne pas carboniser l'ouate ; ce flambage détruira tous les germes dont le tampon ouaté aurait pu se charger pendant son exposition à l'air. Enfin pour préserver l'ouate de toute souillure ultérieure, pour éviter l'évaporation, coiffez le tube du manchon de papier filtre dont il était pourvu avant l'opération, ou d'un capuchon de caoutchouc : cette dernière pratique doit être préférée quand il s'agit de cultures qu'on veut garder longtemps.

CULTURES SUR LA GÉLATINE.

La gélatine est répartie dans les tubes d'essai de deux façons, ainsi que nous l'avons dit ailleurs.

(*a*) Elle forme un cylindre remplissant exactement le tiers inférieur du tube;

(*b*) Elle est étalée en couche oblique reposant sur une seule paroi, et allant en s'amincissant vers la partie supérieure du tube.

Nous désignerons, par ellipse, les tubes de la première catégorie sous le nom de *tubes droits*, ceux de la deuxième sous le nom de *tubes obliques*.

Les tubes droits seront ensemencés par *piqûre;* les tubes obliques seront ensemencés par *strie*.

ENSEMENCEMENT DE LA GÉLATINE PAR PIQURE. — 1° *Technique générale*. — Le tube de gélatine étant ouvert avec toutes les précautions de règle, portez avec la main droite le fil de platine stérilisé et chargé de la semence à son extrémité dans l'intérieur du tube, et piquez-le *droit* dans l'axe du cylindre gélatineux, en ayant soin de le pousser jusqu'au fond du tube ; ceci fait, retirez doucement le fil de platine, et fermez le tube.

2° *Technique des divers ensemencements par piqûre dans la gélatine*. — Comme nous l'avons fait pour les ensemencements dans les milieux liquides, nous allons passer rapidement en revue les cas divers qui se présentent dans la pratique des ensemencements par piqûre.

1. *Ensemencement des produits recueillis à l'autopsie.* — Ces produits sont contenus dans des pipettes *fermées*, l'ensemencement immédiat et direct avec la pipette n'étant pas possible ici comme il l'était pour les matras.

L'opération comprend deux temps : on va *d'abord*, suivant la technique que nous avons exposée ailleurs, cueillir avec le fil de platine *stérilisé*, la semence dans la pipette *ouverte et flambée* à son extrémité ; *puis* on porte par piqûre cette semence dans le tube de gélatine.

2. *Ensemencement d'une culture provenant d'un milieu liquide.* — Ouvrez purement le matras qui contient la culture ; avec le fil de platine *stérilisé* allez cueillir une goutte de liquide, et piquez-la dans le tube de gélatine.

3. *Ensemencement d'une culture provenant d'un milieu solide transparent ou demi-opaque.* — La technique est la même, que le tube où l'on va puiser la semence soit un tube de gélatine, de gélose ou de sérum, et qu'il contienne ces milieux nutritifs sous forme de cylindre droit ou sous forme de couche oblique.

Placez les deux tubes, le tube qui porte la culture et le tube à ensemencer, côte à côte entre le pouce et l'index gauches, le pouce étant en dessus et donnez-leur une position *exactement horizontale*, ou *très légèrement inclinée*. Enlevez les bouchons d'ouate de l'un et l'autre tube, et posez-les entre les doigts libres de la main gauche dans le même intervalle ou à des intervalles différents. Avec l'aiguille de platine stérilisée, allez puiser la culture dans le tube ensemencé, et piquez-la immédiatement dans l'autre tube. Achevez l'opération en fermant aussitôt les deux tubes.

Un cas particulier est celui où la semence doit être puisée dans un tube de gélatine liquéfiée ; il faudra dans ce cas donner aux deux tubes disposés entre le pouce et l'index gauches, non plus la position *horizontale* que la liquéfaction de l'un d'eux rend impossible, mais une position aussi voisine qu'il se pourra de *l'horizontale*.

L'opération se fera d'ailleurs, sauf cette modification, comme nous l'avons indiqué ci-dessus.

4. *Ensemencement d'une culture provenant d'un milieu opaque.* — Allez prendre purement (nous dirons plus tard de quelle façon) sur la pomme de terre, etc., une parcelle de semence, à l'aide du fil de platine stérilisé, et piquez-la dans la gélatine.

Ensemencement de la gélatine par strie. — En règle générale, pour réussir un ensemencement par strie, il faut choisir de la gélatine fraîchement préparée. La gélatine ancienne s'écaille sous la pointe du fil de platine ou sous la friction de la palette de platine et le résultat obtenu est défectueux. Cette règle s'applique également à la gélose.

1° *Technique générale.* — Le tube étant ouvert, introduisez le fil ou la palette de platine chargés de la semence, et promenez-en doucement l'extrémité sur la surface de la gélatine de la profondeur du tube vers l'ouverture. La strie peut se faire aussi à l'aide de la pipette chargée de semence liquide, et dont on promène doucement l'extrémité finement effilée sur la surface gélatineuse : une goutte de semence se dépose en traînée.

2° *Des divers ensemencements par strie sur la gélatine.* — Ce serait une redite inutile que de décrire ici l'ensemencement par strie sur la gélatine des *produits recueillis à l'autopsie* dans des pipettes, des *cultures* provenant de milieux *solides, transparents, demi-opaques* et *opaques*. La technique spéciale est la même en tout point que dans le cas d'ensemencement par piqûre, et nous prions le lecteur de s'y reporter. Seul le mode d'inoculation diffère : le fil de platine porteur de la semence est promené sur la surface de la gélatine, au lieu d'être piqué dans son épaisseur.

Pour les produits en provenance de milieux de culture liquides ou liquéfiés (gélatine liquéfiée) nous conseillons de rejeter le fil de platine et de procéder avec la pipette de la façon suivante : effilez *très finement* sur la lampe à alcool *l'extrémité* d'une pipette, de façon à la terminer *par un* tube *capillaire* dont vous briserez la pointe. Allez cueillir purement avec cette pipette, dans le matras de bouillon ou dans le tube de gélatine liquéfiée, quelques gouttes du liquide de culture ; introduisez la pipette dans le tube de gélatine, et promenez son extrémité sur la surface de la gélatine : le liquide s'y déposera en fine traînée.

Ce procédé élégant nous conduit à parler d'une méthode générale de transplantation des cultures en provenance d'un milieu solide, *quel qu'il soit* (gélatine, gélose, sérum, pomme de terre) sur un nouveau milieu solide *quel qu'il soit.*

Le procédé que nous avons décrit pour transporter sur la gélatine une culture sur milieu solide en provenance de la gélatine, de la gélose, du sérum, de la pomme de terre, se résume en ceci : aller avec un fil de platine recueillir la semence sur le milieu solide, et la piquer dans le cylindre gélatineux, ou la déposer en traînée sur la surface étalée de la gélatine avec ce fil de platine.

Ce procédé est bon et correct, mais il présente le

léger inconvénient que voici : la semence *fait une traînée apparente* sur le nouveau milieu, et l'observation de son développement s'en trouve gênée.

Pour éviter cet inconvénient, qui se reproduit avec la gélose, le sérum et la pomme de terre comme avec la gélatine, procédez de la façon suivante :

Recueillez avec un fil de platine stérilisé la semence sur le milieu solide; portez-la dans une pipette stérile A que vous aurez remplie de bouillon stérile et qui, pour recevoir la semence, sera coupée, ouverte et flambée comme il a été dit bien des fois. Répandez la semence dans le bouillon en agitant le liquide avec le fil de platine.

Retirez alors le fil de platine qui ne porte plus aucune parcelle compacte de semence à la surface, mais est seulement mouillé par le bouillon ensemencé, et piquez-le dans le tube de *gélatine droit* qui doit être ensemencé.

Si l'opération doit porter sur la *gélatine, la gélose, le sérum* à *surface obliquement étalée* ou sur la *pomme de terre*, introduisez dans la pipette A où la semence vient d'être délayée une pipette B *finement effilée* à son extrémité; cueillez quelques gouttes du liquide de A et portez la pipette B dans le tube de gélatine, gélose ou sérum, ou sur la pomme de terre; la pipette promenée à la surface de ces milieux y déposera le liquide d'ensemencement en fine traînée.

Cette manœuvre, qui est infiniment moins compliquée que la description ne le laisserait supposer, donnera avec un peu d'adresse et d'habitude d'excellents résultats : la semence étant déposée sous forme insensible à la surface du milieu de culture, son développement sera aussi facile qu'intéressant à suivre

Les cultures sur gélatine, précieuses parce

qu'elles permettent d'observer des formes de développement souvent caractéristiques, ont l'inconvénient de ne pouvoir être portées à l'étuve, où elles se liquéfient ; elles seront donc **laissées à la température atmosphérique**, et placées soit dans des vases garnis de coton au fond, soit dans des supports en bois.

CULTURES SUR LA GÉLOSE.

La gélose est, ainsi que nous l'avons dit, répartie dans les tubes à essai soit en cylindre plein, soit, et plutôt, en plaque étalée. Tout ce que nous avons dit sur l'ensemencement des tubes de gélatine par *piqûre* et par *strie*, sur la manière d'*ouvrir* et de *fermer purement* les tubes, d'y transporter la *semence de provenances diverses* s'applique absolument aux cultures sur la gélose : il est donc inutile de répéter ici l'article précédent.

Les cultures sur gélose seront mises à l'étuve Pasteur, ou à l'étuve d'Arsonval suivant le cas.

CULTURES SUR SÉRUM.

Nous pouvons dire de la culture sur le sérum ce que nous disions de la culture sur la gélose, c'est-à-dire renvoyer le lecteur pour la pratique de ces cultures à notre article sur la gélatine.

Ajoutons seulement que le sérum ne se cultive que sous forme étalée ; son peu de transparence en ferait un milieu impropre à l'observation du développement des cultures, s'il était réparti dans les tubes en cylindre plein.

III. Cultures sur milieux opaques.

Ce mode de culture comprend la culture sur

pomme de terre, etc. Nous ne parlerons ici que de la culture sur pomme de terre : on appliquera aux autres milieux opaques tout ce que nous dirons de la pomme de terre.

On doit, nous l'avons dit au chapitre IV, cultiver la pomme de terre suivant deux procédés.

1º En petits cristallisoirs clos, suivant la méthode de Koch modifiée;

2º En tubes d'essai, d'après la méthode de Roux.

1º CULTURE EN CRISTALLISOIRS CLOS. — La technique générale diffère très légèrement suivant que le cristallisoir est ou non muni d'une ouverture latérale.

a) Cristallisoirs sans ouverture latérale. — Soulevez obliquement, *et très peu*, le couvercle du cristallisoir; portez la pipette ou le fil de platine chargés de la semence sur la surface de la pomme de terre et déposez, en traçant des stries superficielles, la semence sur cette surface. Replacez le couvercle, et portez l'appareil à l'étuve.

b) Cristallisoirs à ouverture latérale. — Enlevez le tampon d'ouate qui garnit l'ouverture; glissez par l'orifice la pipette ou le fil de platine portant la semence, et déposez cette semence en stries sur la pomme de terre; replacez le tampon d'ouate après l'avoir passé rapidement dans la flamme, et portez l'appareil à l'étuve.

Nous conseillons d'employer la pipette à *extrémité finement effilée* pour l'ensemencement des pommes de terre aussi souvent qu'il sera possible de le faire. Avec la pipette on portera directement sur la pomme de terre les cultures provenant de milieux liquides ou liquéfiés; on y portera aussi suivant la méthode générale que nous avons exposée ci-dessus tous les produits de culture en provenance de milieux solides.

Le fil de platine et surtout la palette de platine

seront employés à défaut de la pipette, et dans les circonstances où celle-ci est inutilisable; ils remplissent d'ailleurs parfaitement le but.

2° MÉTHODE DE ROUX. — Dans les tubes contenant une tranche de pomme de terre, tubes dont la forme et la préparation ont été décrites ailleurs, l'ensemencement est d'une extrême facilité, et se fait *comme dans un tube de gélatine ou de gélose.*

Ouvrez le tube qui contient la pomme de terre avec les précautions d'usage, c'est-à-dire en lui donnant une inclinaison telle que les germes atmosphériques ne puissent y tomber. Portez la semence contenue dans une pipette finement effilée, ou à l'extrémité d'un fil de platine, sur la surface de la pomme de terre, et déposez-la en traçant quelques stries superficielles.

Rebouchez le tube, flambez le verre au niveau du tampon d'ouate, couvrez l'extrémité d'un capuchon de papier filtre ou de caoutchouc, et portez à l'étuve.

Tel est ce procédé qui fait de la culture sur pomme de terre, autrefois si compliquée, si peu sûre, un procédé qui égale en simplicité et en sûreté la culture sur milieux transparents.

IV. Cultures sur plaques.

Nous allons décrire ici un procédé tout spécial, imaginé par Koch, et qui, malgré quelques imperfections, rend les plus grands services.

La culture sur plaques se fait soit dans la gélatine pure, soit dans la gélatine additionnée d'une petite quantité de gélose, ce qui rend le milieu plus rapidement solidifiable, et moins facilement liquéfiable aux hautes températures de l'été.

Le principe général de la méthode est le suivant :

On répand dans une faible quantité de gélatine (ou de gélatine-gélose) liquéfiée un nombre de germes aussi faible que possible. Puis on fait solidifier le milieu en l'étalant sur une surface plane. Les germes se diffusent et se développent, chacun isolément, là où ils ont été emprisonnés par la solidification.

La culture sur plaques se prête admirablement à trois opérations :

1° Isolement des divers germes contenus dans un milieu quelconque : eau, sol, matières fécales, tissus, etc.

2° Purification d'une culture impure par la séparation des espèces microbiennes qu'elle contient.

3° Étude de la forme que prend la colonie pure de tel ou tel microbe ; cette forme est parfois caractéristique pour un microbe (fièvre typhoïde, choléra, etc.).

Nous décrirons :

A. *Le procédé classique de Koch ;*

B. Une modification de ce procédé, qui dans certains cas peut remplacer avec avantage la méthode un peu compliquée de Koch (*méthode d'Esmarch*);

C. Enfin un excellent procédé dû à Roux, procédé dont l'indication a été donnée par lui dans les *Annales de l'Institut Pasteur* (1887, p. 25).

A. Cultures sur plaques par la méthode de Koch.

Nous exposerons ce procédé en supprimant tout ce qui n'est pas essentiel, et constitue une surcharge d'appareils inutile. Les instruments nécessaires sont :

1° Un triangle en bois à vis calantes (fig. 25);

2° Un niveau à bulle d'air ;

3° Une large plaque de verre ;

4° Des petits bancs en verre (fig. 26);

5° Des plaques de verre *stérilisées* et contenues jusqu'au moment où elles devront être mises en

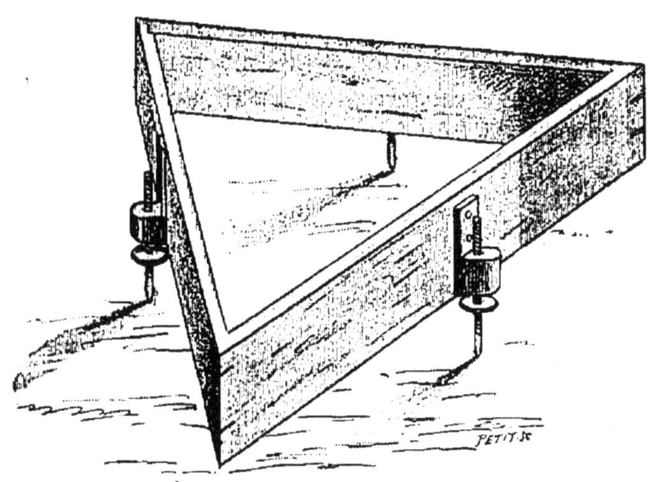

Fig. 25. — Triangle en bois à vis calantes.

usage dans une boîte en tôle stérilisée ; nous avons décrit ailleurs cette partie de l'appareil et sa stérilisation (voyez chap. II) ;

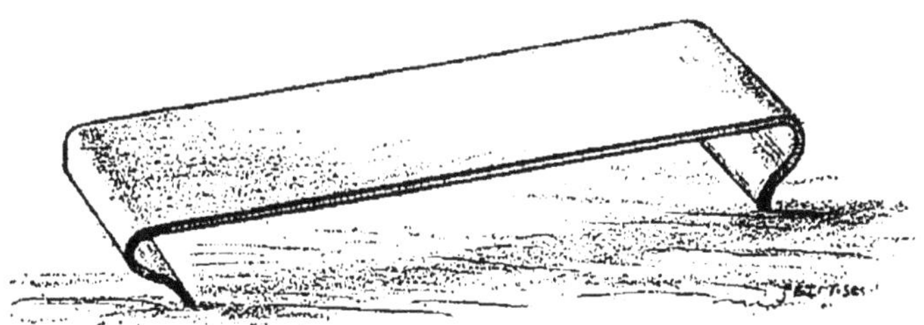

Fig. 26. — Petit banc en verre.

6° Une cloche en verre composée de deux parties : a) un *cristallisoir* recouvert par, b) un *couvercle* de même forme, plus grand et portant sur sa face supérieure un bouton de verre (fig. 27).

6.

Pour mieux faire saisir l'économie générale de l'opération nous choisirons un exemple :

On a dans un tube de gélatine, dans un matras, une culture impure contenant un grand nombre degermes différents, ou bien encore on vient d'ensemencer un tube de gélatine, un matras avec une goutte, une parcelle d'une substance qu'on sait chargée d'une quantité de germes divers (eau, terre, matières fécales, etc.).

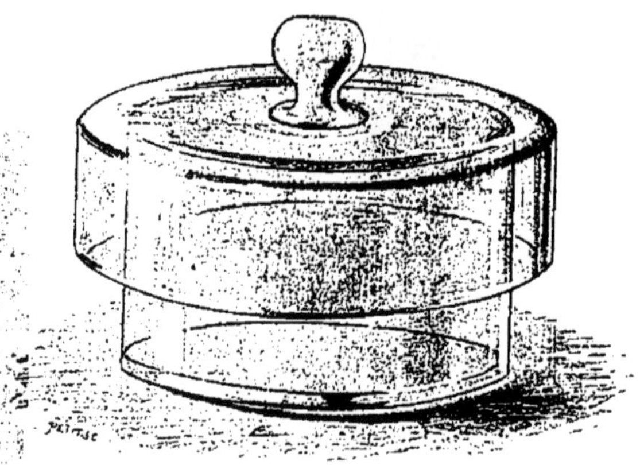

Fig. 27. — Cloche formant chambre humide.

Il s'agit de trier ces germes, de les isoler, d'en faire, en un mot, la culture sur plaques.

L'opérateur commence par se laver et brosser soigneusement les mains, qu'il trempe ensuite dans la solution de sublimé à un millième.

Il lave ensuite, dans la même solution, la plaque de verre (3), dispose cette plaque sur le triangle à vis calantes (1) et établit l'appareil dans l'horizontalité parfaite à l'aide du niveau à bulle d'air (2) ; il suffit pour cela de visser et dévisser les vis calantes, jusqu'à ce que le résultat soit obtenu.

Il faut alors préparer la cloche (6), en faire, suivant l'expression connue, une *chambre humide aseptique et antiseptique*. A cet effet les **deux parties** qui la composent ayant été d'abord soigneusement nettoyées, on place dans le cristallisoir inférieur *une feuille de papier* filtre taillée en rond, et d'un diamètre un peu moindre que le diamètre intérieur de ce cristallisoir. On verse dans chacune des deux parties de la cloche une *solution de sublimé* à 1 p. 1000 ; on la promène sur toute la surface intérieure du cristallisoir ; on vide complètement le cristallisoir supérieur, mais on ne fait écouler qu'en partie la solution désinfectante du cristallisoir inférieur ; on y laisse la quantité nécessaire pour tenir le papier filtre humide. On ferme la cloche, et on la place sur la plaque de verre.

On dispose alors à portée, dans un récipient rempli de sublimé au millième, trois bancs de verre, et aussi dans ce même récipient trois bandes de papier filtre de la largeur et de la longueur des bancs de verre ; on numérote I. II. III. ces bandes de papier.

On place encore à portée la boîte en tôle contenant les plaques de verre stérilisées, une lampe à alcool, un fil de platine fort, et des pipettes.

On prend alors trois tubes de gélatine faiblement remplis ; en hiver on se servira de gélatine pure ; en été on prendra de la gélatine additionnée de gélose.

On porte ces tubes à l'étuve ou dans un bain-marie pour les liquéfier.

Le contenu du tube O *qui renferme la culture dont les germes doivent être isolés* sera lui-même rendu liquide de la même façon, s'il ne l'est déjà.

On saisit alors le tube O ; on le place entre le pouce et l'index de la main gauche côte à côte avec un des tubes de gélatine fondue à l'étuve ou au bain-marie. On débouche l'un et l'autre tube ; avec une pipette stérilisée (1), et dont l'effilure vient

(1) La pipette nous paraît remplacer avantageusement le fil de platine fin, terminé en anneau, que les Allemands emploient dans le même but.

d'être passée dans la flamme de la lampe à alcool on aspire un peu du liquide du tube O, et on en porte une goutte dans un des tubes de gélatine. Ce tube sera immédiatement bouché et marqué I. On l'agitera légèrement pour répartir la semence dans toute l'épaisseur de la gélatine.

Si la culture impure est contenue dans un matras, l'opération est aussi simple : avec la pipette on prélève un peu du liquide du matras et on en reporte une goutte dans le tube de gélatine I.

Dans ce tube I on prélève avec une nouvelle pipette un peu de liquide, dont on laisse par le même procédé tomber une goutte dans le second tube de gélatine liquéfiée ; on marque ce tube II ; on le bouche ainsi que le tube I et on répand la semence dans son contenu en agitant légèrement. Du tube II on porte par la même manœuvre avec une nouvelle pipette une goutte dans le troisième tube de gélatine : tube III.

On doit veiller à ce que les tubes I. II. III. restent toujours en état de liquéfaction jusqu'au moment où on les verse sur les plaques de verre : il est bon de les plonger dans un bain-marie tiède, s'ils ont de la tendance à la solidification.

On place alors dans le cristallisoir inférieur de la cloche, sur le papier filtre humide, un banc de verre qu'on retire à cet instant de la solution de sublimé où il était plongé, qu'on laisse égoutter une seconde, et qu'on recouvre du papier-filtre I. On referme aussitôt la cloche.

On couche la boîte de tôle, contenant les plaques, horizontalement sur le bord d'une table ; on retire le couvercle ; on saisit une plaque avec une pince flambée et on la pose dans la cloche sur le banc de verre I, perpendiculairement à la direction de celui-ci.

On fait maintenir par un aide le couvercle de la

cloche au-dessus, et à aussi petite distance que la
manœuvre le permet, du cristallisoir inférieur. On
débouche le tube I ; on en verse le contenu, ou une
partie du contenu, suivant la dimension de la
plaque de verre, sur celle-ci ; alors avec un fil de

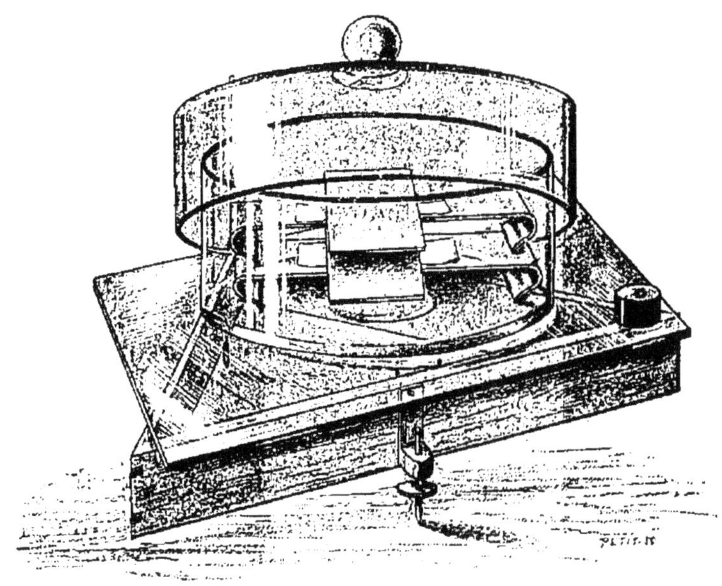

Fig. 28. — Appareil de Koch pour cultures en plaques. (La cloche
demi-ouverte laisse voir à l'intérieur la disposition des plaques
sur les petits bancs de verre.)

platine *fort*, recourbé à angle droit vers sa terminaison, flambé sur la flamme de la lampe à alcool, et refroidi, on étale la gélatine sur la plaque
de verre.

L'aide maintenant toujours le couvercle en
bonne position, ou fermant et ouvrant la cloche
suivant le besoin, on dispose au-dessus de cette
plaque de verre un banc de verre recouvert de son
papier-filtre II ; les pieds de ce banc de verre repo-
seront sur le banc sous-jacent. Sur ce banc de
verre on place perpendiculairement à sa direction

une deuxième plaque stérilisée, sur laquelle on verse et on étale de même le contenu du tube II.

Enfin on dispose au-dessus de cette plaque II un troisième banc de verre avec son papier-filtre III, et on verse et on étale sur cette plaque le contenu du tube III (fig. 28).

On fait alors fermer la cloche : l'opération est terminée ; il ne reste qu'à attendre, pour procéder à l'examen et à l'ensemencement des colonies, que celle-ci se soient développées.

On devra s'abstenir, avant le moment opportun, de toute ouverture intempestive de la cloche, qui permettrait aux germes aériens de se déposer à la surface des plaques.

En règle générale la plaque I, qui occupe le rang inférieur, est trop chargée de germes, et souvent liquéfiée en totalité ou en partie : les plaques II et III se prêtent mieux à l'examen et à la prise des colonies.

Nous allons maintenant décrire ces deux opérations.

Examen des plaques. — Portez sur la platine du microscope (cette platine doit être large, et tous les microscopes à l'usage bactériologique sont aujourd'hui pourvus d'une telle platine) la culture en plaque. Écartez l'éclairage Abbe, servez-vous du plus petit diaphragme et d'un faible grossissement. Vous apercevrez en faisant passer la plaque sous l'objectif des colonies de formes diverses.

Prélèvement de la colonie. — Si vous voulez cueillir une de ces colonies prenez un fil de platine bien stérilisé, ou de préférence une pipette finement effilée et légèrement recourbée à son extrémité. Nous conseillons plutôt la pipette ainsi préparée, à cause de sa fixité plus grande que celle du fil de platine dont l'extrémité oscille souvent d'une façon gênante. Procédez alors de la façon suivante :

Si la colonie à cueillir est bien isolée, bien en vue sous l'objectif, allez directement la cueillir avec le fil de platine ou la pipette en dirigeant la manœuvre de l'œil.

Si la colonie est entourée d'autres colonies à proximité, et par conséquent mal isolée, maintenez l'œil sur le microscope ; dirigez par tâtonnement l'extrémité de votre fil de platine ou de votre pipette jusqu'à ce que vous l'aperceviez sous l'objectif au milieu de la colonie choisie. Piquez alors celle-ci, et chargez-en l'extrémité de l'instrument.

Dans l'un et l'autre cas on verra que l'opération a réussi lorsque la colonie aura disparu du champ du microscope et qu'il ne restera plus à sa place qu'une surface de gélatine dissociée.

La colonie enlevée sera immédiatement ou examinée sur lamelle, ou ensemencée dans un tube de gélatine, gélose, etc., etc.

Nous avons dit en commençant cet article que la culture sur plaques permettait d'étudier la forme que prend la colonie d'une bactérie donnée. Lorsque possédant une culture pure de tel ou tel microbe on désire connaître la forme des colonies de ce microbe sur la gélatine, on procède de la façon que nous avons indiquée, mais il n'est pas nécessaire alors de faire un aussi grand nombre de plaques : une ou deux suffisent, la première contenant une goutte de la culture originale, la deuxième contenant une goutte du tube d'ensemencement de la première plaque : on aura de cette façon sur l'une et l'autre plaque des colonies suffisamment isolées.

B. Cultures sur plaques par la méthode d'Esmarch.

Esmarch a proposé de modifier la méthode de Koch de la façon suivante :

« Il se sert d'un tube à essai ordinaire stérilisé, renfermant de la gélatine nutritive, et bouché par un tampon d'ouate. On liquéfie à une douce chaleur, et on y sème avec un fil de platine ou une pipette stérilisée une trace du liquide à examiner (eau, sang, pus); on replace le tampon de coton et on agite lentement deux ou trois fois de façon à répartir également les germes dans la gélatine. » (Straus, *Annales Pasteur*, t. I, p. 93.)

On répartit alors uniformément sur la surface interne du tube à essai la gélatine qu'il contient, et on la laisse s'y solidifier en plaçant le tube, horizontalement maintenu, sous le robinet d'eau froide et en lui imprimant un mouvement rapide de rotation : on a alors la *plaque enroulée* d'Esmarch.

« Au bout de quelques jours, suivant la température, on voit apparaître à la face interne du tube les colonies bactériennes, qui se comportent comme celles qu'on observe sur les plaques ordinaires. On peut les examiner à la loupe, ou à un faible grossissement au microscope. Si on veut prélever une parcelle d'une colonie pour l'examiner au microscope ou la semer, on se servira d'une aiguille de platine comme à l'ordinaire; cette recherche peut se faire aussi aisément au microscope, l'aiguille pouvant être appliquée contre le rebord de l'ouverture du tube, ce qui a l'avantage de donner un point d'appui facilitant la manipulation. »

Le procédé d'Esmarch présente sur celui de Koch l'avantage qu'on peut, sans crainte d'infection de la nappe de gélatine, examiner les colonies, et les cueillir.

Un point défectueux est la forme droite du tube; on ne saurait en effet donner à ce tube une horizontalité parfaite pendant les manœuvres du refroidissement, sous peine de mouiller le tampon d'ouate avec la gélatine et de déterminer d'abord l'adhérence de ce tampon à la surface de la gélatine et plus tard la souillure de celle-ci.

C. Cultures sur plaques par le procédé de Roux.

Roux a indiqué un procédé de cultures sur plaques qui a l'avantage de permettre la conservation pure des microbes à évolution très lente, tels que celui de la tuberculose.

Aux plaques il substitue « des tubes de verre longs de 25 à 30 centimètres et larges de 2 à 3 centimètres (V. fig. 29). Une petite quantité » de gélatine, de gélatine et gélose ou de gélose glycérinée (suivant les cas) « est introduite au fond des tubes, que l'on ferme avec un tampon de coton et que l'on stérilise à l'autoclave à 115°. Pour les utiliser il suffit de faire fondre la gelée nutritive, et de l'ensemencer alors qu'elle est encore liquide.

« On agite vivement, et on couche le tube sur un plan horizontal : la gelée nutritive s'étale et se moule sur la paroi inférieure du tube. Elle est ainsi répartie sur une grande surface, et si l'ensemencement a été convenablement fait, les colonies qui se développeront seront parfaitement isolées. La couche solide doit être mince pour que l'on

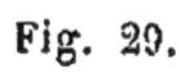

Fig. 29.

puisse facilement examiner les colonies, au microscope, à travers le verre. Le tube est fermé avec un capuchon de caoutchouc, et il peut rester à l'étuve, le cas échéant, aussi longtemps qu'il est besoin sans qu'il se dessèche. Il est facile de l'examiner, et même de faire une prise dans une colonie isolée sans avoir à craindre l'introduction des germes étrangers de l'air.

« S'il se forme des colonies à la surperficie de la couche nutritive, et s'il est nécessaire de les examiner par leur surface libre, avec un diamant monté sur une tige rigide, on fait un trait sur la paroi intérieure du tube de chaque côté et parallèlement à la surface de la gelée nutritive; on sépare ainsi le tube en deux demi-cylindres dont l'un contient la culture étalée. Il est facile d'examiner cette gouttière tout comme une plaque sur la platine du microscope. »

B. CULTURE DES MICROBES ANAÉROBIES

Les procédés que nous allons décrire appartiennent exclusivement à l'école française. L'école allemande a ignoré à peu près entièrement, jusqu'ici, la manière de cultiver les anaérobies, ou n'a fait ces cultures que d'une façon peu rigoureuse et peu pratique. Les principaux essais tentés par les Allemands n'ont porté que sur la gélatine.

Koch avait indiqué un procédé de culture sur plaques de gélatine recouverte d'une feuille de mica flambé ; ce procédé, dont il s'était servi dans ses recherches sur le choléra asiatique, avait pour but d'isoler de l'air le milieu de culture.

Hesse et Liborius faisaient leurs ensemencements dans les couches inférieures d'un tube à essai rempli de gélatine (1).

Dans un pareil tube les couches éloignées de la surface aérée peuvent se trouver à l'abri de

____

(1) V. Duclaux, *Annales de l'institut Pasteur*, t. II, page 334.

l'oxygène, et les anaérobies peuvent s'y développer.

Mais cette méthode se prête mal « à l'examen, à l'étude, et à la réinoculation des colonies formées, qu'il faut aller péniblement chercher, après avoir cassé le tube, au milieu de la masse gélatineuse qui les contient » (Duclaux, *loco citato*).

Une autre méthode allemande consiste à « faire rouler sur la paroi intérieure du tube la gélatine ensemencée jusqu'à ce qu'elle y fasse prise, laissant ainsi un vide central qu'on remplit de gélatine stérile » (Duclaux). Cette méthode n'a pas donné à ses auteurs le résultat attendu.

Liborius et Frænkel ont imaginé un procédé basé sur le remplacement de l'air par un gaz inerte.

Liborius faisait « barboter de l'hydrogène dans le milieu nutritif contenu dans un tube muni d'une effilure latérale, et cela jusqu'à élimination des dernières traces d'air. »

Cet auteur tentait aussi, mais avec assez peu de succès, de cultiver les anaérobies sur plaques dans une atmosphère de gaz hydrogène.

La méthode de Frænkel est assez simple. « Il se sert d'un simple tube à essai, fermé par un bouchon de caoutchouc par lequel passent deux tubes coudés, un tube d'arrivée, qui s'enfonce jusqu'au fond du tube, et un tube de sortie, qui commence au-dessous du bouchon. Ces deux tubes sont au préalable effilés dans leur partie extérieure et fermés avec des tampons d'ouate. Le tube à essai et le milieu nutritif ayant été stérilisés convenablement, on fait passer un courant d'hydrogène obtenu avec du zinc pur et de l'acide sulfurique pur, et lavé, de façon à le débarrasser des produits sulfurés arsenicaux et de la petite quantité d'oxygène qu'il pourrait encore contenir.

Quand l'air est tout à fait chassé, on ferme à la lampe en leurs effilures, d'abord le tube de sortie, **puis** le tube d'entrée, et on étend le liquide gélatinisé sur la paroi du tube » (Duclaux).

Le bouchon de caoutchouc et les tubes de verre doivent être soigneusement stérilisés. Pour éviter la diffusibilité de l'hydrogène qu'on est toujours exposé à voir remplacer par de l'air, Frænkel recommande de couvrir le bouchon et l'extrémité du tube de paraffine.

Seul des auteurs allemands, Grüber emploie la pompe à air. « Il effile un tube à essai à environ 15 centimètres du fond, le bouche avec de l'ouate, le stérilise, et y fait arriver au moyen d'un entonnoir capillaire un peu de gélatine nutritive; après quoi il stérilise à nouveau. Il ensemence en enlevant le tampon d'ouate, au moyen d'un fil de platine, fait le vide en portant la gélatine de 30° à 35°, de façon à la faire bouillir, ferme à la lampe, et roule en manchon suivant la méthode d'Esmarch » (Duclaux).

Telles sont les principales méthodes allemandes de culture des anaérobies; elles ne datent guère que d'un an ou deux, et il semble que leurs auteurs ne les aient imaginées que pour éviter d'employer les méthodes françaises, qui ont depuis longtemps fait leurs preuves. Elles ne s'appliquent d'ailleurs qu'à la culture sur gélatine et sont peu précises; elles ne se sont guère, et pour cette raison sans doute, généralisées en Allemagne même, où la culture des anaérobies reste une exception.

Les méthodes françaises datent des travaux de M. Pasteur; elles ont reçu d'importants perfectionnements de M. Roux, à qui nous devons la connaissance de la culture des anaérobies sur les milieux solides. Ces méthodes précises et simples, plus simples que leur exposition nécessairement un peu compliquée ne le laisserait croire, et dont la pratique donnerait rapidement l'habitude, s'appliquent à quatre procédés de culture :

I. *Culture dans les bouillons (ou tout autre liquide);*
II. *Culture dans la gélatine ensemencée par piqûre;*
III. *Culture sur la gélatine en plaques;*
IV. *Culture sur pommes de terre.*

Ces cultures se font dans le vide ou dans un gaz inerte, qui peut être l'acide carbonique, l'hydrogène, l'azote. L'acide carbonique est le plus ordinairement employé.

Les instruments nécessaires à la culture des anaérobies sont d'une part les *instruments à faire le vide*, d'autre part des *gazomètres remplis du gaz inerte* choisi.

Gazomètres. — Nous n'avons pas à insister sur la disposition et la construction de ces appareils, non plus que sur la préparation du gaz inerte H ou CO^2. La figure 30 montre un gazomètre très simple qui consiste en deux flacons tubulés à leur partie inférieure, et communiquant par un gros tube de caoutchouc. Ces flacons fermés par des bouchons de caoutchouc munis de robinets, contiennent l'un le gaz, l'autre de l'eau, à laquelle, suivant le conseil de M. Roux, on fera bien d'ajouter une trace d'hydrosulfite de chaux pour absorber les dernières traces d'oxygène.

Les instruments a faire le vide sont :

A. La *machine pneumatique à mercure* (d'Alvergniat) ;

B. La *trompe à eau* d'Alvergniat.

La *trompe* à eau est d'un prix infiniment moins élevé que la machine pneumatique à mercure, mais elle exige une forte pression d'eau, qui ne se rencontre pas partout, et elle est un extracteur de l'air moins puissant que la pompe à mercure. C'est à la machine pneumatique à mercure qu'on doit donner la préférence, en n'oubliant pas qu'à son défaut la trompe peut rendre les plus grands services et permet, sans grands frais, d'arriver à d'excellents résultats.

Avant d'entrer dans le détail de la culture des anaérobies, nous allons décrire sommairement les deux appareils extracteurs de l'air, et la façon de les employer à la production du vide.

A. Machine pneumatique a mercure (1). — Cette machine (fig. 30) se compose en principe d'un tube barométrique à large chambre A, relié à un réservoir B par un tube en caoutchouc. A l'aide de la manivelle C, l'opérateur fait à son gré monter et descendre le réservoir B le long du support en bois. Au-dessus de A est un robinet à trois voies D qui permet de faire communiquer A :

1° En G avec le récipient dans lequel on veut faire le vide ;

2° En R avec l'air atmosphérique.

Entre G et D est en H un réservoir à acide sulfurique concentré, servant d'appareil à dessécher et muni d'un baromètre tronqué M indiquant le degré du vide ; entre R et D est le robinet indépendant E.

Soit maintenant un récipient F (qui dans la figure ci-contre est un tube double de Pasteur) dans lequel on veut faire le vide, l'opération se fera de la façon suivante :

Le robinet E étant fermé, le robinet à trois voies étant dans la position ci-contre ⊤ de façon à intercepter toute communication entre A et G, A enfin étant vide de mercure, on relie le récipient F à G par un tube de caoutchouc et on ouvre le robinet du tube G. On établit alors par le ro-

---

(1) Nous empruntons la plupart des détails ci-dessous à la notice de M. Alvergniat.

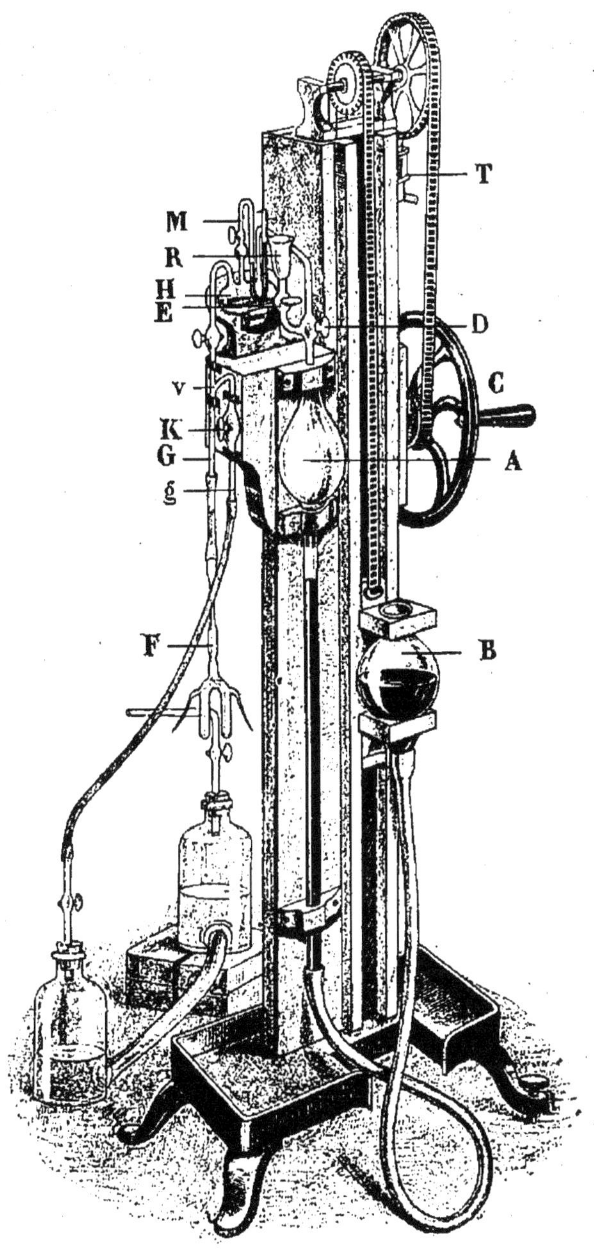

Fig. 30. — Machine pneumatique à mercure d'Alvergniat.

binet D la communication entre A et G, c'est-à-dire aussi avec le récipient F; une partie de l'air contenu dans ce dernier pénètre en A; on établit la communication de A avec R tout en maintenant E fermé, et l'on élève le réservoir B jusqu'au haut du support. Le mercure monte en A, et l'air qui s'y trouvait vient se comprimer sous le robinet E (1); on ouvre alors ce dernier, et l'air comprimé s'échappe dans l'atmosphère à travers la couche de mercure qui garnit R, avec un bruit caractéristique. On referme D et E et l'on opère de nouveau comme il vient d'être indiqué. A chaque opération une certaine quantité d'air est extraite du récipient; on répète ces manœuvres jusqu'à ce que le baromètre M n'indique plus de différence de niveau appréciable.

Le vide avec la machine pneumatique à mercure d'Alvergniat peut être poussé jusqu'à moins de 1/50° de millimètre. Il n'est donc pas nécessaire, comme il le sera quand on opère avec la trompe à eau, de remplir le récipient de gaz inerte à plusieurs reprises pour chasser le résidu de l'air.

Si on veut cependant procéder à cette opération, et si on veut d'autre part remplir définitivement le récipient vide d'un gaz inerte CO_2 ou H, un dispositif ingénieux de la machine permettra d'arriver à ce résultat sans déplacer le récipient. v K g représente un système de tubes dont on comprend facilement l'utilité : ajustez en g un tube de caoutchouc relié au flacon à gaz; ouvrez K, fermez le robinet de G; le gaz passera dans F ; si vous voulez extraire ce gaz, fermez K, ouvrez G; F restant en

---

(1) Quand l'air est déjà à un certain degré de raréfaction en A, il faut n'élever le récipient B qu'au tiers du support, et laisser le mercure monter de lui-même; on relève ensuite B au haut du support. En élevant B sans précaution, on projetterait le mercure violemment en A et on risquerait de briser le robinet E.

place, vous y ferez le vide comme nous l'avons dit.

B. TROMPE A EAU. — La figure (31) ci-contre donne la représentation de ce petit appareil si commode et d'un prix si modique. On l'installe à demeure au moyen d'un tube de caoutchouc bien serré, ou d'une monture métallique, sur un *robinet d'où l'eau s'échappe à forte pression :* c'est là une condition essentielle. Il suffira d'ouvrir ce robinet pour mettre l'appareil en marche, et produire le vide dans un récipient en communication avec la tubulure T de la trompe.

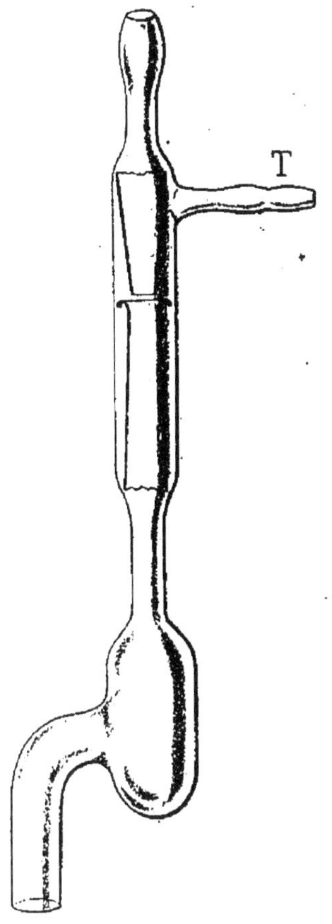

Fig. 31. — Trompe à eau.

Mais le vide avec la trompe, pour être poussé aussi loin que le vide avec la machine pneumatique à mercure, demande un temps fort long : pour abréger l'opération il est nécessaire de remplir et vider plusieurs fois le récipient de gaz inerte afin d'en chasser les dernières traces d'air. En outre, le vide fait, on peut désirer remplir définitivement le récipient de CO^2 ou de H.

Le récipient doit donc être mis en communication d'une part avec la tubulure de la trompe, d'autre part avec le gazomètre ; l'un des deux dispositifs suivants, également simple, réunira toutes les conditions voulues :

7.

1° **Près** de la trompe, sur un support, installez un « tube en T, qui communiquera par sa branche **F**

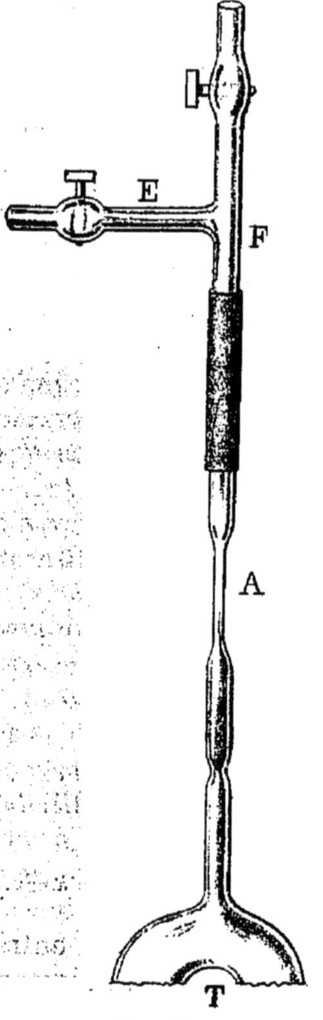

Fig. 32.

avec la trompe, et par sa branche E avec un gazomètre contenant de l'acide carbonique... Les deux branches F et E portent chacune un robinet » (Roux) (fig. 32).

Rattachez par un caoutchouc épais le récipient à vider d'air (ce récipient, dans la figure ci-contre d'après Roux, est un tube double de Pasteur) au tube en T; reliez chacune des branches F et E avec la tubulure latérale de la trompe et avec le gazomètre. Pour faire le vide fermez le robinet de la branche E, ouvrez celui de F et mettez la trompe en marche. Lorsque le vide est partiellement fait, il faut, pour le compléter, rincer l'appareil deux ou trois fois avec CO^2 ou H qu'on extraira ensuite. Fermez le robinet F, ouvrez le robinet E; le gaz passe dans le récipient; videz le gaz en fermant E et ouvrant F; recommencez deux ou trois fois cette manœuvre; vous aurez extrait tout l'air du récipient, qui pourra alors être laissé vide ou être rempli de gaz inerte.

2° La figure 33 représente un autre dispositif

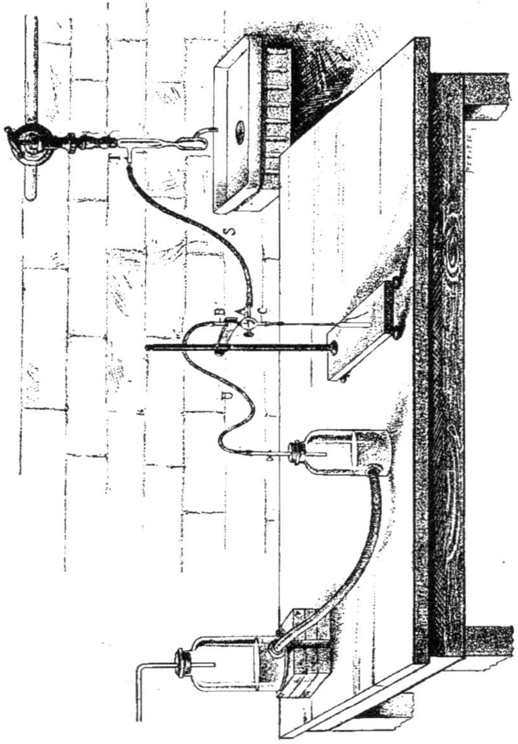

Fig. 33.

qui repose sur le jeu d'un robinet à trois voies

Le tube en T ABC maintenu par un support porte
en O un robinet à trois voies. Le tube A sera relié
à la tubulure latérale de la trompe par un tube en
caoutchouc S ; le tube B sera mis en communication avec le gazomètre par le tube U ; enfin le
récipient à vider d'air sera suspendu à C par un
troisième tube du caoutchouc.

On comprendra facilement comment le jeu du
robinet O permet de faire le vide dans le récipient
(qui dans la figure ci-contre est un tube simple de
Pasteur), d'y amener ensuite CO_2 ou H et de vider
ce gaz autant de fois qu'il est nécessaire, et enfin
de laisser l'appareil vide ou rempli d'acide carbonique.

I. Culture des anaérobies dans les bouillons (1).

Ces cultures se font dans deux appareils que
nous avons décrits au chapitre II ; le tube double
et le tube simple de Pasteur.

La technique comprend :

1° La préparation du tube ;

2° L'ensemencement ;

3° L'extraction de l'air, et la substitution éventuelle de CO_2 ou H.

4° La fermeture du tube ensemencé, vide, ou
rempli de CO_2 ou H. Cette opération ne mérite
pas une place à part ; elle sera décrite à la suite
de la troisième.

1° *Préparation du tube.* — Nous nous occupons
d'abord du tube double. (Fig. 34). Sur un tube
double de Pasteur, tel que le représente la figure 10,
chapitre II, stérilisé et bouché à l'ouate, étirez
à la flamme du chalumeau à gaz la partie B qui

(1) Nous répétons ici ce que nous avons écrit plus haut en parlant de la culture des aérobies: tout ce que nous disons de la culture dans les bouillons s'appliquera, le cas échéant, au lait, à l'u-
rine, etc.

surmonte le tampon de ouate ; coupez le tube droit en H au-dessus de cette effilure, et rodez à la flamme l'extrémité coupée en lui donnant la forme représentée ci-contre.

Donnez alors sur la flamme de la lampe à alcool à chacun des petits tubes latéraux la direction DEF, D'E'F' (la direction première DEG, D'E'G' est marquée en pointillé sur la figure), et étirez à la flamme assez finement l'extrémité F, F'.

Ainsi préparé, le tube double prend la forme ci-contre.

La préparation d'un tube simple est exactement la même, et ce tube (fig. 11) prend alors la figure représentée dans la figure 35 à la page suivante.

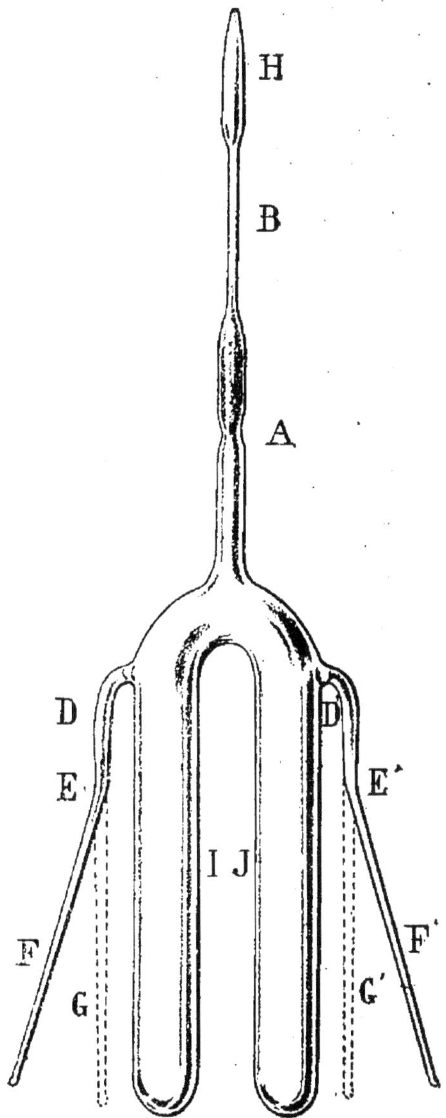

Fig. 34. — Tube double de Pasteur préparé pour l'ensemencement.

2° *Ensemencement*. — Portez la semence, quelle qu'elle soit, quelle que soit sa provenance, dans le bouillon stérile d'un matras Pasteur.

Coupez alors l'extrémité effilée F d'un des petits tubes latéraux, flambez sa surface extérieure, et laissez refroidir. Introduisez l'effilure F dans le matras, et aspirez par l'extrémité H le bouillon ensemencé dans la branche I du tube. Retirez l'effilure quand vous jugez la quantité de liquide suffisante dans la branche I, soufflez par H de façon à expulser le liquide qui reste dans F, et flambez fortement la surface de cette effilure. Fermez alors l'extrémité de F sur la lampe à alcool.

Emplissez par une manœuvre identique la branche J par l'effilure F' d'un bouillon *non ensemencé* qui servira de *témoin*, ou qui pourra plus tard à son tour être ensemencé par une goutte de la culture contenue en I.

L'ensemencement d'un tube simple se fait par les mêmes procédés : ce que nous avons dit de l'ensemencement de la branche I du tube double s'applique à l'ensemencement du tube simple.

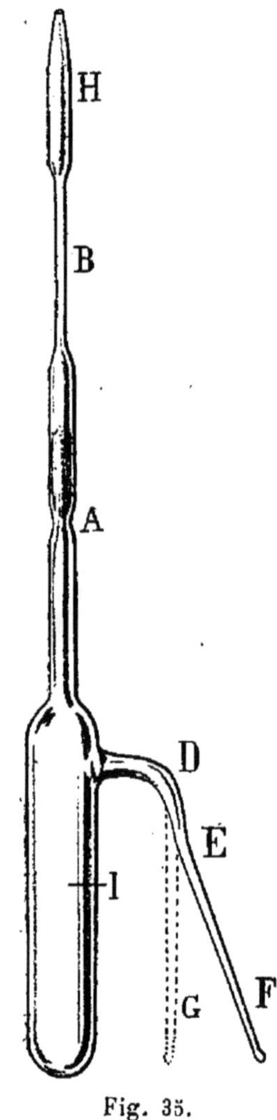

Fig. 35.

3° *Extraction de l'air, et substitution éventuelle de* CO_2 *ou* H. — Le tube double ou simple étant ensemencé, il faut y faire les opérations de vide simple, ou de vide suivi de substitution d'un **gaz inerte**.

Ces opérations se résument de la façon suivante :

1. Culture dans le vide à l'aide de la machine pneumatique à mercure ;

2. Culture dans CO_2 ou H avec la machine pneumatique à mercure ;

3. Culture dans le vide à l'aide de la trompe à eau.

4. Culture dans CO_2 ou H avec la trompe à eau.

1. *Culture dans le vide à l'aide de la machine pneumatique à mercure.* — Suspendez à l'extrémité du caoutchouc S de la pompe à mercure l'extrémité H du tube double ou l'extrémité correspondante du, tube simple, après en avoir enduit la surface extérieure de vaseline : la vaseline rend plus complète l'adhérence du verre au caoutchouc.

Faites alors le vide dans le tube double ou simple par les manœuvres décrites jusqu'à ce que le manomètre vous indique que le résultat cherché est atteint.

Pendant les manœuvres de vide « au moyen d'une petite flamme à gaz, appliquée avec précaution, on détermine l'ébullition à basse température dans les deux branches (ou la branche unique) pour bien chasser tout l'air. Les bulles produites viennent crever sur les parois du tube légèrement chauffé dans sa partie supérieure » (Roux).

Lorsque le vide est réalisé, on peut, pour plus de sûreté, faire passer une fois de l'acide carbonique ou de l'hydrogène dans le tube. Nous avons décrit ailleurs cette manœuvre.

On extrait ensuite CO_2 ou H, et on *ferme* le tube en fondant à la flamme du gaz le verre en B dans sa partie étranglée au-dessus de l'ouate.

Le tube ainsi parfaitement vide sera placé à l'étuve à la température voulue.

2. *Culture dans CO_2 ou H avec la machine pneuma-*

tique à mercure. — Reliez le tube double ou simple à la machine pneumatique à mercure, comme il a été dit ci-dessus. Faites le vide. Faites passer une première fois CO_2 ou H dans le tube, extrayez le gaz ; remplissez alors une fois encore avec CO_2 ou H, et fermez le tube en B *sous le courant de gaz*.

Portez la culture dans l'étuve.

3. *Culture dans le vide avec la trompe à eau*. — Disposez l'extrémité H du tube double ou du tube simple comme il est indiqué dans la figure 32, ou reliez-le à la branche C du tube ABC (V. fig. 33), suivant que vous aurez adopté l'un ou l'autre des dispositifs que nous avons indiqués (il va sans dire que l'on peut en imaginer tel autre aussi simple et pratique).

Videz le tube d'air par le jeu de la trompe : il sera nécessaire ici, comme avec la machine pneumatique à mercure, de déterminer l'ébullition du liquide à basse température avec une petite flamme de gaz, et de faire éclater les bulles sur la paroi supérieure du tube légèrement chauffée. Le vide étant partiellement fait, remplissez à deux ou trois reprises le tube de CO_2 ou de H que vous extrairez chaque fois à l'aide de la trompe, et après la dernière opération, le tube étant complètement privé d'air, fermez-le en fondant à la flamme du gaz le verre au niveau de l'étranglement B, au-dessus du tampon de ouate.

Portez le tube de culture à l'étuve.

4. *Culture dans CO_2 ou H à l'aide de la trompe à eau*. — L'opération diffère peu : le vide étant fait dans le tube simple ou double, faites-y passer à plusieurs reprises CO_2 ou H pour chasser les dernières traces d'air ; remplissez une dernière fois avec CO_2 ou H, et, *le gaz passant toujours*, fermez à la flamme le tube, qui restera ainsi rempli du gaz inerte.

Portez le tube à l'étuve.

« Pour faire une prise du liquide contenu dans l'intérieur du tube (simple ou double) sans introduire d'impureté dans la culture, il faut casser le tube effilé B au-dessus du tampon de ouate, laisser rentrer l'air (1) et incliner le tube pour faire sortir un peu du liquide par l'effilure latérale préalablement ouverte et passée dans la flamme. L'introduction de l'air arrête la culture. Si on veut qu'elle continue, il faut ouvrir le tube de façon à ce qu'il se remplisse du gaz inerte. Pour cela, après avoir fait un trait à l'extrémité du tube B, on l'adapte à un tube de caoutchouc relié au gazomètre, on casse la pointe dans le tube de caoutchouc, et le gaz remplit l'appareil » (Roux).

**II. Culture des anaérobies dans la gélatine (2)
ensemencée par piqûre.**

Cette culture peut se faire soit dans le vide, soit en présence de CO^2 ou de H.

Le tube qui sert à cette culture a été représenté fig. 12 dans le chapitre II.

Nous le supposons rempli de gélatine stérile dans son quart inférieur et prêt pour l'usage.

On étranglera alors le tube B en un point c de sa longueur, et on poussera le tampon d'ouate jusqu'en c. Ainsi préparé et rempli de gélatine l'appareil est prêt à fonctionner (fig. 36).

L'opération que nous allons décrire comprend les phases suivantes :

1° *Liquéfier la gélatine;*

2° *Faire le vide dans le tube, et chasser l'air du milieu nutritif;*

(1) L'air rentrant filtre sur le tampon d'ouate.

(2) Ce que nous dirons de la *gélatine* sera facilement appliqué à la *gélose*, le cas échéant.

3° Faire solidifier de la gélatine dans un courant de gaz inerte CO² ou H ;

4° Ensemencer par piqûre à l'abri de l'air ;

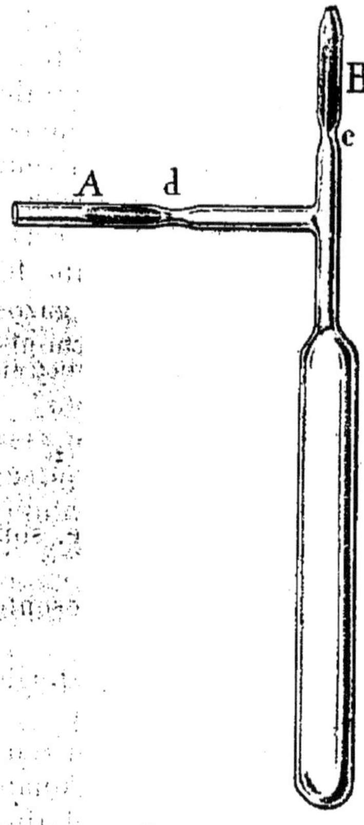

Fig. 36.

5° Fermer le tube, qu'on laissera vide ou rempli de CO² ou H.

Les instruments essentiels de l'opération sont donc la machine à faire le vide (pompe à mercure ou trompe à eau) et le gazomètre à CO² ou H.

a) Nous décrirons d'abord la manœuvre avec la pompe à mercure.

1° La première opération consiste à fermer le tube en *c* au-dessous du tampon de ouate ; on le porte ensuite à l'étuve ou dans un bain-marie pour liquéfier la gélatine.

2° On suspend la tubulure A munie de son tampon de ouate au caoutchouc S de la machine pneumatique à mercure ; on relie d'autre part le flacon à gaz hydrogène ou acide carbonique à *g* de la pompe à mercure ; de la sorte le tube communiquera facilement par un jeu de robinets, que nous n'avons plus à expliquer, soit avec la machine à vide, soit avec le gazomètre. On dispose l'extrémité inférieure du tube dans un bain-marie tiède, de façon à maintenir la gélatine en liquéfaction jusqu'à ce que tout l'air en soit chassé, et on commence à faire le vide : la gélatine entre bientôt en ébullition, et de grosses bulles sont projetées vers l'extrémité supérieure du tube : on évite ces projections en chauffant l'extrémité supérieure du tube avec un jet de gaz ; au cas où l'ébullition serait trop forte on l'arrêterait en laissant entrer du gaz inerte.

Le vide étant fait, on pourra remplir le tube à deux ou trois reprises avec le gaz inerte qu'on enlèvera ensuite.

3° On ferme la communication avec la machine à vide ; on fait passer CO_2 ou H dans le tube, en même temps qu'on plonge l'extrémité inférieure du tube dans l'eau froide : la solidification de la gélatine se fait sous le courant du gaz inerte.

4° Lorsque la gélatine est prise on dispose un fil de platine d'une longueur telle qu'il puisse atteindre la surface de la gélatine, étant introduit par c et pénétrer dans son épaisseur. On stérilise ce fil et on le charge de la semence. On soulève alors le flacon à eau du gazomètre de façon à produire une légère pression dans le tube ; on fait un trait de lime sur c, on flambe le verre en cet endroit et on casse la pointe avec une pince flambée : le gaz s'échappe par l'orifice et empêche l'entrée de l'air. On introduit le fil de platine avec précaution dans le tube et on pique la semence dans le cylindre de gélatine. On retire le fil, et on ferme c (fig. 36 *bis*).

5° On peut alors ou vider complètement le tube du gaz inerte et le fermer ensuite en fondant d, ou le fermer immédiatement en d en le laissant plein du gaz CO_2 ou H.

b) L'opération avec la trompe à eau est absolument la même. Fermez d'abord c et liquéfiez la gélatine ; disposez alors le tube en communication avec la trompe et le gazomètre par la tubulure A au moyen d'un des deux appareils que nous avons indiqués, soit le tube en *TFE* avec ses deux robinets, soit le tube *ABC* avec son robinet à trois voies O.

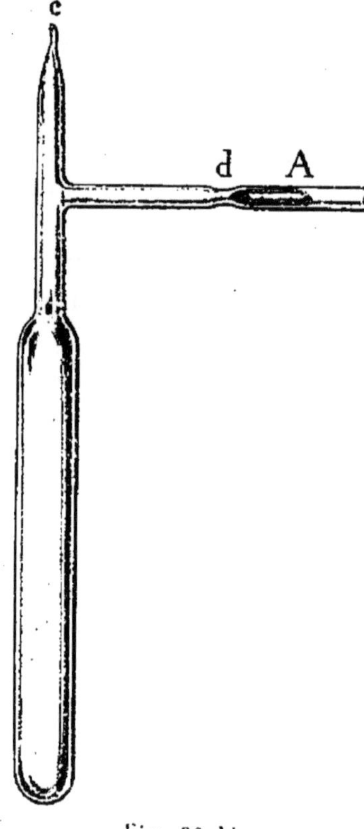

Fig. 36 *bis.*

La marche générale de l'opération est identique à celle que nous avons décrite ci-dessus : on fait le vide dans la gélatine liquéfiée ; on passe à deux ou trois reprises du gaz CO^2 ou H dans le tube ; on extrait ensuite ce gaz ; on laisse solidifier la gélatine en la maintenant en communication avec le gazomètre, et lorsqu'elle a fait prise **on** l'ensemence par l'extrémité *c* qu'on a ouverte et flambée, en ayant soin de donner au courant de gaz une pression plus forte à ce moment. On ferme *c* ; et on vide l'appareil ou on le laisse rempli du gaz inerte ; on le détache enfin par un trait de chalumeau sur *d.*

III. Culture des anaérobies sur la gélatine en plaques (1).

Nous transcrivons textuellement la description du procédé de Roux (in *Annales Pasteur*, t. I, p. 58). « Le dispositif suivant que nous employons depuis long-

(1) La culture en plaque sur gélose, ou plutôt sur gélatine additionnée de gélose, se fait par les mêmes procédés que la culture sur gélatine : le lecteur appliquera à la première, le cas échéant, ce que nous allons dire de la seconde.

temps permet la séparation des colonies et la récolte de la semence dans les colonies isolées. Il se compose d'un tube de verre fermé, large de 3 centimètres environ, long de 25 à 30 centimètres, et terminé par un tube plus étroit obturé par un tampon de coton. Ce tube (fig. 37) contient un peu de gélatine stérilisée : on fond la gélatine, et on introduit avec les précautions ordinaires une quantité de semence convenable pour avoir des colonies séparées. En ensemençant plusieurs tubes avec des quantités de semence de plus en plus petites, on arrive toujours à une séparation parfaite des colonies. On étrangle le tube à la lampe (fig. 37 bis) un peu au-dessus de la partie renflée en c. On pousse le coton obturateur jusqu'à cet étranglement, et on étire le tube en A. L'appareil ainsi disposé est mis en communication avec la machine à vide, et il est purgé d'air comme nous l'avons déjà expliqué. On le sépare en le fondant au chalumeau en A, et on le couche sur un plan horizontal.

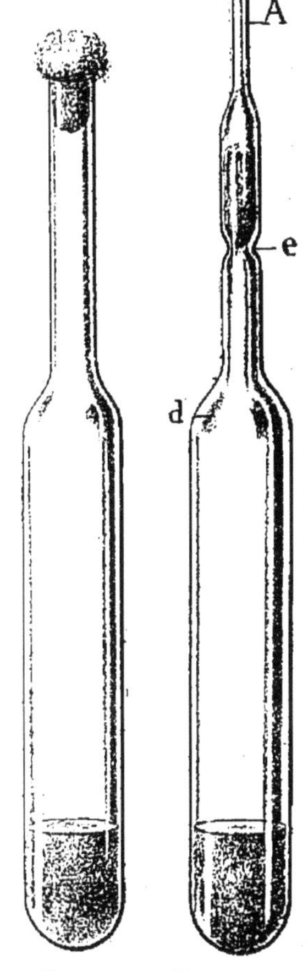

Fig. 37.   Fig. 37 *bis*.

La gélatine s'étale sur la paroi inférieure. Elle fait prise, et comme la couche est très mince, on pourra examiner à travers la paroi du verre la forme des colonies. Pour puiser dans l'une d'elles, on ouvre la pointe effilée, on fait rentrer de l'air ou du gaz inerte qui est filtré sur le coton c; on coupe le verre en e, et avec un long fil de platine ou une tige de verre un peu recourbée à l'extrémité, on peut atteindre la colonie que l'on veut ensemencer. Si les microbes liquéfient la gélatine, et que l'on ne puisse pas renverser le tube pour l'examen au microscope, on fait en d un trait avec un couteau à verre, puis avec un charbon de Berzélius on complète la section du tube. Par l'ouverture on pourra introduire un diamant monté sur une tige rigide, et faire un trait intérieur sur chaque paroi du tube ; on détachera facilement la gouttière supérieure, et la gouttière inférieure pourra être examinée sous le microscope à la façon d'une plaque ordinaire.

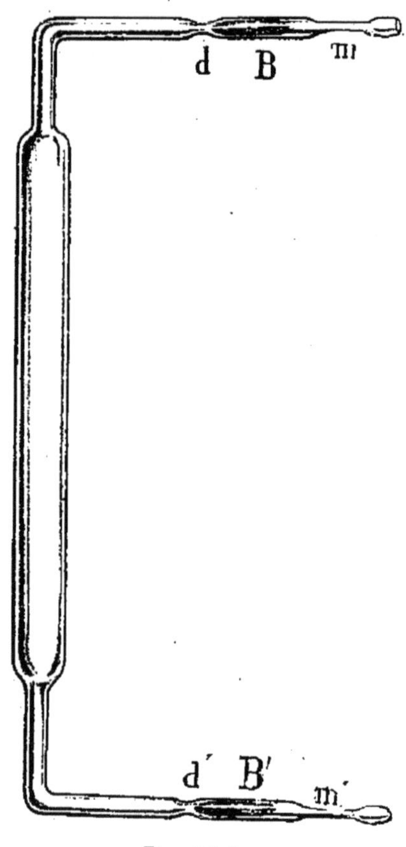

Fig. 37 *ter*.

« On peut éviter l'emploi d'une machine aspirante, et chasser l'air du tube par un courant de gaz inerte. » Pour cela le tube décrit au chapitre II (fig. 12 *bis*) est d'un usage commode. Le tube A est rempli (avec un petit entonnoir capillaire) de gélatine stérile qu'on ensemence et qu'on maintient liquide. On étrangle B et B' en *d d'*, on pousse le coton jusqu'à ces étranglements, et au-dessus du coton on effile en *m m'*. Le tube B est alors relié au flacon à acide carbonique du gazomètre, on fait barbotter le gaz inerte dans la gélatine, il ressort par B'. Lorsque l'appareil est bien purgé d'air, on laisse la gélatine faire prise sous le courant du gaz et s'étaler sur la paroi inférieure de A, et on ferme *m'* puis *m*. (fig 37 *ter*).

IV. Cultures des anaérobies sur la pomme de terre.

Cette méthode est encore due à Roux :

« On soude au tube, que nous avons décrit ailleurs pour la culture sur pomme de terre en présence de l'air, au-dessous de l'étranglement, un tube latéral, étiré en *a* (voyez fig. 38), et muni d'un tampon de coton.

«Après avoir introduit la tranche de pomme de terre dans le tube, on stérilise le tout à l'auto-

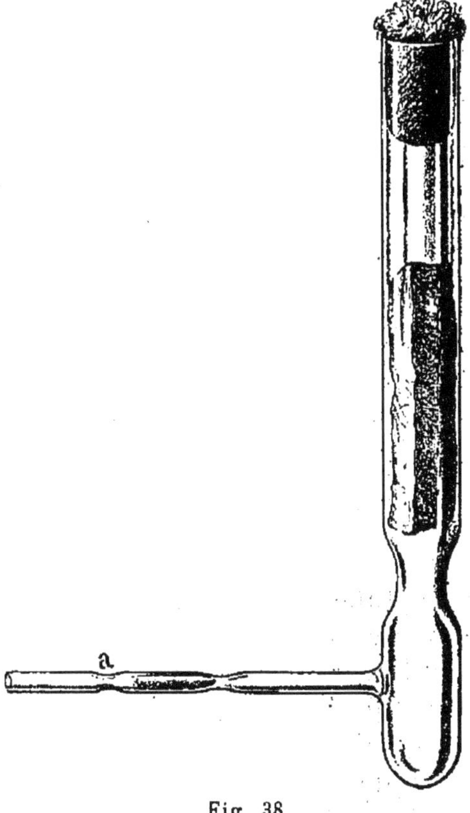

Fig. 38.

clave, comme il a été dit plus haut, puis, quand la surface de la pomme de terre est égouttée, on sème l'organisme anaérobie que l'on veut cultiver,

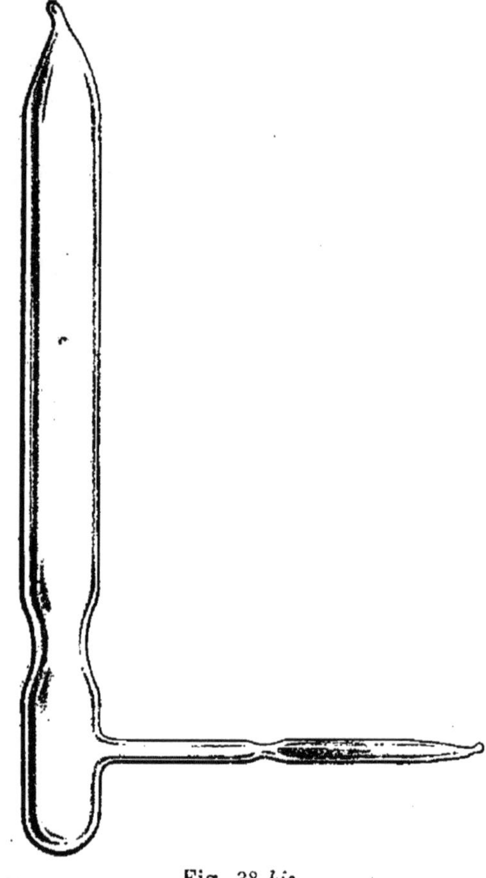

Fig. 38 *bis.*

et on ferme à la lampe la partie supérieure du tube comme on le voit. La tubulure latérale est reliée à la pompe à mercure, et on fait soigneusement le vide. La tranche de pomme de terre est maintenue pendant quelques instants sous le vide de la machine pour que l'air qu'elle contient s'échappe, puis avec un trait de chalumeau porté en *a*, on détache le tube. Il est facile de suivre à travers la paroi du verre le progrès de la culture (fig. 38 bis).

Au lieu de faire le vide, on pourrait, après avoir étiré la partie supérieure du tube, faire passer un courant de gaz privé d'oxygène, et fermer ensuite à la lampe le tube en haut et en bas. » (Roux, *Annales Pasteur*, t. II, p. 30.)

CHAPITRE VI

MATIÈRES COLORANTES, RÉACTIFS, ACIDES ET ESSENCES.

On se sert, pour la coloration des microbes, des matières colorantes dérivées de la houille (couleurs d'aniline) possédant un pouvoir tinctorial considérable. Weigert, Koch, Ehrlich, Gram, etc., les ont étudiées et, remarquant pour certaines d'entre elles des propriétés électives vis-à-vis des microbes, sont arrivés à force d'études à trouver les méthodes de *double coloration* qui donnent de si beaux résultats.

Ehrlich a divisé les matières colorantes extraites du goudron en deux classes : dans la première, la classe des « *basiques* », il range les matières colorantes qui ont comme point spécial d'élection les microbes et les noyaux des cellules organiques ; dans la seconde, la classe des « *acides* », il fait entrer les matières colorantes qui teintent surtout le protoplasma, qui ont pour celui-ci une propriété élective spéciale.

Le tableau ci-dessous permettra au lecteur de saisir d'un seul coup d'œil cette division ; seulement nous n'y mentionnerons que les couleurs que nous employons journellement, celles qui donnent les meilleurs résultats, et que nous recommandons tout spécialement.

<table>
<tr><td rowspan="2">COULEURS
D'ANILINE.</td><td>A. Couleurs basiques.</td><td>Fuchsine. Diamant. Rubine.
Violet de méthyle (1B, 5B, 6B).
Violet de gentiane.
Violet dahlia, krystall-violet.
Bleu de méthyle.
Vésuvine.
Brun de Bismarck.</td></tr>
<tr><td>B. Couleurs acides...</td><td>Éosine.
Tropæoline.
Fluorescéine.</td></tr>
</table>

Toutes ces couleurs se trouvent dans le commerce sous forme de poudres ou de cristaux. Elles sont toutes solubles dans l'alcool.

1° *Solutions alcooliques saturées.* — Pour se servir de ces couleurs on en fait des *solutions alcooliques sursaturées* que l'on conserve dans des flacons à large ouverture, bouchés à l'émeri. On met dans un flacon une assez grande quantité de la couleur en poudre, puis on verse de l'alcool absolu : celui-ci dissout une partie de la poudre ; la saturation est indiquée par le dépôt que forme au fond du flacon l'excès de matière colorante.

2° *Solutions hydro-alcooliques.* — On les emploie, comme cela sera dit longuement au chapitre suivant, dans le but d'obtenir des *colorations instantanées.*

Préparation. — On prend un verre de montre bien propre dans lequel on verse de l'eau distillée. On colore cette eau au moyen de deux ou trois gouttes d'une solution alcoolique saturée d'une couleur d'aniline quelconque : rouge, violette, bleue ou brune.

Ces solutions doivent être préparées au moment précis de l'usage et doivent donner un liquide plutôt pâle que foncé en couleur. Pour puiser la solution alcoolique saturée, on emploie une pipette propre.

3° *Solutions spéciales.* — Bleu Löffler ; bleu Malassez ; bleu de Kühne ; liqueur de Gram ; liqueur d'Ehrlich ; liqueur de Weigert.

1. *Bleu Löffler.* — Nous ne saurions trop recommander son emploi. Il remplace très avantageusement la solution hydro-alcoolique au bleu de méthyle.

Préparation. — Mêlez ensemble :

    Potasse au 1/10,000°........................   3 cent. c.
    Solution alcoolique de bleu de méthyle....   1 —

2. *Bleu Malassez.* — De même que le bleu Löffler, on peut l'employer avantageusement à la place de la solution hydro-alcoolique du bleu de méthyle.

Préparation. — Mêlez ensemble :

    Eau d'aniline ....   9 cent. c.
    Alcool absolu............................   1 —
    Solution alcoolique de bleu de méthyle....   1 —

Pour préparer l'*Eau d'aniline* on place dans un flacon de verre coloré une quantité d'huile d'aniline suffisante pour remplir le quart du flacon : on remplit ensuite le flacon d'eau distillée et l'on agite fortement. On laisse déposer. L'excès d'huile tombe au fond du récipient et supporte l'eau chargée d'huile à laquelle on donne le nom « *d'eau d'aniline* ».

3. *Bleu de Kühne.* — Ajoutez à une quantité de solution de carbonate d'ammoniaque à 1 p. 100 contenu dans un verre de montre quelques gouttes d'une solution aqueuse concentrée ou d'une solution alcooli que de bleu de méthyle. Cette matière colorante qui se prépare extemporanément a un pouvoir tinctorial encore supérieur à la liqueur

de Loffler et ne surcharge pas non plus les lamelles.

4. *Liqueur de Gram.*

Préparation. — Mêlez ensemble :

Eau d'aniline	10 cent.c.
Alcool absolu	1 —
Solution alcoolique sursaturée de violet de gentiane	1 —

5. *Solution iodo-iodurée* de Gram. — Mêlez ensemble :

Iode métallique	1 gr.
Iodure de potassium	2 —
Eau distillée	300 —

6. *Liqueur d'Ehrlich.*

Préparation. — On peut la préparer soit à la
fuchsine ou rubine, soit au violet de gentiane.

A. Mêlez ensemble :

Eau d'aniline	9 cent.c.
Alcool absolu	1 —
Solution alcoolique saturée de fuchsine ou de rubine	1 —

B. Mêlez ensemble :

Eau d'aniline	9 cent.c.
Alcool absolu	1 —
Solution alcoolique saturée de violet de gentiane (violet 6 B ou de krystallviolet)	1 —

Solution acide décolorante d'Ehrlich.

Eau distillée	3 cent.c.
Acide azotique	1 —

Il est préférable de remplacer dans ce mélange
l'eau distillée par de l'alcool absolu suivant la
formule ci-après :

Alcool absolu	10 cent.c.
Acide azotique	1 —

7. *Liqueur de Weigert.* — Nous recommandons spécialement cette liqueur, car elle permet d'obtenir facilement des doubles colorations. Le seul inconvénient qu'elle présente, c'est que les préparations qu'elle sert à faire, ne peuvent guère se conserver.

Mêlez ensemble :

Méthyl violet 6B, solution saturée à chaud.	68 gr.
Alcool absolu............................	11 —
Huile d'aniline...........................	3 —

Toutes ces solutions, à l'exception de la liqueur de Weigert, quelles qu'elles soient, doivent être préparées au moment précis où l'on doit s'en servir, et doivent être filtrées avant d'être versées dans le verre de montre. Elles sont employées d'une façon générale; nous indiquerons plus tard celles qui sont d'un emploi spécial.

Nomenclature des réactifs, essences, etc.., nécessaires dans un laboratoire pratique de bactériologie.

1. *Eau distillée.* — Absolument indispensable. On la conserve dans de grands flacons d'environ dix litres de capacité, à robinet et bouchés. On doit s'assurer de sa pureté.

2. *Solution de sublimé à 1 p. 1 000.* — Elle sert à désinfecter certains instruments, scalpels, ciseaux, etc. Dans le cas d'autopsies présentant un certain danger pour l'opérateur, il est bon que celui-ci se désinfecte les mains en les plongeant dans cette solution.

3. *Crésyl ou créoline* en émulsion à 5 p. 100. — On s'en sert surtout pour la désinfection des seringues de Pravaz, etc.

4. *Alcool absolu.* — Alcool à 90° — 70°. Ces alcools servent comme liquides d'extraction dans

la décoloration des lamelles, des coupes ; ils servent à immerger les pièces pathologiques que l'on tient à conserver.

5. *Ether sulfurique à 65°*. — On l'emploie mêlé en quantités égales à l'alcool, dans le but de fixer les globules sanguins et de débarrasser les produits que l'on examine sur lamelles de la graisse qu'ils sont susceptibles de contenir. On l'emploie aussi lorsqu'il s'agit de faire des coupes au microtome à congélation.

6. *Potasse caustique*. — On en fait des solutions à 40 p. 100 pour la dissociation des produits épidermiques, à 10 ou 5 p. 100 pour alcaliniser les bouillons ; puis une solution à 1 p. 10 000 qui rentre dans la préparation du bleu Löffler.

7. *Phosphate de potasse*. — Ce sel est employé dans la fabrication des milieux de culture.

8. *Acide acétique*. — Son emploi est indiqué dans le mode de coloration de Löffler.

9. *Acides chlorhydrique, sulfurique, azotique*. — Liquides d'extraction employés dans certaines méthodes de double coloration.

10. *Carbonate de soude en solution à 2 p. 100*. — On l'emploie comme liquide d'extraction dans la méthode de coloration de Malassez ; on peut aussi l'ajouter aux milieux de culture dans le but de les rendre neutres où légèrement alcalins.

11. *Sel marin*. — Il sert dans la préparation des milieux de culture.

12. *Glycérine pure à 30°*. — Rentre soit dans la composition de certains milieux de culture, soit dans le montage de certaines préparations. C'est dans la glycérine que le docteur Roux conserve les moelles rabiques à leur état de virulence initiale.

13. *Huile d'aniline*. — Entre dans la composition de certaines formules colorantes ; sert aussi comme liquide d'extraction. Elle doit être blanche

et conservée en flacons de teinte bleue ou jaune.

14. *Carmin*. — Le carmin dont on fait usage est connu dans le commerce sous le nom de carmin numéro 40. On en fait les préparations suivantes :

1º Carmin boracique : à une solution à 4 p. 100 de borax ajoutez 4 p. 100 de carmin et chauffez deux fois à ébullition ; ajoutez au liquide chaud quantité égale d'alcool à 70º ; laissez reposer et filtrez au bout de cinq jours.

2º Picro-carmin de Ranvier. — « On verse dans une solution saturée d'acide picrique du carmin dissous dans l'ammoniaque jusqu'à saturation ; puis on évapore dans l'étuve après réduction des quatre cinquièmes ; la liqueur refroidie abandonne un dépôt peu riche en carmin, qui est séparé par filtration. Les eaux-mères évaporées donnent le picro-carminate solide, sous la forme d'une poudre cristalline de la couleur de l'ocre rouge. Cette poudre doit se dissoudre entièrement dans l'eau distillée. Une solution au centième est la plus convenable » (Ranvier).

3º Picro-carmin de Orth.

Eau saturée de carbonate de lithine........	100 gr.
Carmin....................................	2ᵍʳ,50
Eau saturée d'acide picrique..............	20 gr.

15. *Xylol*. — Son emploi est indiqué dans le montage des préparations ; il sert aussi à préparer le baume destiné à monter les coupes d'organes.

16. *Essence de girofle*. — *Essence de bergamote*. — *Huile de cèdre*. — Ces produits servent à éclaircir les préparations ; l'essence de girofle est aussi employée comme liquide d'extraction.

17. *Baume du Canada*. — *Baume du Pérou*. — *Résine d'Ammar*. — Servent à monter les préparations. Pour les lamelles on emploie le baume liquide en

tube; pour les coupes on se sert des baumes secs dissous dans du xylol.

Il y a encore beaucoup d'autres réactifs employés, mais nous ne les mentionnons pas ici, car ils ne sont pas d'un usage journalier; certains d'entre eux seront mentionnés au fur et à mesure que leur emploi sera indiqué.

CHAPITRE VII

EXAMEN MICROSCOPIQUE DES MICRO-ORGANISMES.

Nous ne saurions trop insister sur l'extrême importance de l'examen microscopique des microbes. C'est par le microscope que l'observateur se trouvera en rapport direct avec ces organismes, qu'il en étudiera *de visu* les formes variées, les mouvements, les différents modes de reproduction ; c'est l'examen histologique des tissus qui lui montrera les lésions provoquées par les microbes, lésions qui ne sont autre chose que l'expression de la lutte des tissus vivants contre le parasite, véritable lutte pour l'existence.

Les microbes à examiner au microscope sont contenus dans les cultures sur milieux liquides ou solides, dans les divers liquides ou les tissus organiques. Ces tissus organiques peuvent être étudiés sous forme de pulpe fraîche, ou sous forme de coupes histologiques. Enfin l'examen peut se faire avec ou sans coloration : de là les divisions suivantes nécessaires pour mettre de l'ordre dans un sujet un peu complexe.

I. *Examen des cultures liquides et solides sans coloration.*

II. *Examen des cultures liquides avec coloration.*

III. *Examen des cultures solides avec coloration.*
IV. *Examen des liquides et des pulpes organiques.*
V. *Recherche des microbes dans les coupes de tissus.*

Nous ferons précéder ces divers articles de quelques mots sur les instruments nécessaires à l'examen : lames, lamelles, microscopes.

LAMES PORTE-OBJETS, LAMELLES, MICROSCOPES.

Lames. — Ce sont des plaques rectangulaires de verre ou de glace, rodées ou non, sur lesquelles seront montées les préparations. Elles doivent être aussi minces que possible ; elle seront soigneusement essuyées au moment de l'usage.

Lames creuses. — Ces lames, un peu plus épaisses que les précédentes, sont creusées en leur milieu, sur une des faces, d'un godet arrondi : elles servent aux *cultures en cellules* (V. ci-après).

Lamelles. — Ce sont de petites plaques de verre très minces, de forme ronde, carrée ou rectangulaire. Elles servent à recevoir les cultures ou les liquides organiques à examiner, et à recouvrir les coupes montées sur lames.

On les conserve dans de l'alcool, et on ne les retire de ce liquide qu'au moment d'en faire usage.

Microscopes. — Nous n'insisterons pas, et pour cause, sur la description de cet instrument ; nous allons seulement indiquer les conditions que doit remplir un microscope destiné à l'usage bactériologique.

Ce microscope doit être pourvu d'une *large platine* pour les examens des cultures sur plaques ; d'un *éclairage Abbe ; d'un revolver porte-objectif* à 2 ou 3 branches qui permet d'amener sans aucun changement de position, sur le champ de la préparation choisi, des objectifs fournissant les divers grossissements les plus usités.

Enfin il est de toute nécessité de posséder *un objectif à immersion homogène*, en outre des divers objectifs ordinaires donnant des grossissements variés.

Les maisons Verick et Nachet de Paris, Zeiss et Leitz (Allemagne), Powell (Angleterre), fournissent d'excellents instruments.

I. Examen des cultures liquides et solides sans coloration. Cultures en cellules.

On doit bien se familiariser avec le mode d'examen des micro-organismes sans coloration, car c'est le seul qui permette d'observer les microbes, aussi naturellement que possible, leur forme n'étant pas modifiée par les réactifs, et leur volume n'étant pas augmenté ou diminué par les matières colorantes. De plus, on les voit ainsi vivants, et on se rend compte des mouvements propres à certaines espèces.

a. *Examen des cultures liquides sans coloration.*

Pour faire cet examen, on dispose à sa portée une lampe à alcool, une ou plusieurs pipettes Pasteur stérilisées, et le matras contenant la culture à examiner. On effile finement à la lampe l'extrémité d'une pipette, en donnant à la partie étirée une direction un peu oblique : l'effilure de la pipette est ainsi terminée par un petit tube plus fin, obliquement dirigé ; on brise l'extrémité de ce petit tube, et on flambe l'effilure sur la flamme de la lampe à alcool. On ouvre le matras en prenant toutes les précautions que nous avons indiquées au chapitre IV, on y plonge la pipette et on aspire une petite quantité de liquide. On retire et on bouche le matras. On prend alors une lamelle (les lamelles, nous l'avons dit, doivent être conservées dans l'alcool) ; on l'essuie avec un linge fin ; on verse alors à sa surface une gouttelette de la culture contenue dans la pipette; on prend une lame propre sur laquelle on place la lamelle, la **face** chargée de la gouttelette reposant sur la lame; **on** a soin de ne pas laisser introduire d'air entre la lame et la lamelle.

Il ne reste plus qu'à examiner au microscope au grossissement voulu, en écartant le condensateur Abbe, et en se servant du miroir concave. On voit alors des points, des bâtonnets ou des filaments suivant la culture que l'on examine, réfringents, entraînés dans le courant du liquide ou doués de mouvements propres.

On peut aussi examiner les cultures en se servant d'une lame creuse, c'est-à-dire du *procédé de culture en cellules.*

On lave la lame creuse représentée ci-contre (fig. 39 et 39 *bis*) à l'acide sulfurique, on l'essuie; on la passe plusieurs fois dans la flamme de la lampe à alcool; lorsque la lame est refroidie, on applique sur sa partie creuse la lamelle sur laquelle on a versé une goutte de la culture à examiner : il faut prendre garde que cette goutte ne touche pas les bords du disque creux, sans quoi, par capillarité, elle disparaîtrait entre la lame et la lamelle. Ceci fait, on enduit avec un pinceau les bords de la lamelle de vaseline blanche, afin d'éviter l'évaporation de la goutte. On obtient ainsi une véritable chambre humide, dans laquelle on voit, sous le microscope, l'évolution naturelle de la culture. Koch a employé ce procédé pour étudier le cycle de la bactéridie charbonneuse, et il est en effet facile, pour faire évoluer la culture, de porter la lame creuse dans l'étuve à la température favorable; en l'examinant fréquemment on suivra les diverses phases de l'évolution du microbe. On donne à ces sortes de préparations le nom de *cultures en cellules.*

b. *Examen des cultures en provenance de milieux solides sans coloration.* — Sur une lamelle bien propre, on dépose, avec une pipette finement effilée à son extrémité, une gouttelette de bouillon stérile. Avec un fil de platine fin et stérile, on va prélever une *trace* de la culture à examiner, et on

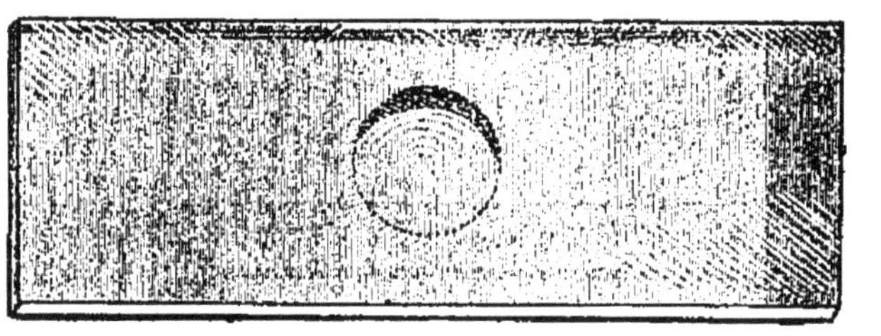

Fig. 39.   Fig. 39 *bis.*

Fig. 39. — Lame creuse.
Fig. 39 *bis.* — Coupe de la lame creuse au niveau du godet.

dépose cette trace sur la goutte de bouillon. L'opération s'achève ensuite comme ci-dessus.

La culture en cellules avec une culture en provenance de milieu solide est également facile. On ensemence avec une trace de la culture choisie, portée à l'extrémité d'un fil de platine, la gouttelette de bouillon stérile déposée sur une lamelle; on renverse cette lamelle sur l'excavation de la lame creuse, et on achève comme ci-dessus.

II. Examen des cultures liquides avec coloration.

a. *Technique générale.* — Prenez une lamelle, essuyez-la; versez sur une des faces une gouttelette de la culture recueillie dans une pipette Pasteur; étalez cette gouttelette sur la lamelle avec l'extrémité de la pipette promenée à plat sur la surface de celle-ci; séchez la lamelle (caléfaction) en la plaçant, la face enduite tournée en haut, sur une platine chauffante (V. fig. 40); lorsqu'elle est sèche on la passe deux ou trois fois dans la flamme; puis on la dépose, la *face enduite en dessous*, dans la solution colorante choisie. Lorsqu'on juge la coloration suffisante, on retire la lamelle en la saisissant avec une pince, on la lave dans un cristallisoir contenant de l'eau distillée, pour enlever l'excès de couleur. Avec un linge fin on essuie la face non enduite, et on sèche sur la platine

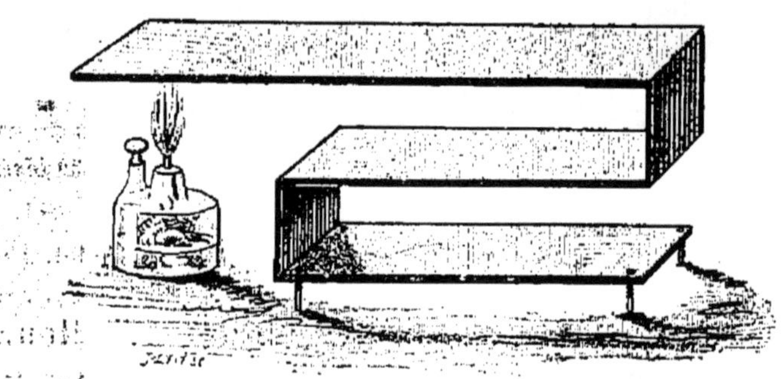

Fig. 40. — Platine chauffante.

chauffante. Lorsque la lamelle est sèche, on éclaircit la préparation en versant sur la face colorée une goutte d'essence de girofle, de bergamotte ou d'huile de cèdre; on enlève l'essence avec le xylol. On verse alors une goutte de baume sur la face colorée de la lamelle, qu'on dépose aussitôt sur une lame : le baume s'étale, et la préparation montée est prête pour l'examen.

L'examen se fait ici avec des grossissements variables, mais toujours avec l'éclairage Abbé et le miroir plan.

Quel que soit le procédé de coloration employé, le mode de montage de la lamelle est le même; aussi ne reviendrons-nous plus sur ce sujet dans la suite.

b. *Technique spéciale.* — Nous allons maintenant

passer en revue les divers procédés de coloration des lamelles.

1. *Coloration des lamelles dans les solutions hydro-alcooliques.* — Placez la lamelle, la face enduite en bas, sur la surface de la solution; laissez-la cinq minutes dans les solutions rouges ou violettes, un quart d'heure dans la solution bleue.

Les solutions rouges et violettes colorent d'une façon intense, mais grossissent les éléments. La solution bleue colore plus légèrement, mais donne des préparations *d'une finesse extrême.*

2. *Coloration des lamelles par la méthode de Löffler.* — Placez la lamelle, la face enduite en bas, sur la surface de la solution bleue de Löffler, préalablement filtrée et contenue dans un verre de montre, et laissez pendant cinq minutes au moins, une demi-heure au plus.

Décolorez rapidement dans de l'eau acidulée par l'acide acétique (une ou deux gouttes d'acide pour le contenu d'un verre de montre).

Lavez avec soin pour enlever toute trace d'acide, séchez, montez.

Les microbes sont colorés en bleu foncé, le reste de la préparation en bleu pâle.

3. *Coloration des lamelles par la méthode de Malassez et Vignal.* — Placez la lamelle, *la face enduite en bas,* sur la surface d'une solution fraîche et filtrée de bleu Malassez. Laissez colorer pendant cinq minutes au moins, une demi-heure au plus.

Décolorez rapidement dans la solution suivante :

Solution aqueuse de carbonate de soude à 2 p. 100.   2 cc.
Alcool absolu...   1 —

Lavez, séchez, montez.

Les microbes seront colorés en bleu foncé, le reste de la préparation en bleu pâle.

4. *Double coloration des lamelles par la méthode de*

Gram. — Placez la lamelle, *la face enduite en bas,* sur la surface du violet de Gram, pendant **au moins** cinq minutes. Portez ensuite la lamelle **dans** la solution *iodo-iodurée* pendant une à **deux** minutes; la lamelle prend une teinte brun foncé.

Décolorez aussi complètement que possible dans l'alcool absolu.

Lavez et séchez.

Placez ensuite la lamelle dans une solution hydro-alcoolique faible d'éosine, de brun de Bismarck, ou de vésuvine pendant une minute. Lavez, séchez, montez.

Les microbes sont colorés en violet foncé, les éléments figurés en rose ou bien en brun, suivant qu'on a employé comme *coloration de fond*, l'éosine, le brun de Bismarck ou la vésuvine.

Nota. — Il s'en faut, et de beaucoup, que tous les microbes traités par le procédé de Gram résistent au troisième temps, c'est-à-dire à la décoloration par l'alcool absolu, « *prennent le Gram* », pour nous servir de la locution usitée en bactériologie.

Les microbes qui ne « *prennent pas le Gram* » se colorent alors comme le fond, c'est-à-dire en rose pâle par l'éosine, ou en brun par le brun de Bismarck ou la vésuvine.

La méthode de Gram doit toujours être tentée pour tout microbe donné, car elle fournit un élément diagnostique important, suivant que le microbe *prend ou non le Gram.*

Dans les cultures pures en milieux solides ou liquides, on obtient des préparations fort nettes en traitant les microbes par la méthode de Gram, lorsque cette méthode est apte à les colorer : le microorganisme tranche alors plus vivement sur le fond, dont le distingue sa coloration spéciale, que dans les préparations à coloration simple, où il ne se détache des éléments environnants que par sa coloration plus forte.

5. *Double coloration des lamelles par la méthode d'Ehrlich* (employée pour les bacilles de la tuberculose et de la lèpre).

Placez la lamelle dans le liquide d'Ehrlich (violet ou rouge) contenu dans un verre de montre, et chauffez sur la platine jusqu'à ce que des vapeurs se dégagent à la surface du liquide.

Laissez la lamelle en contact avec la solution colorante pendant *au moins* cinq minutes.

Décolorez *très rapidement* dans l'alcool absolu contenant un dixième d'acide azotique.

Lavez à fond et séchez. Faites la double coloration avec l'éosine, le brun de Bismarck ou la vésuvine, si vous avez employé l'Ehrlich violet; avec le bleu hydro-alcoolique, le brun de Bismarck ou la vésuvine, si vous avez employé l'Ehrlich rouge.

Lavez, séchez, montez.

Les bacilles sont colorés en violet, le fond en rose ou brun; ou bien les bacilles sont en rouge, et le fond en bleu ou brun.

6. *Double coloration des lamelles par la méthode de Weigert.* — Colorez d'abord la lamelle au picro-carmin ordinaire, ou mieux au picro-carmin de Orth : cinq minutes de contact au plus suffisent. Lavez alors la lamelle dans l'eau distillée, séchez-la et placez-la dans la liqueur de Weigert pendant environ dix minutes.

Passez la lamelle dans la liqueur iodo-iodurée. Séchez alors *complètement* avec du papier-filtre fin, ou mieux avec une ou deux feuilles bien propres de papier à cigarettes.

Lorsque la lamelle est *bien sèche*, placez-la pour la décolorer dans :

Huile d'aniline blanche..................... 2 parties.
Xylol................................. 1   —

Surveillez la décoloration. Lorsque la teinte violette a complètement disparu, et qu'il ne reste plus que la teinte du picro-carmin, *lavez au xylol pur*, et montez dans le baume.

Les microbes sont colorés en violet ; le reste de la préparation en rose.

Nota. — Tout ce que nous avons dit de la méthode de Gram s'applique à la méthode de Weigert ; il faut ajouter seulement que beaucoup de microbes qui ne prennent pas le *Gram, prennent le Weigert*, beaucoup plus puissant, mais aussi inférieur en finesse de coloration.

III. Examen des cultures provenant de milieux solides avec coloration.

On prend purement, suivant la méthode indiquée au chapitre V, avec le fil de platine, une parcelle minime de la culture à examiner ; on la mélange à une goutte de bouillon stérilisé, placé sur une lamelle bien propre. On a ainsi un liquide lactescent. On nettoie une seconde lamelle qu'on applique sur la face enduite de la première ; avec le pouce et l'index on les fait glisser l'une sur l'autre. Les deux lamelles sont ainsi uniformément enduites. Il ne reste plus qu'à les sécher et les colorer par les procédés indiqués au paragraphe II ci-dessus.

IV. Examen des liquides et des pulpes organiques

1. *Examen des liquides sans coloration.* — Les liquides étant recueillis comme nous l'avons dit au chapitre IV dans des pipettes, il suffit d'en placer une goutte sur une lamelle, de renverser celle-ci sur une lame. La goutte s'étale entre elles, et l'on porte la préparation sous le microscope en

procédant comme nous l'avons dit au paragraphe I (1).

2. *Examen du sang avec coloration.* — On place une gouttelette de sang sur une lamelle; avec l'effilure de la pipette promenée à plat, on l'étale en couche mince et uniforme sur toute la surface de la lamelle, ou mieux encore, on écrase et on étale cette goutelette entre deux lamelles. On sèche sur la platine chauffante.

On traite alors *par le mélange d'alcool et d'éther à parties égales,* afin de bien *fixer les globules* et de dissoudre les parties grasses; on sèche, et l'on colore par l'un des procédés indiqués ci-dessus de coloration simple ou double (Gram ou Weigert), si la coloration double est possible.

Dans les colorations simples, la liqueur de Löffler donne d'excellents résultats, car elle permet une *sorte de double coloration :* les microbes sont en bleu vif, et les globules en vert pâle.

Dans les préparations de sang des oiseaux (poule, pigeon), la solution hydro-alcoolique de violet de gentiane donne de très beaux résultats. Le bleu de Löffler teint le noyau du globule sanguin en bleu vif, la partie périphérique en vert pâle.

Dans les *doubles colorations* il faut colorer les globules à l'*éosine* qui est ici la couleur d'*élection*.

3. *Examen de la sérosité péritonéale, pleurale, péricardique avec coloration.* — On étale une goutte du liquide recueilli dans une pipette sur une lamelle; on sèche, on colore et on monte comme s'il s'agissait d'une culture liquide.

____

(1) Il ne faut jamais négliger de procéder à cet examen dans une autopsie, surtout pour le sang. C'est par ce procédé que Pasteur et ses élèves ont découvert le microbe du choléra des poules, du rouget, etc. On sait que pour le charbon il donne des résultats frappants, et plus importants peut-être que ceux qu'on obtient par la coloration.

Pour la sérosité péritonéale, le meilleur procédé consiste à placer des lamelles bien propres sur la surface du foie qui se trouve toujours enduite de sérosité. On sèche et on colore. La lamelle est ainsi enduite d'une couche uniforme aussi mince que possible.

4. *Examen des pulpes d'organe, et de la moelle osseuse avec coloration.* — Les pulpes ont été recueillies purement dans la rate, le foie, etc. ; la moelle osseuse a été puisée dans le canal médullaire (V. chap. IV) : pour en faire une préparation, il suffit de placer une goutte de la pulpe donnée sur une lamelle ; on applique alors une seconde lamelle sur la première : la goutte est incluse entre les deux lamelles ; en pressant légèrement entre le pouce et l'index, et en faisant glisser les lamelles l'une sur l'autre, on écrase et on étale la pulpe. On sèche et on colore par les procédés divers ci-dessus indiqués.

5. *Examen des muscles avec coloration.* — La méthode la plus simple est la méthode du « *frottis* ». On coupe un fragment de muscle à l'endroit où la lésion est le plus marquée, et on en frotte légèrement la surface d'une lamelle. On sèche et on colore par les procédés connus.

6. *Examen du pus avec coloration.* — Quand le pus est liquide, on l'étale sur les lamelles comme les pulpes. S'il est caséeux, on en dépose une parcelle sur une lamelle, et on verse sur cette lamelle une goutte de bouillon stérilisé. Avec la palette en platine stérile, on mélange le pus au bouillon. On obtient ainsi un liquide opalescent épais. On place une deuxième lamelle sur la surface enduite de la première, et on les fait glisser l'une sur l'autre. On a ainsi deux lamelles que l'on sèche et colore.

V. Recherche des microbes dans les coupes de tissus.

La coloration des coupes constitue un des points les plus importants de la technique bactériologique : c'est grâce à ce procédé que nous pouvons reconnaître la présence et le siège des microorganismes dans les divers tissus, et nous rendre compte des lésions qu'ils y provoquent.

Il serait à désirer que l'on possédât pour la recherche des microbes dans les coupes des agents décolorants spéciaux qui, épargnant le microbe donné et lui seul (tel l'acide azotique au dixième dans le procédé d'Ehrlich pour la tuberculose et la lèpre), nous fourniraient une méthode d'examen et de diagnostic d'une sûreté parfaite : mais on est encore loin d'en être arrivé à ce degré de perfection.

Les coupes se colorent par deux sortes de méthodes :

1° Les méthodes de coloration simple (Löffler, Malassez et Vignal, etc.) : toute la préparation est uniformément colorée ; mais les microbes tranchent sur le tissu par une teinte plus vive ;

2° Les méthodes de double coloration (Gram, Weigert, Ehrlich) : les microbes sont teints d'une couleur, le fond d'une autre couleur.

Enfin nous exposerons en terminant la méthode du docteur Kühne, qui peut donner de beaux résultats là où les autres méthodes ont échoué.

La technique de la manipulation des coupes diffère légèrement suivant que la coupe a été faite par un procédé ou par un autre : les deux sortes de microtome auxquelles nous donnons la préférence sont :

a) Le microtome à congélation ;

b) Le microtome à la paraffine.

Toute pièce destinée à être coupée pour l'examen bactériologique doit être, aussitôt après l'autopsie, débitée en petits fragments cubiques d'un demi-centimètre de côté au plus, et les fragments doivent être placés dans l'alcool absolu : il faut se servir à cet effet de flacons étroits et hauts, de telle façon que les fragments soient recouverts d'une haute couche d'alcool.

A. Préparation, coloration et montage des coupes faites au microtome a congélation (1).

Préparation. — La pièce ayant séjourné au moins 24 heures dans l'alcool absolu, on la place pendant 24 heures dans une solution de gomme *stérilisée;* la gomme s'infiltre dans toutes les mailles et les anfractuosités du tissu : elle formera, pour ainsi dire, une charpente intérieure, qui donnera de la fermeté au tissu : lorsque la pénétration de la gomme est suffisante, la pièce tombe au fond du vase qui contient la solution.

La pièce gommée est portée sur le microtome où elle est coupée d'après la technique spéciale à l'instrument, technique que nous n'avons pas à rappeler ici.

Les coupes sont reçues dans un cristallisoir rempli d'eau distillée : on les laisse dégommer pendant une heure. On les transporte ensuite avec la palette de platine dans l'alcool absolu, où on les laisse se déshydrater pendant une heure.

Les coupes sont alors prêtes pour la coloration (2).

_____

(1) Nous traitons ici de la technique avec le microtome à congélation. On rapportera aisément cette technique aux coupes faites avec tout autre microtome automatique, ou avec le microtome à main (le microtome à paraffine excepté).

(2) On peut avec le microtome à congélation faire des coupes de pièces fraiches ; on congèle la pièce sur le microtome, on la coupe, et on la reçoit dans de l'eau distillée contenant 1 p. 100 de sel marin. Les coupes subiront ensuite les diverses méthodes de coloration.

Coloration et montage des coupes. — 1. *Coloration simple par la méthode de Löffler.* — Immergez la coupe dans une solution fraîche et filtrée de bleu Löffler pendant dix à quinze minutes. Décolorez rapidement dans de l'eau distillée, contenant une ou deux gouttes d'acide acétique pour le contenu d'un verre de montre.

Montez alors la coupe : cette opération se fait de la façon suivante. Portez la coupe à l'aide de la palette de platine dans un cristallisoir rempli d'eau distillée ; prenez une lame bien essuyée, plongez-la *obliquement* de la main gauche dans le cristallisoir, et avec une aiguille amenez doucement la coupe sur la lame, et placez-la de façon à ce qu'elle ne fasse aucun pli. Enlevez la lame chargée de la coupe ; déshydratez par l'alcool absolu. Séchez et fixez la coupe sur la lame à l'aide de feuilles de papier à cigarettes.

Éclaircissez alors à l'*essence de girofle ;* enlevez l'excès d'essence par le *xylol ;* laissez tomber sur la coupe une goutte de baume du Canada dissous dans le xylol, et recouvrez d'une lamelle bien propre. La goutte de baume s'étale et la coupe est montée.

On peut éclaircir la coupe avec l'essence de *bergamotte,* ou l'*huile de cèdre,* et on peut monter dans la résine d'Ammar.

Les microbes, dans cette méthode, se colorent en bleu foncé, les autres éléments en bleu pâle.

2. *Coloration simple par la méthode de Malassez et Vignal.* — Immergez la coupe dans la solution de bleu Malassez, fraîche et filtrée, pendant dix minutes.

Décolorez rapidement dans la solution suivante :

Solution aqueuse de carbonate de soude
à 2 p. 100.............................. 2 cc.
Alcool absolu.............................. 1 —

Montez la coupe suivant le *procédé indiqué ci-dessus.*

Les microbes sont teints en bleu foncé, les autres éléments en bleu pâle.

3. *Coloration double par la méthode de Gram.* — Placez la coupe dans le violet de Gram pendant **un** quart d'heure, puis dans la solution iodo-iodurée une minute. Décolorez *à fond* dans l'alcool absolu.

Placez alors la coupe, pour obtenir la coloration du fond, dans une solution hydro-alcoolique faible d'éosine, de brun de Bismarck, de vésuvine, ou dans le picro-carmin de Orth, pendant deux ou trois minutes.

Montez par le procédé indiqué plus haut.

Les microbes sont colorés en violet foncé, les éléments anatomiques en rose ou en brun pâle, suivant qu'on a employé l'éosine et le picro-carmin, ou le brun de Bismarck et la vésuvine.

4. *Coloration double par la méthode d'Ehrlich.* — Placez les coupes dans le rouge ou le violet d'Ehrlich, *à froid*, pendant 12 heures au moins, 24 heures au plus.

Décolorez ensuite dans l'alcool absolu contenant un dixième d'acide azotique ; ne laissez la coupe au contact de cette solution que quelques secondes, et achevez la décoloration dans l'alcool absolu.

Faites la double coloration avec l'éosine, le brun de Bismarck ou la vésuvine, si vous avez employé le violet ; avec le brun de Bismarck, la vésuvine ou la solution hydro-alcoolique de bleu de méthyle, si vous avez employé le rouge d'Ehrlich.

Montez par le procédé indiqué ci-dessus.

Les microbes sont colorés en violet, et les éléments anatomiques en rose ou en brun pâle ; ou bien les microbes sont en rouge, et les éléments en brun pâle ou en bleu, suivant le procédé employé.

5. *Coloration double par la méthode de Weigert.* —

Colorez d'abord la coupe dans l'éosine, le brun de Bismarck ou mieux dans le picro-carmin de Orth. Lorsqu'après quelques minutes la coupe est suffisamment colorée, on la met dans de l'eau distillée, et on la monte sur lame; on la déshydrate à l'alcool absolu, on la sèche et on la fixe sur la lame en même temps à l'aide de feuilles de papier à cigarettes.

Sur la coupe séchée et fixée, on verse deux ou trois gouttes du violet de Weigert, qu'on laisse en contact pendant dix minutes.

On laisse écouler alors l'excès de matière colorante, et on verse sur la coupe quelques gouttes de la solution iodo-iodurée, qu'on laisse une minute en contact. On sèche alors *complètement* avec le papier à cigarettes.

On décolore en versant quelques gouttes d'huile d'aniline blanche sur la coupe : on renouvelle l'huile d'aniline au besoin plusieurs fois jusqu'à *décoloration complète*. On enlève l'excès d'huile par le xylol, on laisse tomber sur la coupe une goutte de baume ou de résine d'Ammar et on recouvre d'une lamelle sèche et propre.

Les microbes sont colorés en violet foncé, et les éléments anatomiques en rose.

B. Préparation, coloration et montage des coupes faites au microtome a la paraffine.

Les manipulations préparatoires que l'on fait subir à la pièce qui va être coupée par le microtome à paraffine sont longues et délicates; la coloration et le montage exigent du soin et de l'adresse, mais les avantages du procédé sont très marqués : coupes d'une régularité parfaite, d'une finesse qui peut aller jusqu'au millième de millimètre. Ces avantages compensent très largement les inconvénients. C'est donc là un procédé des plus recommandables et qu'il est nécessaire d'indiquer.

On peut avec le microtome à la paraffine couper des fragments d'organes non colorés ou couper des fragments *colorés préalablement* au carmin (picro-carmin ou carmin boracique) : de là deux procédés distincts que nous allons décrire. Disons de suite qu'il est très avantageux d'employer le second procédé lorsque la double coloration est possible, car la pièce étant colorée au carmin il y a moins de manipulations à faire subir aux coupes si fines et par conséquent si fragiles.

Premier procédé : La pièce n'est pas colorée avant de passer au microtome.

On coupe en forme cubique un petit fragment de l'organe que l'on se propose d'examiner, et on le laisse durcir dans l'alcool absolu pendant au moins 24 heures. Au bout de ce temps, et pour passer au microtome, la pièce doit subir les manipulations suivantes :

1° Séjour dans un mélange à parties égales d'alcool et d'éther pendant 24 heures.

2° Séjour dans l'éther sulfurique pur pendant 24 heures.

3° Séjour dans une solution concentrée de paraffine dans l'éther sulfurique pendant 24 heures.

4° Enfin séjour dans la paraffine fondue à + 45° pendant 24 heures.

On laisse alors refroidir la paraffine qui, en se coagulant enrobe la pièce; lorsqu'elle a atteint le degré de dureté nécessaire, c'est-à-dire lorsqu'elle est susceptible d'être nettement coupée au couteau, on taille autour de la pièce enrobée, à l'aide d'un bistouri bien tranchant, un cylindre que l'on fait ensuite pénétrer par frottement dans un des godets ronds du microtome, et l'on procède à la coupe qui peut se faire à des épaisseurs très variables, qu'indique une table spéciale placée sur le microtome, table à l'aide de laquelle on règle mathématiquement l'appareil. On obtient ainsi un ruban de coupes rappelant la forme du tœnia solium, dans chacun des anneaux duquel se trouve au centre une coupe entourée de paraffine.

Deuxième procédé : La pièce est colorée au carmin avant d'être coupée.

On coupe un très petit fragment de l'organe que l'on veut examiner, de telle façon que l'on obtienne un volume de 1/2 centimètre de long sur environ 1/4 de centimètre de large. On le durcit d'abord par un séjour dans l'alcool absolu d'au moins 24 heures. Ensuite on le soumet à l'action des différents réactifs suivants :

1° Séjour dans une solution de carmin nouvellement filtrée pendant 12 heures (coloration en masse);

2° Séjour dans l'alcool absolu pendant une heure;

3° Séjour dans un mélange d'alcool et d'essence de bergamotte à parties égales pendant une heure;

4° Séjour dans l'essence de bergamotte pure pendant deux heures;

5° Séjour dans une solution épaisse de paraffine (paraffine Dumaige) dans l'essence de bergamotte, pendant au moins deux heures, à l'étuve ($+ 25°$ à $+ 30°$);

6° Séjour dans la paraffine pure fondue, à l'étuve entre $+ 45°$ à $+ 50°$, pendant au moins deux heures.

On laisse la paraffine se prendre en masse; et l'on agit de la façon, indiquée au premier procédé pour obtenir les coupes. Les anneaux du ruban ainsi obtenus contiennent chacun une coupe colorée en rose par le carmin, et limitée par une zone de paraffine.

Fixation sur les lames des coupes données par le microtome à paraffine. — Que la coupe débitée par le microtome soit ou non colorée, le procédé est le même. On prend dans le ruban de coupes deux fragments de cinq à six coupes chacun, et on les dipose sur une lame préparée de la façon suivante : la lame bien propre, bien essuyée, a été enduite d'un côté et sur une surface de trois centimètres de long sur un et demi de large d'une solution très légère de gomme. On dispose sur cette surface enduite de gomme les deux fragments du ruban de coupes, l'un au-dessous de l'autre, et tous deux parallèlement au grand axe de la lame.

On fait égoutter la lame, et on laisse sécher à l'abri de la poussière pendant quinze heures environ. Au bout de ce temps on porte la lame sur la platine chauffante jusqu'à ce que la paraffine emprisonnant les coupes devienne transparente. On enlève la paraffine par le xylol, et le xylol par l'alcool ; on sèche alors avec des feuilles très propres de papier à cigarettes. Les coupes sont ainsi solidement fixées sur la lame et prêtes à subir les manipulations destinées à la coloration des bacilles. — Nous n'avons pas à revenir sur ce sujet qui a été déjà traité longuement : le lecteur se reportera aux pages précédentes ; répétons seulement que, lorsque la double coloration est possible, il est toujours indiqué de donner la coloration du carmin à la masse du tissu avant de la soumettre au microtome.

On peut parfois opérer plus rapidement la fixation sur la lame, surtout lorsqu'il ne s'agit que d'un examen histologique de la coupe carminée. Sur la lame, on étend avec un pinceau une légère couche de la solution suivante (Schællibaüm),

Essence de girofle........................... 3 v.
Collodion.................................... 1 v.

puis on dispose les coupes comme il a été dit, on les fixe avec le pinceau, on fond la parraffine, etc. comme il est dit ci-dessus.

RECHERCHE DES MICROBES DANS LES TISSUS PAR LA MÉTHODE DE KÜHNE.

Cette méthode est très avantageuse à employer, car elle permet de colorer des espèces microbiennes qui se colorent mal par les procédés habituels. Il est donc indiqué de l'employer non seulement dans la recherche de microbes connus, mais surtout lorsqu'il s'agira d'examiner des coupes susceptibles de contenir un agent inconnu.

C'est par l'emploi combiné du bleu de méthyle et du krystalviolet que Kühne est arrivé à colorer tous les microbes, sauf le prétendu microbe de la *syphilis*. D'après le résultat de ses expériences, il divise les microbes au point de vue de la façon dont ils se comportent vis-à-vis de ces deux matières colorantes en trois classes :

1º Ceux qui se colorent par le bleu seulement.

2º Ceux qui se colorent par le krystalviolet seulement.

3º Ceux qui prennent indifféremment les deux matières colorantes.

Lorsqu'on a à examiner des coupes dans lesquelles on soupçonne l'existence de microbes, il faut donc les traiter des deux façons pour être certain de colorer les micro-organismes.

Manuel opératoire. — Avant de placer les coupes dans les solutions que nous allons indiquer, il faut les déshydrater dans l'alcool absolu.

1º *Solution au bleu de méthylène :*

Placez les coupes pendant 15 minutes dans une solution à 1 p. 100 de carbonate d'ammoniaque dans laquelle vous ajoutez goutte à goutte une solution aqueuse concentrée de bleu de méthyle jusqu'à ce que vous ayez obtenu une teinte bleu foncé.

Lavez rapidement ensuite les coupes dans une solution d'acide chlorhydrique à un millième, puis dans l'eau distillée.

Montez la coupe sur une lame ; séchez sans employer l'alcool ; éclaircissez par le xylol et montez dans le baume.

2° *Solution au kristallviolet :*

Placez les coupes pendant 10 minutes dans une solution de carbonate d'ammoniaque à 1 p. 100, dans laquelle vous ajoutez goutte à goutte une solution aqueuse concentrée de krystalviolet, jusqu'à ce que vous ayez obtenu une teinte violet foncé (pour la tuberculose, les coupes doivent rester deux heures dans le bain colorant). Traitez ensuite les coupes pendant deux minutes par la solution iodo-iodurée de Gram.

Portez ensuite la coupe dans une solution alcoolique concentrée de fluorescéine, jusqu'à décoloration presque complète. Achevez la décoloration dans l'alcool absolu ; éclaircissez par l'essence de girofle ; enlevez l'excès d'essence par le xylol, et montez dans le baume.

En employant ces deux procédés simultanément on colorera sûrement les microbes contenus dans les coupes, soit en bleu, soit en violet ou indifféremment en bleu ou en violet.

On peut obtenir des doubles colorations avec le krystalviolet en solution alcaline, en colorant la coupe au picro-carmin avant de la placer dans la solution violette.

Kühne est arrivé à remplacer l'alcool comme liquide d'extraction par l'huile d'aniline ; seulement, ici, *la solution colorante est acide.* On peut obtenir par ce procédé de belles doubles colorations en colorant au préalable la coupe par le picro-carmin, le brun de Bismarck ou la vésuvine.

Placez la coupe colorée au picro-carmin dans le liquide suivant, pendant un quart d'heure :

Solution aqueuse concentrée de krystallviolet.   50 gr.
Acide chlorhydrique........................   1 gtte.

Lavez ensuite la coupe dans l'eau ; traitez-la pendant deux minutes par la solution iodo-iodurée de Gram. Montez sur lamelle ; sèchez ; décolorez par l'huile d'aniline ; enlevez l'excés d'huile par le xylol et montez dans le baume.

DEUXIÈME PARTIE

INTRODUCTION

La deuxième partie de ce livre sera consacrée à passer sommairement en revue quelques maladies infectieuses de l'homme et des animaux, et à en exposer les caractères microbiologiques. Dépassant cependant le cadre strict d'une étude bactériologique pure, nous entrerons dans les quelques détails de pathologie expérimentale que comporte chacune des affections dont nous traiterons.

Le cercle des maladies infectieuses est vaste, et il s'en faut de beaucoup que l'agent pathogène soit aujourd'hui connu et démontré pour chacune d'elles : la *variole*, la *rougeole*, la *scarlatine*, parmi les maladies humaines, sont incontestablement des maladies infectieuses, et nous ne savons rien de leur cause réelle, c'est-à-dire de leur agent pathogène ; il en est de même de la *clavelée*, de la *péripneumonie*, etc., parmi les maladies animales. L'exemple le plus frappant, à ce point de vue, n'est-il pas la rage, dont le virus est atténué par M. Pasteur, alors que l'agent de la virulence est entièrement inconnu ?

A l'heure actuelle, on peut poser de la façon suivante la séric des problèmes à résoudre pour une maladie infcclieuse donnée :

1. Quelles espèces animales (et il est bien entendu que ce terme comprend l'homme) la maladie atteint-elle spontanément, c'est-à-dire dans les conditions ordinaires de la vie, en dehors de toute intervention expérimentale? Quelles espèces sont spontanément réfractaires?

2. Quelles espèces sont susceptibles de prendre la maladie expérimentalement, et quelles autres sont réfractaires?

Comment agissent sur les espèces susceptibles les divers modes expérimentaux que nous possédons pour conférer les maladies aux animaux : inoculations superficielles à la lancette, ou par scarification; inoculation dans l'hypoderme; inoculation dans le péritoine; injection dans les veines; infection par le tube digestif?

3. Quel est le micro-organisme pathogène de la maladie infcctieuse en cause? Quels sont les caractères de ce microbe? Comment se fait la preuve que la maladie est, suivant l'heureuse expression de H. Bouley, fonction du microbe et de lui seul?

Reprenons les divers termes de ce problème.

1. Une maladie infectieuse donnée n'a d'action que sur un groupe plus ou moins large d'espèces animales; il n'en est peut-être qu'une seule, la *rage*, qui dans l'état de nos connaissances actuelles atteint l'ensemble des espèces animales.

Mais en dehors de la rage, parmi les maladies infectieuses, quelques-unes sont exclusives à l'homme et ne frappent jamais les animaux : tels la *rougeote*, la *scarlatine*, la *lèpre*, la *fièvre typhoïde*, le *choléra*; d'autres frappent l'homme et quelques espèces animales, respectant les autres. Ainsi la *morve* frappe dans les conditions naturelles l'homme, le cheval, l'âne et jamais les bovidés ; le *charbon bactéridien* atteint l'homme, le mouton, le bœuf, le cheval, très rarement le porc et le chien, mais jamais les oiseaux ; d'autres encore ne frappent que les animaux et jamais l'homme, tels la *clavelée*, la *péripneumonie*, le *rouget*, le *charbon symptomatique ;* et parmi les animaux elles n'atteignent que certaines espèces, *le degré de fréquence des atteintes étant très variable de l'une à l'autre de ces espèces :* c'est là une caractéristique des plus nettes, et qu'il importe de bien mettre en relief quand on traite des maladies infectieuses.

Ces données de pathologie comparée auront encore le grand avantage de replacer l'homme dans son cadre naturel, et de ne pas l'isoler des animaux dont le rapproche la pathologie aussi bien que l'anatomie et la physiologie.

2. L'expérimentation a grandement élargi la limite d'action de certaines maladies infectieuses. A côté des espèces prenant naturellement une maladie, elle a démontré la possibilité d'infecter d'autres espèces naturellement réfractaires ; elle a prouvé aussi que certains animaux résistent à la transmission expérimentale aussi bien qu'à la contagion naturelle ; elle a enfin montré qu'il existait pour telle maladie une espèce animale qui pouvait être considérée comme un véritable réactif de cette maladie. Chacun de ces points doit être solidement établi dans la limite du possible pour toute maladie infectieuse, dont l'étude ne saurait être d'ailleurs qu'incomplète sans ces notions de pathologie expérimentale.

Un mot de développement seulement sur ces propositions.

La *tuberculose* de la *chèvre* et du *mouton* est inconnue ; ces animaux sont à peu près complètement réfractaires à l'inoculation sous-cutanée ; ils succombent rapidement avec une tuberculose miliaire type, à la suite de l'injection intra-veineuse.

De même, il n'existe que de très rares exemples de *chats* contractant naturellement la tuberculose, et cependant l'infection tuberculeuse expérimentale (par la voie digestive) est facile chez cet animal.

Le *cobaye* ne prend certainement pas le *charbon bactéridien* par contagion naturelle : l'inoculation lui confère la maladie à coup sûr.

Réfractaires à la *morve spontanée,* les *bovidés* sont tout aussi réfractaires à la morve expérimentale.

Le *lapin* est devenu par les enseignements de la pathologie expérimentale un réactif différentiel parfait entre le *charbon bactéridien* qui le tue à coup sûr, et le *charbon bactérien* qui n'a aucune action sur lui.

L'*âne* est le réactif le plus sûr, un réactif infaillible de la *morve*, dans les cas douteux.

Le *cobaye* est employé couramment comme un excellent réactif de la *tuberculose :* l'inoculation en fait la pierre de touche expérimentale de l'affection.

Le *cobaye* encore rend les plus grands services quand on se trouve devant une affection porcine épidémique affectant les allures du rouget : si le cobaye succombe à l'inoculation des produits virulents du porc suspect de rouget, on peut affirmer qu'il y a erreur de diagnostic, qu'il s'agit d'une affection autre que le rouget.

En dehors de la preuve bactériologique, à laquelle doit rester le dernier mot, quand il s'agit du diagnostic certain d'une maladie infectieuse, et pour les affections où cette preuve ne peut être faite par suite de notre ignorance actuelle de l'agent, ainsi que pour le praticien qui ne peut s'assurer le secours de la microbiologie, le dia-

gnostic d'une maladie infectieuse par l'expérimentation sur les espèces de choix peut rendre de
grands services en écartant telle ou telle hypothèse,
en affirmant au contraire telle ou telle autre.

Ce n'est pas tout encore, et voici un côté fort
intéressant de l'expérimentation : les diverses
espèces animales susceptibles de prendre expérimentalement une maladie infectieuse ne la prennent pas toutes de la même façon. La *tuberculose*
peut être facilement conférée au cobaye, au lapin
par inoculation sous-cutanée, alors que cette même
inoculation échoue sur le chat qui ne peut être
être infecté que par la voie digestive ; le cheval
échappe à toute tentative d'infection tuberculeuse
expérimentale : seule l'injection intra-veineuse
peut réussir et vaincre son immunité.

Les exemples se multiplieraient aisément pour
les autres maladies ; nous renvoyons le lecteur à
l'exposé que nous ferons de chacune d'elles.

En pathologie infectieuse humaine nous sommes
malheureusement, sauf quelques cas (tuberculose,
morve, charbon), privés de ce mode précieux de
diagnostic.

3. — A) Rechercher et démontrer la présence
d'un micro-organisme dans l'organisme malade ;

B) Caractériser ce microbe par les différentes
réactions dont nous disposons actuellement ;

C) Faire la preuve de son rôle pathogénique réel
et exclusif, en reproduisant la maladie par l'inoculation de ce microbe et de lui seul :

Tel est le troisième terme et le plus important
dans l'étude d'une maladie infectieuse.

A) Il convient donc d'abord de poursuivre la
recherche du microbe dans les tissus, liquides,
sécrétions et excrétions de l'individu (homme ou
animal) qui vient de succomber à la maladie infectieuse ; c'est-à-dire en d'autres termes de faire la

démonstration du microbe, et d'établir ses localisations dans l'organisme.

Deux procédés qui doivent marcher de pair sont usités pour cette recherche :

a. — *L'examen au microscope sur lamelles* des pulpes organiques, des liquides, des sécrétions normales ou pathologiques, etc., et l'*examen histologique* des *coupes* de tissus.

b. — *Les cultures :* avec ces pulpes, ces liquides, ces sécrétions recueillis purement on ensemencera les divers milieux que uous avons énumérés : bouillons, lait, gélatine, gélose, sérum, pomme de terre, etc. La technique de ces opérations a été décrite tout au long dans notre première partie.

Les cultures sur gélatine en plaque fourniront un précieux moyen d'isoler le microbe cherché, dans les produits qui le contiennent, mais associé à des germes étrangers.

Les cultures devront se faire en *présence de l'air* et aussi *dans le vide.*

Le procédé des cultures est infiniment plus délicat, plus sûr que l'examen microscopique sur lamelles et en coupes. Pour peu que l'agent pathogène soit rare dans un milieu donné, seule la culture, qui permettra au germe, fût-il même unique, de se multiplier à l'infini, réussira à faire la preuve de son existence.

Cette recherche du microbe pathogène, soit par l'examen microscopique, soit par les procédés divers de culture, doit toujours se faire dans le délai le plus rapproché de la mort : la putréfaction commençante, en introduisant des micro-organismes étrangers dans les tissus et les humeurs, pourrait donner lieu à des erreurs grossières.

Au cas où l'examen microscopique et la culture feraient reconnaître plusieurs micro-organismes associés, on les isolerait par la culture en plaques, et l'on ferait sur chacun d'eux la série d'opérations démonstratives qu'il nous reste à indiquer.

Le microbe étant démontré dans l'organisme malade il reste à établir ses caractères (B) et à faire la preuve de son rôle pathogénique (C).

B) Les caractères d'un microbe peuvent se ranger sous trois chefs.

1. Les *caractères biologiques* (forme, mobilité, etc., etc.).

2. Les *réactions* vis-à-vis des divers *milieux* de *culture artificiels*.

3. Les *réactions* vis-à-vis des *matières colorantes*.

1. *Caractères biologiques.* — Ils comprennent :

La *forme* du microbe : bacille, microcoque, ou spirille ;

Le *mode de reproduction* (sporulation s'il s'agit d'un bacille, forme et caractères de la spore) ;

La *mobilité* ou l'*immobilité ;*

Le caractère *aérobie*, ou *anaérobie*, ou encore *aéro-anaérobie ;* il faudra déterminer dans ce dernier cas quel est l'état le plus favorable au développement du micro-organisme : la vie en présence de l'air ou à l'abri de l'air ;

La *résistance* à la *chaleur*, au *froid*, à la *lumière*, à la *dessiccation ;* le degré thermométrique auquel le microbe cesse de vivre ; si le micro-organisme a une spore, il faudra déterminer le degré de résistance de cette spore à la chaleur (1).

2. *Réactions vis-à-vis des divers milieux artificiels de culture.* — La série des divers milieux connus

____

(1) L'etablissement complet de ces caractères biologiques d'un microbe a une portée plus haute encore : c'est là que se trouvent les plus solides bases étiologiques d'une maladie infectieuse. En montrant que la spore charbonneuse se conserve dans le sol indéfiniment, résistant à toutes les causes de destruction, et n'attendant que le moment où elle sera absorbée par l'auimal avec ses aliments

devra être passée en revue, car ici intervient un caractère diagnostique important. Certains microbes prennent sur tel ou tel milieu artificiel, et en particulier la gélatine et la pomme de terre, une apparence spéciale qui leur est particulière et est presque pathognomonique : tels le *rouget du porc* dans la gélatine en piqûre, la *morve* sur la pomme de terre, etc.

On devra déterminer les températures les plus favorables au développement, les maxima et les minima auxquels s'arrête ce développement.

3. *Réactions vis-à-vis des matières colorantes et des procédés de coloration.* — On recherchera quelles colorations sont le plus favorables, et ici nous rencontrons encore des caractères diagnostiques d'une réelle valeur. Tel microbe peut se colorer par un procédé qui échoue sur tous les autres : il en est ainsi du bacille de la *tuberculose* et de celui de la *lèpre* qui sont colorés par le procédé d'Ehrlich, alors que tous les autres micro-organismes actuellement connus ne résistent pas à la décoloration par l'acide nitrique à 1/10ᵉ qui est la base de cette méthode.

Un caractère de premier ordre encore est de savoir comment se comporte un microbe traité par les méthodes de Gram ou de Weigert ; on peut d'une *façon schématique* établir dans les micro-organismes pathogènes deux groupes : dans l'un on rangerait ceux qui se colorent par l'une de ces méthodes ou les deux, dans l'autre ceux qui ne peuvent être colorés par elles.

Enfin dans les bains colorants quelques micro-

pour reprendre son cycle vital, Pasteur a établi l'étiologie du charbon sur des bases inébranlables.

En montrant la destruction du vibrion du choléra asiatique par la dessiccation, sa vitalité dans l'eau, les milieux humides, Koch nous a donné la clef étiologique de cette affection.

bes prennent des formes assez remarquables, auxquelles il faut d'ailleurs se bien garder d'attacher une signification diagnostique exagérée : tels les bacilles *granuleux* de la morve et de la tuberculose, les *bacilles en battant de cloche* du charbon bactérien, etc., etc.

C) Il reste enfin, et c'est là la caractéristique la plus importante, à faire la preuve que le microbe que l'on a *trouvé, caractérisé biologiquement, cultivé, coloré*, est bien l'agent pathogène de l'affection en cause, que cette affection est fonction de la vie du microbe et de lui seul. Cette preuve est donnée par l'*inoculation des cultures pures du microbe à l'espèce animale qui présente la maladie spontanée, et par la reproduction typique de cette maladie à la suite de cette inoculation expérimentale.*

Ainsi donc : existence d'un microbe particulier dans l'organisme atteint d'une maladie infectieuse, et localisations anatomiques de cet agent pathogène ; caractères biologiques de ce microbe ; réactions vis-à-vis des milieux de culture et des matières colorantes ; reproduction de la maladie par l'inoculation des cultures pures aux animaux : tel est le cycle que doit parcourir l'étude complète de la microbiologie d'une maladie infectieuse.

Cette étude complète est possible pour quelques maladies infectieuses (tuberculose, morve, charbon bactérien, rouget du porc, charbon symptomatique, etc.); elle est à peine ébauchée ou très incomplète pour quelques autres, et notamment pour les maladies humaines.

Voici par exemple le choléra : l'existence d'un microbe spécial chez le cholérique est démontrée ; les caractères biologiques, les réactions de culture et de coloration de ce microbe sont déterminés et vraiment spéciaux, mais la preuve absolue de l'action pathogène, c'est-à-dire l'inoculation à l'homme ou aux animaux et la reproduction expérimentale de la maladie spontanée, manque. Cependant les caractères bien tranchés du microbe, le fait qu'il ne se trouve que chez le cholérique et là seulement où existent les lésions, c'est-à-dire dans l'intestin, tout cela constitue un faisceau de preuves suffisant en faveur de l'action pathogène du microbe de Koch.

Voici encore la fièvre typhoïde : la preuve finale manque aussi, c'est-à-dire la reproduction de la maladie sur l'homme ; le microbe de la fièvre typhoïde inoculé à quelques animaux leur donne une septicémie mortelle, mais ce n'est là qu'une expérience intéressante, et non décisive; elle ne prouve rien pour la spécificité du microbe. Cependant les caractères tranchés du bacille d'Eberth, sa présence constante dans l'organisme malade, et là seulement, forment un ensemble suffisant, sinon complet pour la démonstration.

Plus incomplètement prouvée encore est l'action pathogène du bacille de la lèpre (bacille de Hansen). Ce bacille ne se cultive pas, et ne produit aucun trouble chez les animaux auxquels on l'inocule. On peut admettre cependant sa spécificité en considérant ses caractères vraiment spéciaux de coloration, et sa présence en quantité innombrable dans les lésions lépreuses, et là seulement.

Il est encore dans l'étude des microbes pathogènes des questions de haut intérêt, mais qui sortent tout à fait du cadre élémentaire de notre Précis : nous voulons parler de la question des substances solubles toxiques (ptomaïnes) sécrétées par les microbes, et des atténuations de virulence, en d'autres termes des *vaccinations*, découvertes qui sont la gloire de l'école française : nous renvoyons nos lecteurs aux communications de M. Pasteur, de M. Chauveau, et aux divers articles de MM. Roux et Chamberland pour les notions sur ces belles études.

Voici dans ses lignes générales le plan élémentaire que nous suivrons dans l'exposé des quelques maladies infectieuses que nous passerons en revue : *ce plan est conçu de façon à pouvoir être répété presque complètement dans les laboratoires d'étude.*

Nous indiquerons d'abord pour une maladie donnée quelles espèces animales sont soumises à la contagion naturelle, quelles autres sont réfractaires; puis en quelques mots nous dirons les voies de la contagion naturelle.

Nous ferons ensuite connaître les principales données de pathologie expérimentale de l'affection, c'est-à-dire quels animaux sont susceptibles d'être infectés expérimentalement. Nous indiquerons l'espèce animale qui doit être considérée comme le meilleur réactif expérimental de l'affection. Nous dirons ensuite quels sont les animaux *réfractaires*, ce qui, dans l'espèce, ne présente pas, on le sait, un moindre intérêt.

Les diverses manières d'infecter expérimentalement les animaux, celles qui conviennent exclusivement à telle ou telle espèce, seront indiquées.

Arrivant alors à l'agent pathogène, nous décrirons ses localisations dans l'organisme, ses caractères biologiques, ses réactions vis-à-vis des matières colorantes et des cultures.

Enfin nous terminerons par un rapide résumé où les caractères diagnostiques du microbe seront condensés.

A ces points principaux nous joindrons accessoirement quelques lignes sur les lésions causées par la maladie spontanée, sur les phénomènes symptomatiques et les lésions de la maladie expérimentale.

Ce cadre ne sera pas toujours rempli, il s'en faut ; dans les affections exclusives à l'homme il y aura plus d'une lacune, ce qui se conçoit sans qu'il soit besoin d'insister.

Nous n'admettrons dans notre description que les maladies dont la preuve *bactérienne est aujour- d'hui indiscutable, rejetant toutes celles qui ne pré- sentent pas un caractère de certitude absolue.*

Notre classification est des plus simples.

I. *Maladies microbiennes communes aux animaux et à l'homme.*

II. *Maladies microbiennes spéciales aux animaux.*

III. *Maladies microbiennes spéciales à l'homme.*

Dans notre second groupe nous établirons une division. Des maladies microbiennes des animaux quelques-unes sont purement expérimentales, c'est-à-dire que créées de toutes pièces par l'expéri- mentation, elles ne sont jamais le produit de l'in- fection naturelle : telle la septicémie des souris, etc. Ces maladies expérimentales sont nombreuses ; nous n'avons nulle intention de les passer toutes en revue, mais seulement d'en donner, en présentant quelques types bien définis, un aperçu suffisant.

Ceci dit, voici l'énumération des maladies que nous étudions.

Maladies microbiennes communes à l'homme et aux animaux : charbon bactéridien ; — tuberculose ; — morve ; — septicémie de Pasteur ; — actinomy- cose ; — les suppurations.

Maladies microbiennes spéciales aux animaux : charbon bactérien (charbon symptomatique) ; —cho- léra des poules ; — rouget du porc ; — farcin du bœuf ; — mammite contagieuse des vaches laitières ; — mammite gangréneuse des brebis (araignée) ; — septicémie spontanée du lapin (inédit).

Maladies expérimentales : septicémie des souris ; — tétragénus.

Maladies microbiennes spéciales à l'homme : choléra; — fièvre typhoïde; — pneumonie — lèpre; — diphthérie.

Avant d'entrer en matière, nous croyons bon de dire quelques mots de certains microbes *non pathogènes*, mais dont l'étude présente quelqu'intérêt pratique à trois points de vue.

a) L'étude de ces microbes, généralement simple et typique, familiarisera les débutants avec les procédés de la microbiologie.

b) Ces microbes viennent souvent souiller les cultures; ils doivent être reconnus et distingués des microbes pathogènes.

c) Enfin ces microbes peuvent offrir parfois une analogie apparente assez grande avec quelques espèces pathogènes : tel le bacillus subtilis qui présente quelque ressemblance avec la bactéridie charbonneuse.

CHAPITRE PREMIER

MICROBES NON PATHOGÈNES.

I. Bacille du lait bleu (*Bacillus syncianus*).

Ce microbe a la propriété de colorer le lait en bleu. C'est un petit bacille droit, mobile, fin, pourvu de spores.

Il pousse rapidement dans les bouillons, sur la gélatine qu'il ne liquéfie pas, ainsi que sur la gélose. Il donne sur ces milieux solides et transparents une culture blanche au début, puis légèrement bleutée par transparence. En vieillissant, les cultures deviennent un peu brunes.

Enfin sur pomme de terre il pousse très bien et produit une culture bleu foncé, très abondante. Il se colore facilement dans les solutions hydro-alcooliques.

II. Bacille de la pomme de terre (*Kartoffelbacillus*).

Sur les pommes de terre, préparées pour la culture et incomplètement stérilisées, il se forme parfois en peu de temps une pellicule grisâtre au début, mamelonnée, ridée, qui ne tarde pas à envahir toute la pomme de terre. En vieillissant, la culture brunit. Cette pellicule est due à la pullulation du *Kartoffelbacillus*.

Ces bacilles munis de spores sont mobiles. Ils liquéfient la gélatine et forment alors un dépôt blanc nuageux qui reste en suspension dans le liquide.

III. Bacterium termo.

Bacilles gros, mobiles, bacilles vulgaires de la putréfaction, formant sur les liquides en putréfaction une sorte de pellicule, ce qui indique leur avidité pour l'oxygène.

Ils poussent aisément sur tous les milieux de culture liquides ou solides, en présence de l'air.

Ils donnent sur gélatine une culture blanche qui ne tarde pas à liquéfier. Ils se cultivent également bien sur le sérum, la gélose et la pomme de terre où ils donnent une culture blanc sale.

Dans les bouillons ensemencés avec le *bacterium termo*, il se produit à la surface une pellicule mince, résultant de l'amoncellement des bacilles.

IV. Bacillus subtilis.

Ce micro-organisme est très intéressant à étudier, car sa morphologie, ses réactions de coloration, ses caractères de cultures même, le rapprochent objectivement du *bacillus anthracis*, dont le sépare d'ailleurs absolument sa réaction expérimentale : le bacillus subtilis *n'est pas pathogène*.

Le *bacillus subtilis* est très répandu. On le trouve dans l'eau, dans la poussière, mais surtout à la surface des plantes, des graminées. Aussi est-il communément appelé *bacille du foin*.

Il est très simple de se procurer le bacillus subtilis, voici le procédé qu'il convient d'employer à cet effet :

Prenez un ballon stérilisé dans lequel vous verserez une quantité d'eau distillée suffisante pour le remplir à moitié. Placez-y ensuite un peu de foin coupé en petits fragments. Alcalinisez le liquide Bouchez le ballon avec un tampon d'ouate et exposez-le dans l'autoclave à + 100° pendant un quart d'heure environ : vous obtiendrez ainsi une décoction d'un beau jaune d'or. Transvasez *purement* une partie du liquide dans un ballon Pasteur *stérilisé* et portez à l'étuve (37°). En deux ou trois jours le bouillon sera trouble et recouvert le plus souvent d'une pellicule qui résulte de l'amoncellement des bacilles à la surface du liquide.

Dans cette décoction de foin, le bacillus subtilis examiné *sans coloration* apparaît sous forme d'un bâtonnet, morphologiquement semblable à la bactéridie charbonneuse, mais *mobile*, à extrémités arrondies et « armé à ses deux extrémités d'un flagellum ou cil extrèmement fin » (Strauss).

La coloration du B. *subtilis* est simple ; les solutions hydroalcooliques, le bleu de Löffler, le procédé de Gram lui conviennent également.

CULTURES. — Si l'on sème dans du bouillon le bacillus subtilis, « on voit le liquide se troubler dans sa totalité au bout de quelques heures, puis présenter à sa surface un voile sec qui peu à peu s'épaissit et devient rugueux (I. Strauss) ».

Semé en *piqûre* dans la *gélatine*, il forme une culture blanche qui ne tarde pas à liquéfier la gélatine ; sur la *pomme de terre* il se développe rapidement et donne lieu à une pellicule visqueuse, luisante, blanc jaunâtre.

Dans les cultures, le bacillus subtilis prend comme la bactéridie charbonneuse la forme filamenteuse, et comme celle-ci encore il se *sporule*.

Le meilleur moyen de prendre une idée exacte de la spore est l'examen à l'état frais sans coloration ; les spores apparaissent dans le corps du filament sous forme de petits corps ovoïdes, réfringents. Les spores « débordent un peu la membrane de la cellule mère, étant plus larges qu'elle, tandis que les spores du *bacillus anthracis* y sont nettement inscrites ».

V. De quelques microbes de l'air.

Nous n'avons pas à rappeler ici même sommairement les expériences fondamentales de Pasteur

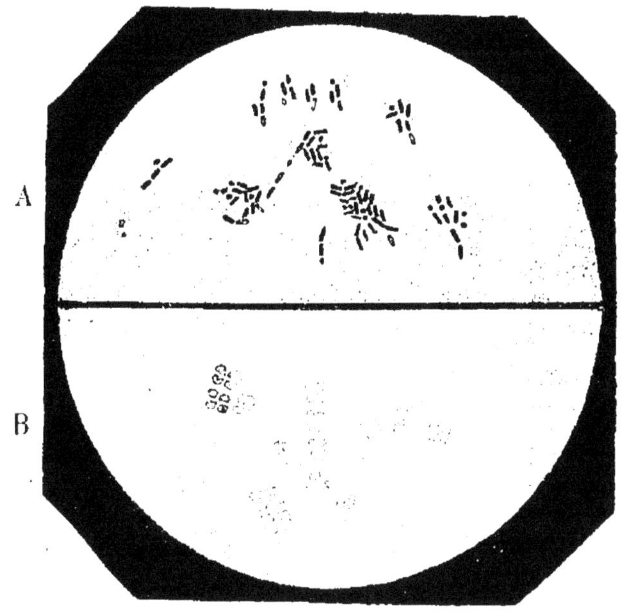

Fig. 41.

A, vert d'eau (non liquéfiant). Leitz, oc. 3, obj. 1/12.
B, *Sarcina lutea*. Culture. Leitz, oc. 3, obj. 1/12.

sur la présence des microbes dans l'air, non plus que les méthodes de numération et d'isolement de ces microbes imaginées récemment par Duclaux, Miquel, Straus, Pietri, Hesse, etc.

Ce que nous voulons mettre plus particulièrement en lumière, c'est l'envahissement des milieux de culture insuffisamment stérilisés ou insuffisamment protégés par les microbes vulgaires de l'air ; en même temps nous décrirons quelques-uns de ces organismes, ceux qui se rencontrent le plus fréquemment à la surface des cultures exposées à l'air.

Exposez à l'air pendant quelques instants une plaque de gélatine, une pomme de terre préparée pour la culture ; stérilisez insuffisamment les divers milieux de culture solides ou liquides ; ouvrez sans précaution un tube de culture, un matras : vous verrez au bout d'un temps plus ou moins long se développer sur ces milieux des organismes de l'air :

Bacilles et *microcoques* formant sur les milieux solides des colonies chromogènes de nuances variées *blanches, jaunes, grises ;*

Champignons et *moisissures* de couleur blanche, noire, rosée, etc., à chevelu délicat et élégant (*aspergillus niger, albus*, etc., etc.).

Il serait superflu et fastidieux de passer en revue tous ces organismes ; un mot seulement des plus remarquables d'entre eux.

A. *Micrococcus prodigiosus.* — Ce microbe est très intéressant à connaître à cause de la couleur *rouge sang* qu'il produit sur les différents milieux de culture.

Il se développe spontanément sur le blanc d'œuf et sur le pain.

On le rencontre accidentellement sur les cultures de gélatine en plaques où il forme des colonies roses.

Il pousse dans les bouillons. Il pousse dans la gélatine qu'il liquéfie et donne par piqûre une culture d'abord blanche, puis rose et enfin rouge sang.

Quand tout le cylindre gélatineux est liquéfié, la culture se dépose au fond du tube sous forme d'un sédiment *rouge sang*. Il se cultive également sur gélose où il donne sa couleur caractéristique.

Sur pomme de terre, il produit une belle culture rose, qui, par la suite, devient peu à peu *rouge sang*.

B. *Micrococcus luteus*. — On le rencontre dans la gélatine et sur les pommes de terre où il donne des cultures *jaune citron*.

C. *Micrococcus aurantiacus*. — Un peu plus rare que le *luteus;* on le voit également sur les pommes de terre : ses cultures sont d'un beau *jaune doré*.

D. *Sarcina lutea*. — Cette sarcine se trouve dans l'air. Elle vient dans quelques cas souiller les milieux de culture.

Les sarcines sont presque toujours agglomérées : elles forment ainsi de grandes zooglées. Les éléments qui composent chacune d'elles sont ovoïdes, très réfringents, immobiles, réunis entre eux de telle façon qu'ils forment un cube.

Les sarcines jaunes se colorent très facilement; mais le plus souvent les colorations se font en masse, de sorte qu'il est impossible d'observer les détails. Pour arriver à un bon résultat, il faut employer des solutions hydro-alcooliques très faibles. Le brun de Bismarck et la vésuvine en solutions légères donnent d'excellents résultats.

Le Gram et le Weigert ne colorent pas la sarcine jaune.

Rien n'est plus aisé que de cultiver les sarcines jaunes.

Elles poussent en présence de l'air dans les bouillons. Sur la gélatine qu'elles liquéfient, et la gélose, elles forment à la surface, du jour au lendemain, un enduit blanc, épais, qui en deux ou trois jours devient *jaune serin*. Sur la gélatine en plaques, elles donnent des colonies rondes et jaunes.

Enfin, sur la pomme de terre, elles produisent **une** couche épaisse, luisante, qui prend avec le temps la teinte caractéristique.

VI. Microbes de l'eau.

Un mot seulement à ce sujet. L'eau de source prise au point d'émergence est pure, elle ne renferme aucun micro-organisme, ainsi que l'ont démontré les premiers travaux de Pasteur. Les autres eaux contiennent des micro-organismes en nombre plus ou moins grand suivant leur degré de souillure. De ces micro-organismes la plupart ne sont pas pathogènes ; nous savons cependant que l'eau peut servir de véhicule aux bacilles de la fièvre typhoïde et du choléra.

Les divers microbes que contient une eau seront facilement isolés par la méthode de Koch (cultures sur plaques). Nous ne voulons entrer dans aucun détail à ce sujet, ni mentionner les divers perfectionnements que cette technique a reçus, non plus que les procédés de numération des colonies usités dans nos laboratoires.

Indiquons rapidement un certain nombre d'espèces chromogènes banales que contiennent à peu près toutes les eaux.

A. et B : deux bacilles à réaction chromogène verte sur la gélatine et la gélose : l'un d'eux liquéfie la gélatine, l'autre non.

C. Un bacille à réaction violette (liquéfie la gélatine).

D. Un bacille à réaction chromogène rouge dans la gélatine qu'il liquéfie, etc., etc.

CHAPITRE II

MALADIES MICROBIENNES COMMUNES A L'HOMME ET AUX ANIMAUX.

I

CHARBON BACTÉRIDIEN

FIÈVRE CHARBONNEUSE. — SANG DE RATE, ETC.

I. Historique.

La découverte de la bactéridie charbonneuse est due à Davaine et Rayer. Les points principaux de l'histoire de cette affection ont été établis par Davaine, Koch, Pasteur, Chamberland et Roux.

Le lecteur trouvera dans le livre de Straus : « Le charbon des animaux et de l'homme, » un exposé magistral de toute la question.

II. Charbon bactéridien spontané (1).

Le charbon bactéridien est une maladie commune aux animaux et à l'homme.

(1) Il est bien entendu que ce terme *spontané* appliqué à une maladie microbienne quelconque indique l'affection contractée par contagion naturelle et non artificielle. Le terme « *spontané* » s'oppose ainsi au terme « *expérimental* ou *inoculé* ».

a) Charbon spontané des animaux. — La voie d'introduction naturelle du charbon chez l'animal est le tube digestif : c'est en ingérant avec leurs aliments des bactéridies sous la forme de spores que les animaux prennent le charbon.

Des animaux domestiques, les uns sont *doués de réceptivité* pour le charbon ; les autres sont *réfractaires* à la maladie.

Les animaux de la première catégorie sont : le *mouton*, le *bœuf*, le *cheval;* le mouton et le bœuf offrent une réceptivité plus grande que le cheval.

Les animaux réfractaires sont le *chien*, le *chat*, le *porc*, les *oiseaux*, etc., etc.

L'immunité naturelle peut cependant être vaincue dans certaines circonstances rares et toutes spéciales. Il existe des faits authentiques de charbon chez des porcs et chez des chiens qui avaient mangé de la viande ou des viscères d'animaux charbonneux; dans la plupart de ces cas, la maladie affectait la forme d'*angine* ou de *glossanthrax*. M. Nocard a cité l'exemple d'un chat qui mourut d'une amygdalite bactéridienne.

b) Charbon spontané de l'homme. — L'organisme humain ne constitue pas un milieu très favorable au développement de la bactéridie; l'homme peut cependant contracter le charbon de trois façons différentes :

1° Par inoculation cutanée accidentelle : blessure, piqûre, excoriation de la peau chez les individus qui manient les cadavres charbonneux (vétérinaires, bergers, bouchers, équarrisseurs) ou les peaux d'animaux morts de charbon (tanneurs, mégissiers).

L'accident initial dans cette forme, qui est la plus fréquente, est la *pustule maligne*.

2° Par les voies digestives : c'est le *charbon intestinal*, résultant de l'ingestion de substances souillées de bactéridies ou de spores charbonneuses (viandes charbonneuses, etc., etc.).

3° Par les voies respiratoires : c'est le *charbon pulmonaire*, forme rare, décrite chez les chiffonniers de Vienne, et chez les trieurs de laine de Bradford en Angleterre (Woolsorters' disease), qui est évidemment le résultat de la pénétration dans les voies respiratoires de poussières chargées de spores charbonneuses.

Les lésions macroscopiques trouvées à l'autopsie d'un sujet charbonneux (homme, mouton, bœuf, cheval, etc.) sont identiques dans leurs traits principaux, ceux-ci étant d'ailleurs plus ou moins accusés suivant l'espèce : *sang* noir, poisseux, incoagulable ; veines gorgées de sang et congestions viscérales diverses ; *rate* énorme, noire, diffluente ; *muqueuses de l'intestin grêle, du gros intestin, parfois de l'estomac*, parsemées d'ecchymoses noirâtres, et de saillies d'aspect furonculeux, noirâtres, brunâtres ou verdâtres, ulcérées ou non, en partie gangrenées ; *poumon* présentant des foyers congestifs ou apoplectiques ; *putréfaction* rapide du cadavre, etc., etc.

Le sang, les pulpes organiques et la rate au premier rang, la moelle osseuse, les ganglions, etc., sont virulents.

III. Charbon expérimental. — Charbon inoculé.

a) *Réceptivité des diverses espèces pour le charbon expérimental.* — Il y a divers moyens de conférer le charbon aux animaux d'expérience : *l'infection par les voies digestives, l'inoculation intra-vasculaire, l'inoculation sous-cutanée.*

L'infection par les voies digestives reproduit le mode de contagion naturelle ; sauf pour certaines expériences, elle ne présente pas un grand intérêt.

Le véritable mode expérimental, le mode de pratique courante est l'*inoculation sous-cutanée*.

Les animaux réagissent à son égard d'une façon très variable, qu'il est bon d'indiquer rapidement.

Le *mouton* prend le charbon inoculé avec la même facilité que le charbon spontané : le *bœuf*, si sensible au charbon spontané, oppose au charbon inoculé une grande résistance ; le *cheval* prend mieux que le bœuf le charbon inoculé.

Le *porc adulte* résiste à l'inoculation charbonneuse, le *porcelet* succombe ; les *chiens* et les *chats* adultes sont entièrement réfractaires à l'inoculation, tandis qu'on peut à la rigueur vaincre la résistance des jeunes sujets, des jeunes chats, plus encore que des jeunes chiens.

Les *oiseaux*, à l'exception de très jeunes sujets, sont insensibles à l'inoculation charbonneuse : on peut cependant par un dispositif spécial arriver à triompher de leur immunité : c'est ainsi qu'en plongeant partiellement une poule pendant douze à quinze heures dans l'eau courante on abaisse sa température et on la rend apte à contracter le charbon inoculé (Pasteur).

Les véritables *réactifs expérimentaux* du charbon sont, en dehors du mouton : le *lapin*, la *souris* et *surtout* le *cobaye* : ce seront là les animaux d'élection du laboratoire pour toute recherche *expérimentale* ou *diagnostique*, portant sur le charbon ; ce seront les véritables réactifs du charbon.

Assez résistants à l'infection par la voie intestinale, la souris, le lapin et surtout le cobaye prennent admirablement le charbon inoculé.

b) *Inoculation.* — L'inoculation sous-cutanée se pratique à l'aide de la seringue de Pravaz : on choisit de préférence pour lieu d'inoculation chez le mouton, le lapin, la souris, le cobaye, la face interne de la jambe. La *matière d'inoculation* est

très variable : culture virulente; pulpes de rate,
de ganglions, de foie, moelle osseuse, etc., broyées
et délayées dans du bouillon ou de l'eau stérilisés, et passées sur le papier filtre.

c) *Symptômes et lésions du charbon expérimental.* —
Au bout de dix à quinze heures on voit, chez le
lapin, la souris, le cobaye, « un empâtement œdémateux assez prononcé, facile à sentir par la palpation, se développer au point d'inoculation ; en
même temps la température centrale de l'animal
s'élèvera d'un ou deux degrés. Les autres symptômes
accusés par les animaux sont insignifiants; ils continuent à manger et à se bien porter en apparence
jusqu'à quelques heures avant la mort ; celle-ci
survient ordinairement trente-six à quarante
heures après l'inoculation chez le cobaye, quarante-
huit à soixante heures chez le lapin. Elle est précédée d'une courte période pendant laquelle l'animal paraît inquiet, change souvent de place, urine
fréquemment; la respiration s'accélère ; l'animal
devient comme indifférent et assoupi; il ne cherche
plus à fuir, et quand il le fait c'est avec des mouvements incertains et mal coordonnés. Puis il
tombe dans une sorte de coma; la respiration
devient plus superficielle, et il meurt après quelques légères convulsions, et une température
centrale fortement abaissée, à 34°, à 32°; quelquefois à 30° » (Straus).

C'est dans les dernières heures de la vie seulement que les bactéridies apparaissent dans le
sang : il sera facile de s'assurer de leur présence
en prenant de temps à autre quelques gouttes du
sang de l'oreille et en examinant ce sang par les
procédés que nous indiquerons ci-dessous.

« A *l'autopsie* on ne trouve plus à la peau de
trace de la piqûre d'inoculation; mais à ce niveau,
dans une étendue parfois fort grande, le tissu

cellulaire sous-cutané est le siège d'une infiltration œdémateuse tout à fait caractéristique; c'est un œdème gélatineux, tremblotant, transparent, à peine teinté de rouge, rappelant un peu la consistance du corps vitré de l'œil » (Strauss).

Cet œdème est d'autant plus prononcé que la survie a été plus longue.

« Les ganglions lymphatiques correspondant à la région inoculée sont augmentés de volume, rouges, ecchymotiques, entourés d'une zone d'œdème. »

La rate est tuméfiée, diffluente, le foie est vivement congestionné; les poumons sont hypérémiés ainsi que les reins, etc. Il est à remarquer, et c'est un point intéressant, que les lésions intestinales, qui sont de règle dans le charbon spontané, manquent le plus souvent dans le charbon inoculé.

IV. La bactéridie charbonneuse (bactéridie de Davaine). Sa recherche dans les liquides et les tissus organiques de l'animal charbonneux.

a) Le SANG. — Le sang doit être autant que possible pris dans le cœur, et examiné dans le plus bref délai après la mort : l'examen se fera *sans coloration*, et *avec coloration*.

Examen sans coloration. — Si l'on dépose sur une lamelle une goutte de sang charbonneux, et qu'on la porte sous le microscope (grossissement de 400 à 500 diamètres, sans éclairage Abbe), « on aura sous les yeux le spectacle saisissant si bien décrit en quelques mots par M. Pasteur :

« Des globules rouges, plus ou moins agglutinés, coulant comme une gelée un peu fluide, des globules blancs en nombre plus grand que dans le sang normal et des bâtonnets qui nagent dans le sérum limpide. » Ces bâtonnets sont droits, flexibles, cylindriques, immobiles, homogènes comme du verre. Les uns paraissent constituer un bâtonnet unique, les autres sont formés de deux ou trois articles (rarement davantage) placés bout à bout, séparés par une scissure nette, l'adhérence des segments contigus ne se faisant plus que d'une façon lâche et souvent par un des angles seulement. L'épaisseur des bâtonnets est d'environ 1 à 25 μ; la longueur est très variable, entre 5 et 20 μ. Tel est l'aspect que présente le *bacillus anthracis*, examiné dans le sang ou dans les autres produits charbonneux frais, sans autre mode de préparation. » (Straus.)

Examen avec coloration. — Le sang charbonneux se colore bien par les diverses méthodes de *coloration simple* exposées dans le chapitre VI. On pourra placer la lamelle sur laquelle le sang a été étalé dans une solution hydro-alcoolique de violet de gentiane, de fuchsine, de rubine, de bleu de méthyle.

La solution bleue de Löffler donne aussi d'excellents résultats : les bactéridies apparaissent en bleu foncé, les globules en vert pâle.

Les méthodes de double coloration de Gram et de Weigert donnent d'excellentes préparations ; la coloration du fond, c'est-à-dire ici des globules, doit être faite à l'éosine : les bacilles teints en violet foncé tranchent bien sur les globules colorés en rose.

Les examens avec coloration de la bactéridie charbonneuse doivent se faire au grossissement de 4 à 500 diamètres avec l'éclairage Abbe.

b) Œdème gélatineux du charbon expérimental au point d'inoculation. — On trouvera dans cet œdème, examiné avec ou sans coloration, des bactéridies en petite quantité, beaucoup plus longues que dans le sang.

c) Pulpes organiques. — Les pulpes de rate, de foie, de poumon, de ganglions, la moelle osseuse seront examinées sur lamelles par coloration *simple* ou *double*.

On traitera les lamelles par les solutions hydro-alcooliques de violet de gentiane, de fuchsine, de

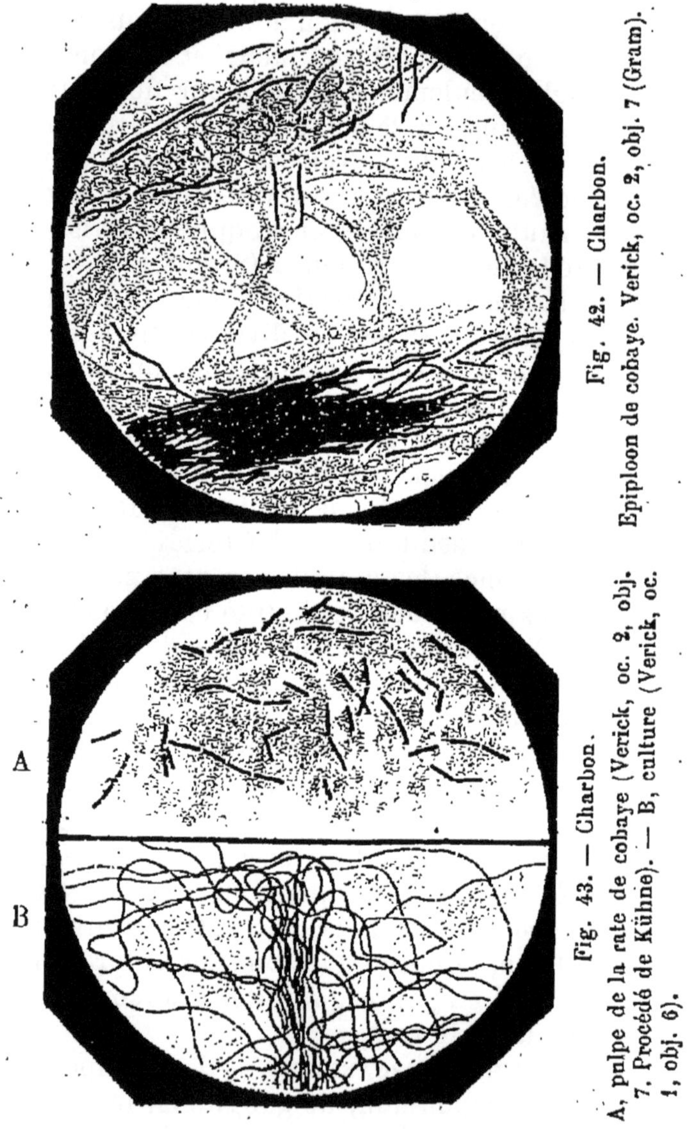

Fig. 42. — Charbon. Epiploon de cobaye. Verick, oc. 2, obj. 7 (Gram).

Fig. 43. — Charbon. A, pulpe de la rate de cobaye (Verick, oc. 2, obj. 7. Procédé de Kühne). — B, culture (Verick, oc. 1, obj. 6).

rubine, de bleu de méthyle, par le bleu de Löffler quand on voudra faire la coloration simple.

La coloration double se fera par la méthode de Gram ou de Weigert, le fond sera coloré à l'éosine, au brun de Bismarck ou au carmin.

d) Les divers organes du sujet charbonneux seront examinés en *coupes histologiques* : les organes à choisir seront le foie, le poumon, le rein, la rate, l'intestin. Ces coupes seront traitées par les méthodes de double coloration de Gram ou de Weigert, qui réussissent également bien; la méthode de Gram a plus de finesse. Les bactéridies apparaissent en violet foncé au milieu du tissu coloré en rose par le carmin, ou l'éosine, ou en brun pâle par le brun de Bismarck.

Une préparation fort intéressante est celle du *mésentère* des sujets charbonneux : rien ne met mieux en lumière la localisation vasculaire de la bactéridie. On obtient dans ces préparations une véritable injection bactéridienne des petits vaisseaux de l'organe. Voici comment se fera la préparation (1) : sur un disque excavé en son milieu (une tranche prise sur un bouchon de liège et dont on excavera toute la surface intérieure remplira parfaitement le but), on charge une portion de mésentère, en évitant les vaisseaux de trop gros calibre. On détache du reste du mésentère la partie de cette membrane chargée sur le disque, et on la passe au mélange d'éther et d'alcool à parties égales. On la plonge ensuite dans le violet de Gram pendant une demi-heure.

On détache alors la membrane colorée en violet du disque qui la supportait; on la divise en plusieurs fragments qu'on passe à la solution iodo-iodurée et qu'on porte ensuite dans l'alcool absolu jusqu'à décoloration. On achève en colorant à l'éosine et on monte comme une coupe.

(1) Il est avantageux de choisir pour cette préparation un *sujet maigre*.

11*

Le mésentère peut être aussi traité par la méthode de Weigert : on commence par en charger la portion choisie sur un disque comme il est dit ci-dessus, et on traite ensuite cette partie de la membrane par la méthode de Weigert.

Lorsque la préparation est bien réussie, les vaisseaux se détachent en fines traînées violettes dans lesquelles on distingue une quantité innombrable de bactéridies sur le fond rose de la membrane.

V. Culture de la bactéridie charbonneuse.

Aérobie, la bactéridie se cultive en présence de l'air à toute température de 16 à 43°. La température la plus favorable est de 30 à 35°.

La bactéridie se développe dans les milieux liquides et sur les milieux solides transparents et opaques : gélatine, gélose, pomme de terre.

On choisira de préférence pour *semence* le sang, ou la pulpe de rate et de ganglion.

a) Culture de la bactéridie charbonneuse dans les milieux liquides. *Urine.* — C'est dans l'urine neutre que M. Pasteur fit ses premières cultures de bactéridie. Le bouillon doit être préféré.

Bouillons. — Tous les bouillons, qu'ils soient faits de viande de poule, de mouton, de veau, de bœuf, etc., se prêtent bien à la culture de la bactéridie. — Le bouillon, ensemencé avec une goutte de sang ou de pulpe organique charbonneuse, est mis à l'étuve à la température convenable.

« Au bout de quelques heures, on voit des flocons ténus nager dans le liquide ; ces flocons grossissent et conservent une certaine cohésion, de sorte qu'ils résistent à une légère agitation imprimée au liquide qui reste limpide dans leur intervalle. Dans les heures suivantes ces flocons deviennent assez volumineux pour former comme un nuage au sein du liquide. Cet aspect floconneux de la culture de la bactéridie dans le bouillon est **caractéristique**. « Après quelques jours de séjour à l'étuve, le bouillon dans lequel a poussé la bactéridie a légèrement bruni et est redevenu limpide, et sur le fond du vase s'est déposée une fine poussière qui se soulève quand on agite le liquide » (Straus).

b) CULTURE DE LA BACTÉRIDIE DANS LA GÉLATINE. — La bactéridie *liquéfie la gélatine;* la culture ne doit se faire qu'en piqûres ou en plaques : elle donne une apparence parfois assez caractéristique.

La gélatine étant ensemencée par piqûre, et laissée à la température du laboratoire, « au bout d'un jour on la verra se fluidifier à la partie supérieure, et de haut en bas, en même temps qu'il s'y forme des flocons blancs, d'où partent presque toujours de fins filaments enchevêtrés et ramifiés qui donnent à la culture une apparence arborescente » (Straus).

Après un certain temps, la gélatine est fluidifiée dans toute sa hauteur, et les flocons blancs formés par les bactéridies tombent au fond.

« Cultivée sur la gélatine étalée en couche mince sur une plaque de verre (culture sur plaques de Koch), la bactéridie charbonneuse se développe sous forme de colonies arrondies qui, examinées à un faible grossissement, présentent au centre un aspect filamenteux enchevêtré; à la périphérie de la colonie, ces filaments sont assez régulièrement onduleux » (Straus).

c) CULTURE DE LA BACTÉRIDIE SUR LA GÉLOSE. — Sur la gélose en strie, à l'étuve, la bactéridie se développe bien en 24 à 48 heures sans apparence caractéristique.

d) CULTURE DE LA BACTÉRIDIE SUR POMME DE TERRE. — La bactéridie donne sur la pomme de terre, à l'étuve, en 24 ou 48 heures, des colonies sèches

blanches; lorsque les colonies sont assez rapprochées pour arriver à fusionner, la pomme de
terre semble recouverte d'une couche crémeuse.

EXAMEN DES CULTURES DE CHARBON. MORPHOLOGIE ET
COLORATION DE LA BACTÉRIDIE CULTIVÉE. — Dans
l'organisme, la bactéridie n'a que la *forme bacillaire;* dans les cultures, elle prend deux nouvelles
formes : la *forme filamenteuse,* et la *forme sporulaire.*

Les cultures seront examinées *sans coloration* et
avec coloration.

Examen sans coloration — Dans une goutte de
culture mise sur une lamelle (après dilution dans
le bouillon stérilisé, s'il s'agit de culture sur gélose ou sur pomme de terre), et portée sous le
microscope, on « aperçoit des *filaments* extrêmement longs, cylindriques, non ramifiés, ondulés,
tordus quelquefois les uns sur les autres et enchevêtrés comme des paquets de cordes. Ces filaments
paraissent homogènes dans toute leur longueur,
sans trace de séparation transversale, sauf sur
les points où il existe des ruptures » (Strauss).

L'apparence filamenteuse de la bactéridie est
très saisissante déjà au bout de 24 heures dans les
cultures en bouillon séjournant à l'étuve. Dès cette
époque parfois les *spores* apparaissent, mais elles
sont plus nettes et plus nombreuses au bout de
quelques jours. A cette époque « beaucoup de filaments paraissent remplis de noyaux réfringents,
un peu allongés; quelques-uns sont encore dans
des filaments très nets, quelques autres forment
des chaînes où on reconnait la forme des filaments
qui leur ont donné naissance, mais où le contour
a disparu; d'autres enfin sont tout à fait libres et
flottent dans le liquide. Ces noyaux sont les germes, les spores ou graines de la bactéridie » (Chamberland, *Charbon et vaccination charbonneuse*).

Examen avec coloration. — Les cultures de bactéridie charbonneuse se colorent bien par les différents procédés de coloration simple exposés au chapitre VI ; les solutions hydro-alcooliques de violet de gentiane, de fuchsine, de rubine, de bleu de méthyle donnent de belles colorations des lamelles chargées des produits de culture charbonneuse. Nous recommandons le bleu de Löffler et surtout la solution hydro-alcoolique de bleu de méthylène très légère qui donne des préparations très fines.

Les méthodes de Gram et de Weigert réussissent bien, et la méthode de Gram grossit moins les éléments et a plus de finesse ici que la méthode de Weigert.

La constitution des *filaments* est bien mise en lumière par les couleurs. « On constate que les filaments sont formés par une gaine hyaline délicate, renfermant une rangée de masses protoplasmiques cubiques ou allongées ; celles-ci sont séparées les unes des autres par des cloisons transversales et chacune d'elles représente une cellule végétative » (Straus).

Les spores restent incolores dans les filaments, quelle que soit la méthode de coloration employée, coloration simple ou méthode de Gram et Weigert.

On a proposé de faire une double coloration des filaments sporifères dans lesquels le corps de la bactéridie et la spore prendraient alors une couleur différente, de façon à mettre en évidence sur les préparations colorées le germe de la bactéridie.

Le procédé consiste à traiter les lamelles par la méthode d'Ehrlich : la lamelle passée six à sept fois dans la flamme est mise pendant vingt-quatre à quarante-huit heures dans la solution rouge d'Ehrlich (1) ; on décolore par le mélange d'alcool et d'acide nitrique au 1/10e ; on lave à l'eau et on co-

(1) Il est bon de placer le verre de montre qui contient le bain colorant où plonge la lamelle à l'étuve à 30-35°.

lore à nouveau dans une solution hydro-alcoolique de bleu de méthylène. Les filaments sont colorés en bleu, les spores apparaissent en rouge dans l'intérieur du filament.

Cette méthode est infidèle, et ne réussit que dans un petit nombre d'essais ; la meilleure manière d'observer les spores est la préparation fraîche, sans coloration.

VI. Résumé des caractères de la bactéridie charbonneuse.

La bactéridie charbonneuse est aérobie ; elle est immobile dans les liquides organiques et dans les cultures. Dans l'organisme elle ne se présente que sous la forme bacillaire. Dans les cultures elle prend la forme filamenteuse et se sporule. Elle se cultive sur tous les milieux artificiels, et la température la plus favorable est de 30° à 35°. Elle fluidifie la gélatine, prend une apparence caractéristique dans le bouillon, moins caractéristique, mais encore assez spéciale, sur la gélatine et la pomme de terre. Elle se colore par les méthodes de Gram et Weigert.

II

TUBERCULOSE

I. Historique.

A Villemin revient incontestablement l'honneur d'avoir démontré la virulence de la tuberculose (1865). R. Koch a, dans ces dernières années (1882), découvert le bacille de la tuberculose, dont il a pleinement démontré le rôle pathogène : il n'est que juste de donner à ce bacille le nom de bacille de Koch.

Récemment MM. Nocard et Roux ont fait faire à la technique des cultures du bacille de Koch, jusque-là fort imparfaite, un pas décisif.

II. Tuberculose spontanée.

La tuberculose est une maladie commune à l'homme et aux animaux.

L'*homme* est extrèmement sensible à la tuberculose spontanée, et la maladie affecte chez lui les allures les plus variées. L'organe préféré de la tuberculose humaine est assurément le poumon, où l'affection se montre sous diverses formes : phtisie aiguë (granuleuse ou pneumonique) et phtisie chronique. La tuberculose peut aussi se localiser chez l'homme, et souvent pendant un temps fort long, à d'autres organes (bouche, pharynx, larynx, intestin, testicule, cerveau, os, articulations, etc.). La terminaison habituelle de ces tuberculoses locales est la propagation au poumon.

Enfin il existe une forme aiguë de *tuberculose généralisée* qui conduit rapidement à une terminaison funeste, et dans laquelle tous les viscères sont couverts de granulations tuberculeuses : cette forme (granulie d'Empis) est tantôt primitive, et tantôt secondaire, terminant l'évolution d'une tuberculose locale quelconque.

La tuberculose a chez l'homme pour porte d'entrée principale les voies respiratoires, et c'est le crachat du phtisique, chargé de bacilles de Koch, qui constitue le plus grand danger de contagion tuberculeuse pour l'homme sain.

Dans quelques cas rares la tuberculose peut provenir d'une inoculation accidentelle.

Elle peut, plus fréquemment, être contractée par la **voie** digestive : c'est ainsi que l'usage du lait cru provenant d'une vache atteinte de mammite tuberculeuse offre pour des jeunes enfants un réel danger ; théoriquement on peut admettre que la viande d'animaux tuberculeux puisse offrir quelques dangers, mais seulement dans des circonstances absolument exceptionnelles. Enfin on a quelques raisons de penser que l'infection tuberculeuse peut se produire par la voie génitale.

Tuberculose spontanée des animaux. — Des espèces animales domestiques, les unes sont spontanément tuberculisables, avec un plus ou moins grand degré de fréquence, les autres sont réfractaires à la tuberculose spontanée.

Parmi les animaux de la première catégorie il faut citer :

Le *bœuf au premier rang ;*

Le *porc* à un degré beaucoup moindre que le bœuf ;

Le *cheval*, dont la tuberculose a été longtemps niée : la maladie est en effet rare chez lui ;

Le *chien* jouit lui aussi d'une grande immunité ; la tuberculose peut cependant se rencontrer chez cet animal ;

La tuberculose spontanée du *chat* est de toute rareté ; une des figures de cet ouvrage atteste cependant que le chat peut dans des circonstances tout à fait exceptionnelles se tuberculiser ;

Les oiseaux de basse-cour deviennent assez fréquemment tuberculeux dans les conditions naturelles.

Les *animaux réfractaires* sont le *mouton* et la *chèvre* : « Je n'ai pas observé un seul cas de tuberculose naturelle chez ces animaux » (Nocard).

Le cheval et surtout le chien et le chat, s'ils ne sont pas absolument réfractaires, peuvent à bon droit être considérés, nous l'avons vu, comme relativement très peu prédisposés à la tuberculose spontanée.

Chez le *bœuf* la tuberculose est surtout pulmonaire, ce qui indique que la porte d'entrée est *principalement respiratoire;* les poumons, les plèvres, les ganglions bronchiques sont le siège principal des lésions tuberculeuses, qui, dépassant d'ailleurs le thorax, portent aussi sur les ganglions mésentériques, sous-lombaires et du bord convexe de l'intestin, sur le foie et sur les organes lymphoïdes de l'intestin (follicules clos et plaques de Peyer), sur la rate à un moindre degré, et rarement sur le rein.

La tuberculose peut dans quelques cas chez le bœuf porter exclusivement sur les voies digestives (ganglions mésentériques, intestins, foie, rate, péritoine), les poumons restant absolument sains : l'infection se fait dans ces cas par les voies digestives.

Porc. — Peut-être faut-il rapporter à la tuberculose la maladie désignée sous le nom de *scrofule du porc.* En tout cas la tuberculose pulmonaire existe chez le porc, si rare y soit-elle (Nocard).

Cheval. — La tuberculose équine se présente sous deux types distincts :

« Le premier type de beaucoup le plus fréquent se rattache à la tuberculose abdominale : hypertrophie énorme des ganglions mésentériques et sous-lombaires, de la rate et du foie; ulcérations profondes et étendues des plaques de Peyer..... Il est hors de doute que, dans cette forme de la maladie, l'infection s'est faite par les voies digestives; ce qui le prouve encore, c'est le peu de gravité et l'âge peu avancé des lésions pulmonaires qui surviennent à la dernière période de l'affection..... Dans le deuxième type, la tuberculose paraît avoir débuté d'emblée par le poumon; au moins les ganglions bronchiques et le poumon semblent-ils seuls atteints » (Nocard). La lésion se présente sous une forme singulière : « On croirait avoir affaire à une néoplasie, à un sarcome, par exemple, qui se serait généralisé à *toute la trame* du poumon. »

C'est seulement chez les *chiens* vivant au contact de tuberculeux, chez les chiens léchant les produits d'expectoration de leurs maitres tuberculeux, que la tuberculose s'observe.

C'est à l'alimentation par un lait suspect que devait être rapportée la tuberculose du jeune *chat* dont une figure de ce livre montre les lésions hépatiques.

Chez les *oiseaux de basse-cour*, la règle est « que les lésions sont confluentes sur les organes annexes du tube digestif : le foie, la rate, l'intestin sont le plus souvent farcis de lésions tuberculeuses énormes et calcifiées ; il est exceptionnel que le poumon soit envahi ; quand il l'est, c'est à la dernière période de la maladie, et les foyers sont beaucoup moins nombreux que ceux du foie et de la rate » (Nocard). L'infection se fait par les voies digestives, l'animal picorant des produits tuberculeux d'expectoration humaine, ou des produits d'excrétion intestinale tuberculeux rejetés par d'autres oiseaux de la même basse-cour atteints par la maladie ; parfois aussi la tuberculose provient de ce que les animaux sont nourris avec des issues venant d'animaux tuberculeux.

La tuberculose affecte parfois chez les volailles une forme toute particulière éminemment dangereuse pour le consommateur : « L'animal est en bon état de chair ; le foie, un peu volumineux et pâle, semble en voie d'infiltration graisseuse; on n'y trouve pas trace de ce piqueté blanchâtre qui caractérise le premier stade du développement des

tubercules » et cependant ce foie est rempli de
bacilles de Koch.

Produits virulents de l'organisme tuberculeux. —
Toutes les *lésions tuberculeuses*, les *crachats* et le *je-*
tage de l'homme et des animaux tuberculeux sont
virulents.

La virulence du *sang* est absolument-exception-
nelle et passagère. — Nous tenons pour parfaitement démontré par les expériences de Nocard,
expériences relatées au Congrès de la Tuberculose
de 1888, que les *muscles* d'un animal tuberculeux
ne sont virulents que dans des cas tout aussi exceptionnels que le sang, et d'une façon tout aussi
passagère. — Le *lait* ne contient le bacille de Koch
qu'autant qu'il provient d'une mamelle tuberculeuse.

III. Tuberculose expérimentale.

Il existe bien des manières de conférer la tuberculose aux animaux. On peut y réussir par :

1. *Inoculation sous-cutanée* (1).
2. *Inoculation intrapéritonéale.*
3. *Inoculation intravasculaire.*
4. *Inoculation dans la chambre antérieure de l'œil.*
5. *Infection par les voies digestives* (2).

Les *matières d'inoculation* sont très diverses :
on peut faire usage de crachats ou de jetage tuberculeux, de pus tuberculeux, de pulpes d'organes tuberculeux (ganglions, rate, foie, moelle osseuse) écrasées et diluées dans de l'eau ou du
bouillon stérilisés, enfin de cultures pures.

L'inoculation sous-cutanée peut être pratiquée
avec *un quelconque de ces produits;* il en est de

---

(1) L'*inoculation superficielle*, à la lancette, est un moyen presque
inefficace de conférer la tuberculose.

(2) Nous omettons les *inhalations* de matières tuberculeuses, qui
ne sauraient entrer dans la pratique courante.

même de l'infection par la voie digestive, qui sera réalisée en faisant ingérer à l'animal avec ses aliments le produit virulent choisi, jetage, crachat, pus, pulpe organique, etc.

Mais l'inoculation intrapéritonéale, l'injection intravasculaire, l'inoculation dans la chambre antérieure de l'œil, réclament des produits virulents d'une pureté absolue : il faudra donc rejeter le jetage, les crachats, le pus, et n'utiliser que les pulpes organiques pures et les cultures ; en outre pour les injections intravasculaires le virus, s'il s'agit de pulpes organiques, devra être soigneusement filtré avant d'être introduit dans le vaisseau.

Les diverses espèces animales réagissent de façons différentes vis-à-vis de la tuberculose expérimentale et ses divers procédés.

Les *équidés* sont entièrement réfractaires aux inoculations sous-cutanées : c'est à peine si l'inoculation donne lieu à une légère lésion locale. L'injection intravasculaire donne à l'âne, ainsi que M. Chauveau l'a montré, une tuberculose pulmonaire semblable à la granulie de l'homme, mais il faut, pour saisir la lésion, sacrifier l'animal du vingt-cinquième au trentième jour, car cette tuberculose expérimentale guérit naturellement.

Le *porc*, le *chien*, le *chat* sont absolument réfractaires à l'inoculation sous-cutanée ; l'infection par les voies digestives réussit mieux, surtout chez le chat.

Le *mouton* est réfractaire à l'inoculation sous-cutanée comme à la tuberculose spontanée. Il prend cependant la tuberculose par infection digestive, et l'injection intravasculaire lui donne une belle granulie pulmonaire.

Les *oiseaux de basse-cour* sont réfractaires aux inoculations sous-cutanées et à l'infection expérimentale par les voies digestives. L'inoculation intravasculaire leur confère une tuberculose toute spéciale sur laquelle nous reviendrons ci-dessous.

La pratique de laboratoire, la pratique courante des recherches d'étude ou de diagnostic, ne portera guère sur les animaux que nous venons de passer en revue; ces animaux en effet sont réfractaires à l'inoculation sous-cutanée, et ne sont tuberculisables que par le mode tout spécial, et d'une technique un peu malaisée, de l'injection intravasculaire, ou par l'infection digestive, qui exige trop souvent des doses énormes et prolongées de matières virulentes et est en somme assez infidèle.

Les véritables animaux de pratique courante sont le *lapin* et le *cobaye*. Le cobaye est un réactif de la tuberculose bien supérieur au lapin : c'est le véritable *réactif pratique* de cette affection :

La maladie sera conférée aux lapins et aux cobayes :

1° Par inoculation sous-cutanée;

2° Par inoculation intrapéritonéale.

Symptômes et lésions de la tuberculose inoculée au lapin et au cobaye. — Les symptômes majeurs sont l'amaigrissement et la cachexie progressive : ce sont les seuls qu'on puisse noter dans les cas d'inoculation intrapéritonéale. Lorsque l'inoculation a été sous-cutanée, on note chez le cobaye un abcès tuberculeux au point d'inoculation (chez le lapin l'accident initial est moindre), et parfois des abcès dans les ganglions accessibles à l'examen.

La durée de la survie est variable : elle est de trente à quarante jours dans les cas d'inoculation intrapéritonéale; un peu plus longue et assez variable dans les cas d'inoculation sous-cutanée.

Autopsie. — Les lésions sont subordonnées au mode d'inoculation et à l'espèce de l'animal.

Chez le cobaye, le virus suit une marche toujours identique. Si l'*inoculation est pratiquée à la face interne de la cuisse*, ce sont d'abord les lymphatiques de cette région qui s'enflamment ; puis consécutivement les ganglions inguinaux s'engorgent et suppurent. Le virus franchissant successivement les différentes barrières que lui oppose chaque masse ganglionnaire envahit bientôt une grande partie du système lymphatique ; les ganglions sous-lombaires et mésentériques s'hypertrophient, la rate se montre parsemée d'une multitude de points blanc-grisâtre renfermant de la matière caséeuse, qui parfois triplent, quintuplent ou décuplent son volume. Il en est de même pour le foie, quoique les lésions y soient rarement aussi accusées que dans la rate.

Si *l'inoculation est pratiquée à l'oreille*, ce sont d'abord les ganglions prépharyngiens qui sont pris, puis les ganglions bronchiques et enfin le poumon. Ce dernier présente des myriades de points blanchâtres analogues à ceux que nous avons signalés dans le foie et la rate.

Chez le lapin, inoculé dans le tissu sous-cutané, quand l'expérience réussit, « l'évolution de la maladie est bizarre, et semble subordonnée à la susceptibilité individuelle. Ainsi on a vu des sujets chez lesquels l'inoculation *à la lancette* d'une petite quantité de matière tuberculeuse déterminait une tuberculose effroyable, tandis qu'à côté l'inoculation d'un produit très virulent produisait une maladie insidieuse et très lente » (Nocard).

L'inoculation intrapéritonéale donne chez le cobaye et le lapin une tuberculose des organes abdominaux : foie, rate, ganglions, mésentère.

Tuberculose expérimentale du lapin et des volailles par injection intra-vasculaire. — Lorsqu'on injecte dans la veine de l'oreille du lapin ou dans la veine du bras des volailles la pulpe d'un organe tuberculeux finement broyée, diluée et passée sur le filtre, ou une culture pure du bacille de Koch, on obtient une tuberculose toute spéciale que Nocard et Roux ont fait connaître, et qui rappelle entièrement, chez les volailles, cette forme de tuberculose spontanée où le tubercule anatomique faisant en apparence tout à fait défaut, certains organes, comme le foie, sont farcis de bacilles de Koch.

Les symptômes sont marqués par un amaigrissement rapide et extraordinaire : les animaux perdent pendant l'évolution de la maladie la moitié ou le tiers de leur poids ; chez les coqs et les poules la crête pâlit, devient anémique, flasque, flétrie ; elle prend, à l'approche de la mort, une teinte violacée. Les animaux succombent en quinze à vingt jours.

A l'autopsie il n'y a pas ordinairement trace de tubercule macroscopique ; le foie est hypertrophié, la rate est énorme ; chez les volailles elle acquiert souvent un volume qui égale dix fois et plus le volume normal ; et ces deux organes ainsi que la moelle des os renferment des myriades de bacilles de Koch.

IV. Recherche du bacile de Koch dans les tissus organiques et les produits de sécrétion pathologiques.

Une seule et même technique convient à l'examen de tous les produits qui contiennent le bacille de Koch : jetage, crachats, pus, pulpes tuberculeuses, coupes d'organes, cultures : nous allons exposer cette technique en tête de cet article.

Depuis que Koch, par l'emploi du bleu de méthylène et de la vésuvine, eut démontré nettement l'existence des bacilles de la tuberculose, les procédés imaginés pour colorer ces bacilles se sont multipliés pour ainsi dire à l'infini. Peu de temps après la découverte de Koch, Ehrlich fit connaître un procédé auquel son nom est resté attaché.

Fränkel imagina un procédé de coloration rapide des crachats; Gibbes, Van Ermengem, Neelsen, Ziehl, Lubimoff ont indiqué de bonnes méthodes; enfin les techniques de Weigert et de Kühne conviennent aussi à la coloration du bacille de Koch.

De tous ces procédés celui d'Ehrlich est sans contredit le meilleur; celui de Lubimoff donne aussi de bons résultats. Nous conseillons au lecteur de s'en tenir à ces deux méthodes.

Celle d'Ehrlich a été indiquée au chapitre vi : le lecteur s'y reportera. Voici maintenant la méthode de Lubimoff :

« Dans 20 centimètres cubes d'eau on introduit $0^{gr},5$ de cristaux d'acide borique, dont on hâte la solution en versant 15 grammes d'alcool absolu. Lorsqu'il ne reste plus que quelques cristaux non dissous, on ajoute $0^{gr},5$ de fuchsine (rubine) qui se dissout par l'agitation. On obtient ainsi un liquide qui se conserve et est toujours prêt pour l'emploi, sans filtration nouvelle » (Duclaux in *Annales Pasteur*).

Les lamelles couvertes du produit tuberculeux seront plongées dans le bain colorant qui sera chauffé pendant quelques minutes. On décolore dans une solution d'acide sulfurique à 1/5, on lave à l'alcool, et on fait la double coloration dans une solution alcoolique saturée de bleu de méthylène; on lave et on monte.

« Pour colorer les tissus, on les chauffe pendant une ou deux minutes dans un bain de matière colorante qu'on porte presqu'à l'ébullition; on leur fait passer quelques secondes dans un bain d'alcool; puis on les immerge pendant une ou deux minutes, suivant leur épaisseur, dans la dilution (à 1/5) d'acide sulfurique; on lave à l'alcool, et on plonge une demi-minute ou une minute dans

une solution alcoolique saturée de bleu de méthylène étendue de trois fois son volume d'eau distillée » (Duclaux, ibid.). On déshydrate et on monte.

Le bacille de Koch peut être coloré par la méthode d'Ehrlich en rouge ou en violet; les autres
éléments de la préparation seront colorés en brun

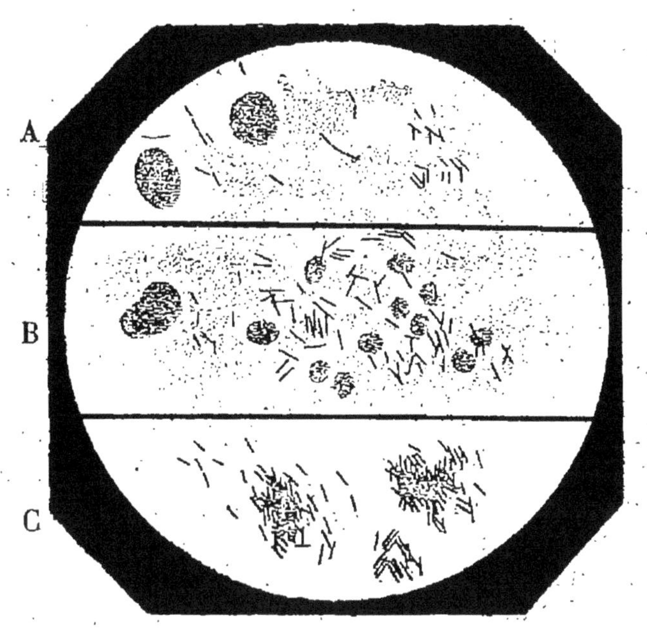

Fig. 44. — Tuberculose.

A, Crachats de phthisique. Leitz, oc. 3, obj. 1/12.
B, Tuberculose du cheval. Pulpe de ganglion. Même grossisse-
ment.
C, Culture. Même grossissement.

(vésuvine ou brun de Bismark), en bleu, ou en rouge.

Le procédé de Lubimoff colore le bacille en
rouge; les autres éléments seront teints en bleu
ou en brun.

Avec ces deux procédés il sera toujours aisé
d'obtenir une belle préparation des bacilles de Koch.

La méthode d'Ehrlich possède encore un précieux avantage : c'est une *méthode diagnostique*, et lorsqu'on soupçonne la nature tuberculeuse d'une lésion donnée, il faut d'abord soumettre les pièces à ce procédé : *tout bacille qui se décolore, traité par la méthode d'Ehrlich, n'est pas le bacille tuberculeux; seuls jusqu'ici les bacilles de Koch et de la lèpre se colorent par cette méthode.*

Le bacille de la tuberculose est d'une extrême finesse; il nécessite pour être vu dans tous ses détails les forts grossissements des objectifs à immersion homogène et l'éclairage Abbe. Dans les coupes il sera de toute utilité d'examiner d'abord à un faible grossissement : les amas bacillaires apparaissent comme des masses informes rouges ou violettes au milieu du tissu : leur topographie sera ainsi parfaitement saisie; l'emploi des forts grossissements renseignera ensuite sur la forme des bacilles formant les amas.

La longueur des bacilles de Koch est assez variable suivant les cas; leur apparence diffère également dans une même préparation ou d'un cas à un autre; c'est ainsi que tantôt le bacille est coloré uniformément, tantôt au contraire il est parsemé de zones claires qui alternent avec les zones colorées; en d'autres termes il est *granuleux* : c'est un caractère qui le rapproche beaucoup du bacille de la morve, qui lui ressemble encore par sa finesse.

V. Culture du bacille de Koch (1).

Nous ne parlerons que pour mémoire du procédé de Koch, qui n'a plus aujourd'hui qu'un intérêt historique. Koch cultivait le bacille de la tuberculose sur le sérum du sang de bœuf ou de mou-

(1) V. Nocard et Roux, *Annales de l'Institut Pasteur*, n° 1, 1887.

ton. On sait assez quelles difficultés présentait cette culture, et à quels résultats peu satisfaisants elle aboutissait dans les cas heureux. Koch déclarait lui-même qu'il n'y avait pas à espérer que la culture du bacille de la tuberculose jouât un très grand rôle dans l'étude de la maladie.

En 1885 Nocard fit faire un premier pas à la réussite des cultures du bacille de Koch en indiquant le milieu suivant : « sérum additionné avant la gélatinisation d'une petite quantité de peptone (1 p. 100), de chlorure de sodium (0,25 p. 100) et de sucre de canne (0,25 p. 100).

Enfin en 1887 MM. Nocard et Roux ont donné la formule définitive des milieux sur lesquels le bacille de la tuberculose pousse abondamment : ils ont montré que l'addition de glycérine aux milieux ordinaires (sérum, gélose, bouillon) rend ces milieux aptes à nourrir parfaitement le bacille de Koch.

Le bacille de la tuberculose ne vit et ne se multiplie qu'en présence de l'air : c'est un aérobie pur.

Il ne pousse sur les milieux de culture qu'à la température de l'étuve : « La température la plus favorable paraît être celle de 39°; à 35°-37° la croissance est plus lente. » Toute culture à la température ordinaire du laboratoire échoue.

La semence doit être choisie avec soin; il faut une *tuberculose jeune à bacille vigoureux;* les anciens produits tuberculeux ne donnent aucun résultat.

Les pulpes d'organes (rate, ganglions, moelle osseuse, foie) de lapins ou de volailles tués par l'injection intravasculaire du virus tuberculeux (voir ci-dessus) donnent d'excellentes semences qui échouent rarement. Cependant, même dans ces cas, il faudra s'attendre à des échecs : la mise en train de la culture du bacille de Koch reste toujours une opération délicate.

La pulpe qui doit être semée sera soigneusement

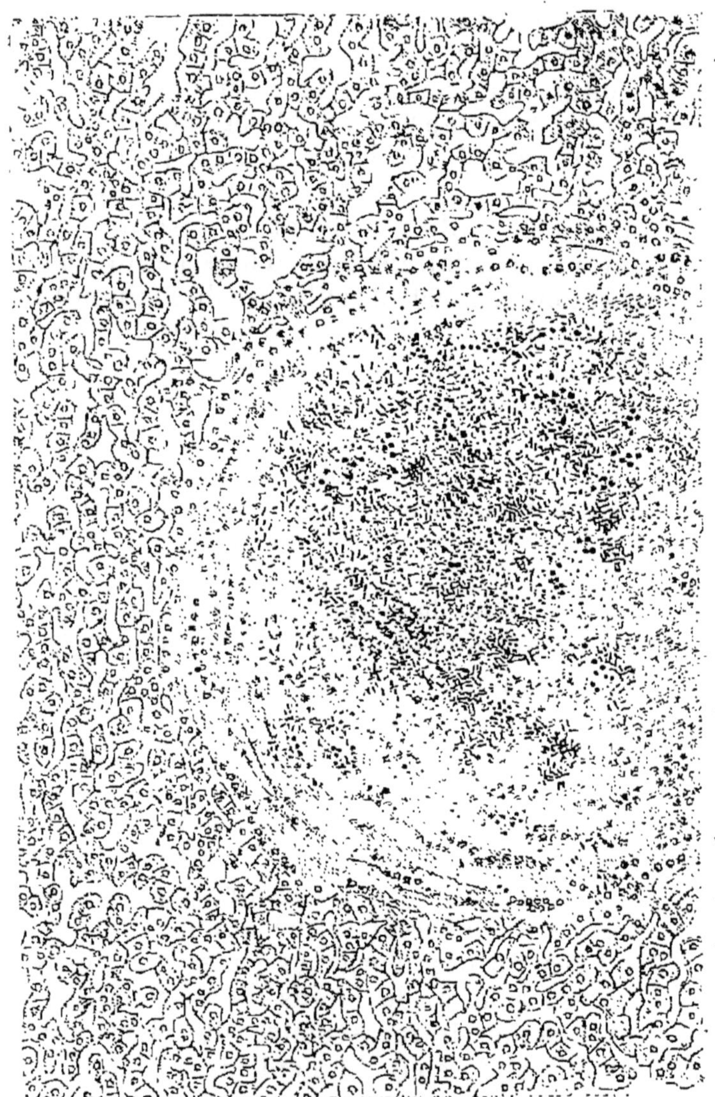

Fig. 45. — Foie de chat tuberculeux. Verick, oc. 2, obj. 2
(tube non tiré).

broyée dans la pipette où elle aura été recueillie.

(voir chap. III) : cette opération préliminaire est absolument indispensable pour mettre en liberté le bacille emprisonné dans les tissus.

Les milieux de culture du bacille de Koch sont :

1. Le sérum glycériné et le sérum glycériné peptonisé ;

2. La gélose glycérinée ;

3. Le bouillon peptonisé glycériné ;

4. Le sérum, la gélose, le bouillon *peptonisés, glycérinés,* et *glycosés.*

1. *Sérum glycériné.* — *Sérum glycériné et peptonisé.* — « L'addition de la glycérine au sérum ne complique guère la technique : dans un **ballon pipette** renfermant un poids connu de sérum **pur**, on aspire une quantité de glycérine stérilisée à 115° à l'autoclave, représentant 6 à 8 p. 100 du poids total. On mélange en agitant, et l'on distribue dans des tubes à essai que l'on porte ensuite dans l'étuve à gélatinisation. Le sérum glycériné et peptonisé donne encore de meilleurs résultats ; pour le préparer on dissout la peptone neutre à **froid** dans la glycérine dans la proportion de 20 p. 100, et la solution stérilisée à l'autoclave est **mélangée** au sérum comme nous venons de le dire. Pour solidifier le sérum glycériné, il faut une température plus élevée que pour le sérum pur, 75° à 78° environ, suivant la proportion de glycérine. Le milieu ainsi préparé est d'ailleurs très beau, aussi transparent que la gélatine de sérum ordinaire » (Nocard et Roux).

2. *Gélose glycérinée.* — « Il suffit d'ajouter 6 à 8 p. 100 de glycérine à la gélose nutritive **préparée de la** façon ordinaire, pour en faire un bon terrain pour le développenent du microbe de la tuberculose. »

3. *Bouillon peptonisé glycériné.* — On ajoute au bouillon peptonisé 5 p. 100 de glycérine stérile.

4. On obtiendra les meilleurs résultats en additionnant le sérum, la gélose, le bouillon de :

1 p. 100 de peptone.
6 p. 100 de glycérine.
2 p. 100 de glycose.

C'est là le meilleur terrain, celui sur lequel le bacille de Koch pousse le plus abondamment (Nocard et Roux). Les Allemands emploient la dextrine de préférence à la glycose; tout en étant d'ailleurs très favorables à la culture, les milieux dextrinés ne présentent aucun avantage sur les milieux glycosés.

D'une façon générale, la *première mise en train* d'une culture du bacille de Koch est difficile, et demande un temps variable, toujours assez long; mais les passages successifs, les séries de cultures soit sur le milieu premier, soit sur un quelconque des autres milieux appropriés, deviennent aisés, et se font plus vite et plus abondamment : il semble qu'il y ait une sorte d'acclimatement du bacille à la culture artificielle ; quand le bacille s'est une première fois accommodé d'un milieu artificiel, il devient aisément cultivable sur tous les milieux propices.

Culture du bacille de Koch sur le sérum gylcériné- peptonisé-glycosé. — Ce milieu est excellent pour la mise en train de la première culture; il est inférieur à la gélose et au bouillon pour les cultures successives. — Au bout de quelques jours, à la température de l'étuve, la culture est « épaisse, saillante, mamelonnée, d'un blanc mat, et jaunit un peu avec le temps; elle n'a rien d'analogue à la couche sèche, maigre, écailleuse, qui caractérise la culture sur sérum ordinaire. Si quelques bacilles tombent dans le liquide rassemblé au fond du tube, ils s'y développent en petits flocons qui augmentent bientôt de volume (Nocard et Roux).

Les tubes de sérum ensemencés avec le bacille de

Koch et placés à l'étuve doivent être coiffés d'un capuchon de caoutchouc.

Culture du bacille de Koch sur la gélose glycérinée-peptonisée-glycosée. — La culture sur gélose glycérinée peut se faire en *piqûre*, en *strie* et enfin en *plaque*.

« Lorsqu'on sème par piqûre un tube de gélose glycérinée, comme on le fait pour un tube de gélose, la culture se fait le long de la piqûre, *seulement dans les parties les plus superficielles, et il n'y a pas de développement dans la profondeur ;* à la surface la culture s'étale sous forme d'une plaque saillante, épaisse, blanche d'abord, puis jaunâtre, ensuite d'aspect mamelonné, à bords irrégulièrement dentelés » (N. et R.).

La culture en strie sur la gélose glycérinée est infiniment plus favorable que la culture en piqûre. Inférieure peut-être au sérum pour la mise en train d'une première culture, « la gélose glycérinée convient surtout pour les séries de cultures successives, qui se font ainsi avec une régularité parfaite et dans un temps relativement court ; en quinze jours le développement est plus abondant que sur le sérum après plusieurs semaines. Si la semence a été étalée en couche régulière à la surface de la gélose glycérinée, le développement se fait en une nappe blanchâtre, d'égale épaisseur, qui devient un peu jaunâtre à la longue. Lorsque la semence est irrégulièrement répartie, la couche présente des trainées plus épaisses aux points où la semence était plus abondante ; si peu de bacilles ont été semés, ils se développent isolément en donnant de petits amas tuberculeux... L'aspect des cultures est gras et humide, demi-transparent » (N. et R.).

Les tubes de gélose glycérinée ensemencés doivent être placés à l'étuve munis d'un capuchon de caoutchouc.

« Les avantages de la gélose glycérinée sont

faciles à comprendre. Elle est facile à préparer; elle peut être stérilisée à 115° en une seule fois, dans l'autoclave; en quelques heures on peut en faire une provision aussi grande qu'on veut. Son aspect est non seulement plus plaisant à l'œil, mais sa transparence permet la photographie des cultures qui se détachent nettement sur son fond légèrement ambré. De plus elle rend possible l'emploi des cultures sur plaques » (N. et R.).

Cette culture sur plaques se fait, suivant la méthode de Roux, « dans des tubes de verre longs de 25 à 30 centimètres et larges de 2 à 3 centimètres (V. chapitre IV). Une petite quantité de gélose glycérinée est introduite au fond des tubes que l'on ferme avec un tampon de coton et que l'on stérilise à l'autoclave à 115°. Pour les utiliser il suffit de faire fondre la gélose et de l'ensemencer alors qu'elle est encore liquide. On agite vivement, et on couche le tube sur un plan horizontal; la gelée nutritive s'étale et se moule sur la paroi inférieure du tube. Elle est ainsi répartie sur une grande surface, et si l'ensemencement a été convenablement fait, les colonies qui se développeront seront parfaitement isolées. La couche solide doit être mince pour que l'on puisse facilement examiner les colonies au microscope à travers le verre. Le tube est fermé avec un capuchon de caoutchouc, et il peut rester à l'étuve aussi longtemps que l'on veut sans qu'il se dessèche.

« En deux ou trois semaines on obtient ainsi dans l'intérieur du milieu de belles colonies isolées du bacille de la tuberculose en partant de cultures pures, de façon à étudier leur aspect. Elles se présentent tout d'abord avec une forme arrondie; elles sont transparentes au centre, et à contour net; à mesure qu'elles grandissent, elles deviennent brunes et compactes. »

Culture du bacille de Koch dans le bouillon peptonisé-glycériné-glycosé. — C'est un excellent milieu où « le bacille de la tuberculose venant d'une culture sur terrain solide se développe abondamment dans l'espace de huit à dix jours. Il apparaît d'abord sous forme de petits flocons très ténus qui se rassemblent sur le fond du flacon à culture. Ces flocons se désagrègent facilement si on les agite. Ils s'accroissent rapidement et, si on les laisse en repos, au bout de quinze jours à trois semaines, le fond du vase est couvert de flocons volumineux, rappelant un peu ceux de la bactéridie charbonneuse, mais plus consistants et plus difficiles à désagréger.

« Si le bouillon glycériné est ensemencé avec de la matière tuberculeuse prise sur un animal, la croissance des bacilles est plus lente que si la semence avait été prélevée sur une culture dans un milieu glycériné. Dans ces conditions, il faut un mois pour avoir un développement sérieux. Cependant, en ajoutant au bouillon glycériné un peu de l'albumine de l'œuf, nous avons eu une culture manifeste, en partant de la tuberculose du lapin, au bout de cinq jours; le huitième jour, elle était tout à fait abondante.

« Les cultures successives dans les milieux liquides se font facilement et en conservant leurs caractères. Le développement, très appréciable le huitième ou le dixième jour, est considérable au bout de deux ou trois semaines. »

Examen des cultures du bacille de Koch. — L'examen se fera sur lamelles par la technique indiquée ci-dessus.

« Les bacilles provenant de cultures sur *sérum* ou *gélose* glycérinés gardent parfaitement la couleur. Ils ont le même aspect que ceux qui croissent sur le sérum pur, mais ils sont un peu plus gros. Ils sont plus courts que ceux que l'on trouve dans les crachats et dans les produits tuberculeux pris sur l'homme et sur les animaux. Dans les premiers jours de la culture, ils sont homogènes et se colorent dans toutes leurs parties. A mesure que la culture vieillit, les bacilles les plus anciens prennent moins fortement la couleur. Dans une culture vieille de plusieurs mois, nous avons rencontré des formes plus longues qu'à l'ordinaire; quelques-unes d'entre elles présentaient comme un bourgeon latéral branché presque à angle droit sur le bacille principal, et terminé quelquefois par un renflement à son extrémité » (N. et R.).

L'examen des *cultures dans le bouillon peptonisé-glycériné-glycosé* donne les résultats suivants : « Les flocons paraissent formés par des bacilles enchevètrés, bien colorés, et un peu plus petits que ceux qui croissent sur les terrains solides. Plus tard, ils semblent grossir un peu; en vieillissant ils se colorent d'une façon moins intense, et l'on aperçoit dans leur intérieur des grains plus foncés, soit au nombre de deux, un à chaque extrémité, soit au nombre de trois, deux aux extrémités, un au milieu du bacille. Un bacille n'a quelquefois qu'un grain, soit au bout, soit avant son milieu; parfois aussi on en voit plusieurs répartis dans toute sa longueur. Ces grains qui ont tout à fait l'aspect de spores deviennent plus nombreux et plus nets avec l'âge des cultures » (N. et R.).

Culture du bacille de Koch sur la pomme de terre. — On doit au docteur Pawlowsky, de Saint-Pétersbourg, la connaissance d'un procédé de culture du bacille de Koch sur la pomme de terre (Voir *Annales Pasteur*, 1888).

On prépare des tubes à pomme de terre de

Roux (V. chapitre IV) et « les surfaces des tranches ainsi préparées sont ensemencées soit avec des cultures pures de bacilles de la tuberculose, soit avec des tissus tuberculeux (1). On fait pénétrer la semence dans la substance de la pomme de terre par des frictions avec une spatule de platine ». Les tissus tuberculeux seront soigneusement broyés, triturés comme nous l'avons indiqué ailleurs et ensemencés par friction avec la spatule de platine.

Les *tubes ensemencés seront fermés à la lampe* à leur partie supérieure, et placés dans l'étuve à + 39°.

La culture commence à être apparente dès le douzième jour ; au vingtième, elle est **caractéristique**. « La surface ensemencée est sèche, blanchâtre, lisse, moins consistante et se laisse facilement enlever par le raclage avec la spatule. Par sa couleur blanchâtre et sa sécheresse, elle se distingue nettement des parties non ensemencées de la pomme de terre, qui sont jaunes, plus fermes, grenues et humides. La multiplication des bacilles se fait dans les couches superficielles. La culture ne s'élève que peu au-dessus de la surface de la pomme de terre.

« Après un mois, les cultures sont très abondantes ; elles sont très manifestes même dans les tubes ensemencés avec des aiguilles de platine. Au bout de cinq à six semaines, elles se présentent comme un enduit blanchâtre qui, dans quelques tubes, prend l'aspect de granules blanc-grisâtre, de la dimension d'une tête d'épingle. Ces granules s'observent surtout au tiers inférieur de la pomme de terre. »

(1) L'auteur n'a pu cultiver sur la pomme de terre que la moelle des os d'un lapin inoculé avec une culture sur gélose glycérinée. Les quelques essais tentés avec des tuberculoses d'autres provenances n'ont pas réussi.

Les cultures sur pommes de terre peuvent se faire en séries d'une pomme de terre sur l'autre : le développement a lieu en deux ou trois semaines.

VI. Résumé des caractères du bacille de Koch.

Aérobie, le bacille de Koch ne se développe qu'à la température de l'étuve (35° à 40°). Sa culture, toujours difficile, ne réussit bien que sur des milieux solides ou liquides additionnés de 6 à 8 p. 100 de glycérine. Il se colore, entre autres méthodes, par un procédé d'élection, le procédé d'Ehrlich, qui jusqu'ici ne réussit qu'avec le bacille de Koch et celui de la lèpre.

D'une extrême finesse, la bacille de la tuberculose présente souvent, après coloration, un aspect granuleux remarquable.

III

TUBERCULOSE ZOOGLŒIQUE

Le *tubercule*, en tant que lésion anatomo-pathologique macroscopique ou microscopique (abstraction faite dans ce dernier examen des bactéries pathogènes), est loin d'être caractéristique de la *tuberculose* proprement dite. La *morve* donne lieu à des lésions tuberculeuses, l'*actinomycose* également, et nous verrons ailleurs une bien curieuse pseudo-tuberculose produite chez le cobaye et le mouton par l'inoculation intrapéritonéale et intraveineuse du bacille du *farcin du bœuf*. Là ne

s'arrête pas d'ailleurs le cycle des affections à
lésions tuberculeuses ; les parasites animaux en
provoquent aussi la formation : témoin la pseudo-
tuberculose due aux œufs du *strongylus filaria*
(Laulanié).

L'examen macroscopique ou histologique ordinaire est donc impuissant à déceler la nature
vraie d'une affection à lésions tuberculiformes :
pour trancher la question il faut s'adresser aux
procédés de la microbiologie et aux inoculations
expérimentales.

MM. Malassez et Vignal ont décrit en 1883 et
1884 dans les *Archives de physiologie* une intéressante maladie tuberculiforme, à laquelle ils ont
donné le nom de *tuberculose zooglœique*, affection
intéressante surtout à cause du point de départ
du travail et des relations, plus apparentes que
réelles (nous le démontrerons), de cette tuberculose zooglœique avec la tuberculose vraie.

Recherchant dans les diverses pièces de tuberculose qu'ils pouvaient se procurer le degré de
constance du bacille de Koch, MM. Malassez et
Vignal rencontrèrent un nodule tuberculeux sous-
cutané que portait à l'avant-bras un enfant de
quatre ans mort de *méningite tuberculeuse*. Ce
nodule ne contenait, à l'examen microscopique,
aucun bacille de Koch ; il fut inoculé à un premier
groupe de cobayes par injection intrapéritonéale,
et ces cobayes moururent rapidement avec des
lésions tuberculiformes généralisées, caractérisées
par un semis de granulations sur les organes
abdominaux (ganglions mésentériques, mésentère,
épiploon, foie, rate) ; les lésions tuberculeuses,
dépassant la cavité abdominale, avaient aussi envahi la cage thoracique : poumons, ganglions
bronchiques et rétro-sternaux, parfois même ganglions cervicaux.

13³

« Dans les autres organes et tissus, disent MM. Malassez et Vignal, les lésions étaient rares ; ainsi nous n'avons trouvé qu'exceptionnellement des tubercules dans les os. »

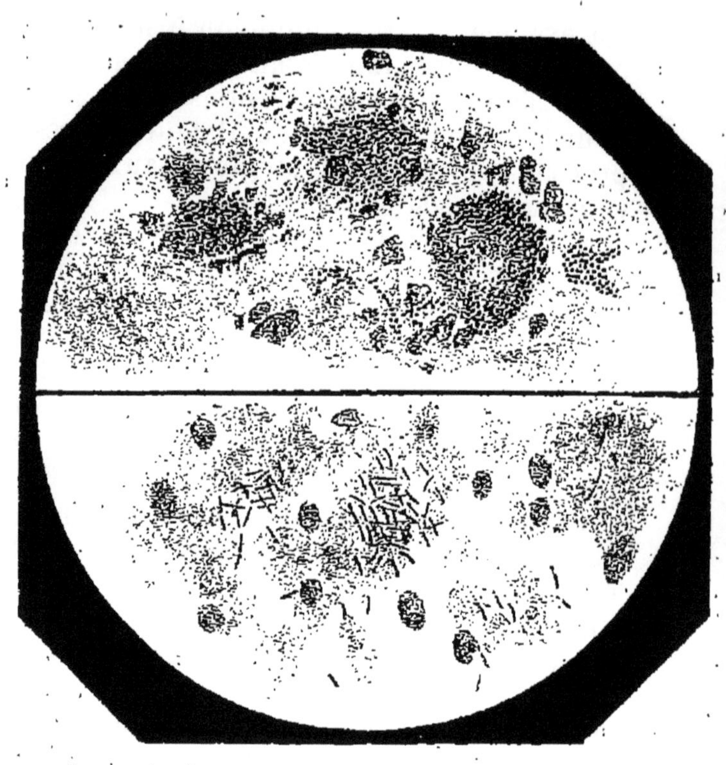

Fig. 46.

A, Tuberculose zooglœique. Poumon de poule. Leitz, oc. 3, obj. 1/12.
B, Tuberculose. Foie de faisan. Leitz, oc. 3, obj. 1/12.

Inoculées en série à d'autres groupes de cobayes, ces lésions de *premier passage* leur conférèrent une tuberculisation absolument identique, amenant la mort rapidement ; quand l'inoculation était sous-cutanée, il se produisait un nodule tuberculeux au point d'inoculation, la propagation se faisait aux ganglions voisins et enfin arrivait la généralisation.

Or ces lésions examinées au microscope par les procédés appropriés ne renfermaient pas le bacille de R. Koch, mais constamment des zooglœes qu'un procédé de coloration, découvert peu après par les auteurs, mit en pleine évidence.

Ce procédé de coloration le voici :

La coupe, après avoir été bien lavée, est placée pendant deux ou trois jours au moins dans le mélange suivant :

Solution de carbonate de soude à 2 p. 100.   10 vol.
Eau distillée, saturée d'huile d'aniline......   5 —
Alcool absolu............................   3 —
Solution de bleu de méthylène faite avec
  9 volumes d'eau distillée et un volume de
  solution concentrée de bleu de méthylène
  dans l'alcool à 90°......................   3 —

Ce mélange doit être filtré pour l'usage.

« Les zooglœes s'y colorent alors en un bleu franc, assez vif, tandis que le tissu de granulation devient d'un bleu verdâtre très pâle, et les noyaux du tissu sain d'un bleu pur, mais peu intense.....

« La coupe, après avoir été bien lavée à l'eau distillée, afin de la débarrasser du carbonate de soude et du précipité qui a pu se déposer à sa surface, est déshydratée, non dans l'alcool absolu ordinaire, mais avec de l'alcool absolu légèrement teinté par du bleu de méthylène. Elle est ensuite éclaircie, non avec de l'essence de girofle, mais avec de l'essence de bergamote ou de térébenthine. »

Le montage se fait au baume de Canada ou dans la résine d'Ammar.

Cette méthode permit à MM. Malassez et Vignal de démontrer que l'agent pathogène était un *microcoque*, dont la morphologie pouvait se résumer ainsi, en allant des formes les plus simples aux plus composées :

« 1° Microcoques plus ou moins allongés, mesurant environ de 0,6μ à 1 μ de long, sur 0,3 μ de large ; tantôt isolés, tantôt réunis deux à deux en diplocoques ;

« 2° Courts chapelets rectilignes, ayant à·des grossissements plus faibles un peu l'aspect de bacilles, et constitués par la réunion de trois, quatre, cinq microcoques semblables aux précédents; ces chapelets sont parfois isolés, le plus souvent réunis par petits groupes ;

« 3° Chapelets plus ou moins longs, formant entre les éléments des sinuosités, des anses, des boucles ; on les trouve également isolés ou réunis plusieurs sur le même point ;

« 4° Petites zooglœes formées de un ou plusieurs chapelets semblables aux précédents, mais lâchement contournés sur eux-mêmes, à la façon d'un écheveau mêlé ou d'un peloton peu serré.

« 5° Zooglœes proprement dites, différant des précédentes par leur volume plus considérable, et parce que les chapelets qui les composent forment un pelotonnement plus serré et une masse plus homogène. »

Les expériences de MM. Malassez et Vignal se terminèrent d'une façon imprévue : au cinquième passage les bacilles de Koch apparaissaient dans les lésions ; au sixième la tuberculose bacillaire était plus évidente encore.

Cependant avec le tubercule cutané de l'enfant méningitique, point de départ de ces expériences, MM. Malassez et Vignal tentèrent des cultures sur *sérum à la manière de Koch* : sur vingt tubes environ, deux seulement cultivèrent, l'un assez abondamment (tube 1), l'autre plus pauvrement (tube 2).

La culture du tube 1 inoculée à des groupes de

cobayes donna par passages une série de tuberculoses zooglœiques, mais au troisième passage il y eut apparition des bacilles de Koch.

Le seul cobaye inoculé avec le tube **2** mourut *très rapidement ;* l'autopsie révéla une tuberculose *bacillaire* confluente des plus nettes.

Dans leur premier mémoire en 1883, **MM.** Malassez et Vignal paraissaient disposés à croire que la tuberculose zooglœique et la tuberculose bacillaire de R. Koch n'étaient que deux formes différentes d'un même micro-organisme. Dans leur mémoire de 1884, ils inclinent à penser *qu'il y a là deux infections différentes.*

Il nous paraît que la vérité est tout entière dans cette dernière opinion.

L'apparition de la tuberculose bacillaire dans ces séries d'expériences peut s'expliquer de deux façons : on peut admettre que MM. Malassez et Vignal opéraient dans un milieu infecté, et qu'ils ont inoculé des produits souillés, ou bien encore que les animaux se sont contaminés spontanément ; la mort en quatre jours, avec une tuberculose bacillaire confluente, du seul cobaye inoculé avec le tube de culture 2 donne un grand poids à cette hypothèse.

Les zooglœes de Malassez et Vignal ont été retrouvées par deux microbiologistes français : MM. Nocard et Chantemesse : il semble aussi que ce soit elles qu'Eberth a observées dans deux cas.

En 1885, M. Nocard (1) reçut d'un vétérinaire de Laval, M. Sinoir, des poumons de poule farcis d'un nombre considérable de petites tumeurs, d'apparence tuberculeuse, de la grosseur d'un grain de mil à un pois, de consistance ferme et

_____

(1) *Bulletin de la Société centrale de méd. vét.* Mai 1885.

dense, à peu près homogènes à la coupe, bien délimitées, et non enkystées.

Cette *tuberculose* atteignait successivement toutes les poules que le même propriétaire enfermait dans un local spécial en vue de l'engraissement ; elle respectait celles qui restaient en liberté ; c'était donc bien une maladie infectieuse, *mais ce n'était pas la tuberculose*.

Déjà le premier examen à l'œil nu avait mis en garde M. Nocard contre l'idée de tuberculose : la tuberculose pulmonaire de la poule est rare, ultime, et reste toujours discrète.

L'examen bactériologique ne montra pas un seul bacille de Koch, mais les zooglœes de Malassez et Vignal, en quantité considérable. Les pièces étaient trop anciennes pour se prêter aux inoculations et aux cultures.

Ce fait est des plus intéressants ; *il nous montre la tuberculose zooglœique évoluant d'une façon spontanée*.

En octobre 1885, M. le docteur Terrier remettait à M. Chantemesse des tubes fermés à la lampe, qui contenaient des fragments d'ouate.

« Sur cette ouate M. Terrier avait fait passer une centaine de litres d'air puisé dans des salles où des malades atteints de tuberculose pulmonaire allaient se soumettre à des inhalations médicamenteuses » (Chantemesse, *Annales Pasteur*, n° 3, 1887).

M. Chantemesse inséra des fragments de cette ouate dans le péritoine de cobayes, qui moururent avec un semis de granulations tuberculeuses sur les viscères abdominaux, et aussi, mais à un moindre degré, sur les organes thoraciques.

L'examen microscopique ne montra pas un seul bacille de Koch, mais les zooglœes de Malassez et Vignal.

M. Chantemesse ne put, malheureusement, faire d'inoculations de passage ni de cultures.

Nous résumerons cet article trop long déjà sur la *tuberculose zooglœique* ou *pseudo-tuberculose* de Malassez et Vignal, en disant qu'il existe un agent pathogène encore inconnu dans sa nature et ses caractères, mais nettement entrevu par Malassez et Vignal, Nocard, Chantemesse, Eberth, qui donne lieu à une pseudo-tuberculose expérimentale (Malassez et Vignal, Chantemesse), et que M. Nocard a vu évoluer spontanément sur l'organisme de la poule (1).

IV

MORVE

—

I. Historique.

L'histoire microbiologique de la morve est due surtout à Löffler et Schütz (1883).

En même temps que ces deux auteurs, MM. Bou-

(1) Au moment où ce Précis va paraître, deux études nouvelles, que nous pouvons seulement rapidement indiquer en note, viennent enrichir l'histoire de la tuberculose zooglœique de Malassez et Vignal, et lui donner un vif intérêt.

En inoculant un cobaye dans le péritoine avec de l'eau filtrée sur une terre qui avait été précédemment arrosée avec une culture pure du bacille de Koch, MM. Grancher et Ledoux-Lebard ont déterminé l'apparition de la tuberculose zooglœique de Malassez et Vignal, dont ils ont fait une étude complète (*Arch. de méd. expér.* mars 1889).

Plus intéressante encore est l'origine de la tuberculose zooglœique que M. Nocard et l'un de nous ont signalée à la Société de biologie. Cette tuberculose fut déterminée chez le cobaye par l'inoculation du jetage d'une vache suspecte de tuberculose, jetage envoyé par un vétérinaire de province désireux de faire contrôler son diagnostic dans ce cas douteux.

Les cultures pures du microcoque de cette tuberculose zooglœique ont tué le lapin et le cobaye : par inoculation sous-cutanée (tub.

chard, Capitan et Charrin annnoçaient à l'Académie des sciences qu'ils venaient d'isoler par la culture le microbe de la morve, et les expériences faites alors sous la direction de M. H. Bouley confirmaient cette assertion. Malheureusement, leur travail donnait des indications si incomplètes sur la morphologie du microbe et sur les moyens de l'isoler, qu'il n'eut pas le retentissement de celui de MM. Löffler et Schütz.

II. Morve spontanée.

La morve est une maladie commune à l'homme et aux animaux.

Chez l'homme la morve provient, dans l'immense majorité des cas, de source animale, et presque uniquement de contagion *équine*.

La contagion vient à l'homme de l'animal morveux vivant, du cadavre, des objets souillés tels que couvertures, harnais, fourrages, litières, etc.; elle se fait par inoculation, l'épiderme présentant une solution de continuité venant au contact de la matière virulente.

On admet encore, pour expliquer certaines formes de morve humaine, que la contagion peut se faire par la voie digestive, non pas à coup sûr par ingestion de produits morveux, mais parce que les doigts souillés de virus morveux sont portés par inattention aux lèvres, à la bouche.

La morve de l'homme débute par un accident local correspondant au point d'entrée du virus (*angioleucite farcineuse*), ou par des symptômes

zoogl. du foie, de la rate, du poumon); par inoculation intra-veineuse (péritonite, pleurésie, tub., apparente seulement au microscope, du foie, de la rate); par inoculation intra-péritonéale (piqueté blanchâtre de tubercules fins sur le foie et la rate). Le pigeon a succombé aussi en quatre jours à l'inoculation intra-veineuse (Société de biologie, 9 mars 1889).

généraux ; elle évolue ensuite sous le *type aigu* (*farcin aigu*, dont les symptômes se localisent sur la peau et le tissu cellulaire sous-cutané ; et *morve aiguë*, localisée sur la muqueuse respiratoire et pituitaire) ; ou sous le *type chronique* (*morve farcineuse chronique* caractérisée par des abcès cutanés ulcéreux multiples, de l'enchifrènement et un jetage muqueux et sanguinolent).

La morve est d'ailleurs une maladie rare chez l'homme, et d'un diagnostic obscur dans la grande majorité des cas (1).

Morve spontanée des animaux. — Dans les conditions naturelles *les équidés prennent seuls la morve.*

La contagion naturelle se fait par des voies multiples : *a*) *par le tube digestif*, l'animal ingérant des aliments ou des boissons souillés par le virus morveux ; *b*) par le contact direct des matières virulentes (jetage ou pus) avec la muqueuse des premières voies respiratoires ; *c*) par inoculation au moyen des objets de pansement souillés : cette inoculation peut se faire sur les muqueuses (*pituitaire, conjonctive, vagin*) et sur la peau.

Le cheval prend ordinairement la morve spontanée sous la forme *chronique :* il faut faire exception pour les animaux de sang, chez lesquels l'affection revêt la *forme aiguë ;* l'âne et le mulet prennent toujours la forme aiguë.

La *forme chronique* de l'affection correspond à deux types :

1. Le *farcin chronique* dont les lésions principales sont : les abcès cutanés ou *boutons ;* les lymphangites spécifiques ou *cordes*, qui aboutissent, ainsi que les boutons, à l'ulcération, au *chancre ;* les engorgements diffus des membres ; le sarcocèle ;

(1) Pour les détails cliniques sur cette maladie chez l'homme, voir le mémoire magistral de Rayer et l'article de Brouardel dans le *Dictionnaire encyclopédique.*

2. La *morve chronique* caractérisée par les lésions suivantes : chancres nasaux avec adénite de l'auge; chancres laryngo-trachéaux; tubercules pulmonaires souvent accompagnés de foyers de pneumonie lobulaire, de pleurésies chroniques ; adénite des ganglions bronchiques; et parfois tubercules morveux du foie, de la rate, des ganglions mésentériques, des capsules surrénales, de l'ovaire, de l'utérus.

Dans les *formes aiguës* (farcin et morve aigus), les lésions sont semblables au fond, quoique, par suite de la rapidité de l'évolution, elles revêtent une forme différente, en apparence.

Sur l'animal vivant, la virulence morveuse existe dans le *jetage* ou dans le *pus* qui résulte de l'ulcération des boutons et des cordes.

Les produits virulents du cadavre sont toutes les lésions essentielles de la morve, c'est-à-dire le tubercule morveux et ses dérivés, chancres et abcès, dans quelque région qu'ils se rencontrent. Le *sang* n'est jamais virulent, même dans la morve aiguë, non plus que la *sueur*, la *salive pure* (c'est-à-dire celle qu'on recueille par une fistule du canal de Sténon) et le *suc musculaire*.

III. Morve expérimentale.

Il y a plusieurs moyens de conférer la morve aux animaux ; on peut y réussir soit par l'*inoculation* qui, *ici*, peut être *superficielle* ou *sous-cutanée;* soit par l'*ingestion* de matières morveuses.

Nous ne parlerons que du procédé *seul pratique de l'inoculation.*

Les animaux auxquels l'inoculation confère la morve sont : les *équidés*, le *cobaye*, le *lapin*, le *mulot* ou *campagnol.*

Les animaux *réfractaires* sont les *bovidés* (aussi

absolument rebelles à la morve expérimentale qu'à la morve spontanée), et les *suidés*. Le porc peut cependant contracter la morve, lorsqu'il se trouve dans un état de débilitation organique (Cadéac et Mallet). Le *chien* est pour ainsi dire réfractaire à l'inoculation morveuse, ou du moins il n'y succombe que très exceptionnellement : nous reviendrons sur ce sujet tout à l'heure.

Morve expérimentale de l'âne. — L'âne est le véritable réactif expérimental de la morve, qu'il prend toujours sous la forme aiguë. — La meilleure manière d'inoculer est de pratiquer des scarifications sur le front de l'animal et d'étaler la matière virulente par friction sur les plaies linéaires. Il se fait rapidement, à cet endroit, un travail ulcératif qui aboutit à un vaste chancre avec engorgement chaud et douloureux à la périphérie.

La fièvre s'allume dès le troisième jour, et l'animal succombe rapidement.

Les lésions trouvées à l'autopsie sont les suivantes : « *Le plus souvent*, la muqueuse des cavités nasales, du larynx, de la trachée, est le siège d'une éruption de petits boutons rougeâtres, qui n'ont pas eu le temps d'évoluer. *Toujours* le poumon est farci d'une multitude de lésions très différentes de celles qu'on observe dans la morve chronique; ce sont de véritables infarctus, de forme conique ou pyramidale, dont la base correspond à la surface pleurale du poumon. L'aspect de la coupe en est grenu, homogène, d'un blanc sale ; sa consistance est assez ferme. La pression en fait sourdre de petites gouttelettes de pus épais, blanchâtre, très virulent.

« Leur aspect pourrait les faire confondre avec des tumeurs.

« Le foie, les reins, la rate, la moelle des os, peuvent être parsemés de lésions moins volumineuses, dont la texture est en tout point semblable à celle des lésions pulmonaires. L'expérience prouve que sur cinquante inoculations effectuées chez l'âne avec du jetage morveux ou du pus farcineux, quarante-neuf au moins sont suivies de succès » (Nocard, Soc. centr. de méd. vét. 1887).

Morve expérimentale du cobaye. — Le cobaye prend moins sûrement la morve expérimentale que l'âne ; il peut être considéré cependant comme un bon réactif.

L'inoculation se fera, soit par scarifications sur le dos, soit à la seringue de Pravaz, à la base de la cuisse ; cette dernière pratique est préférable aux scarifications.

A l'endroit scarifié il se fait, quand l'inoculation réussit, une plaie ulcéreuse, semblable à celle qui se produit chez l'âne dans les mêmes conditions.

Dans les cas où l'inoculation a été sous-cutanée, il se fait « des abcès volumineux dans toute la chaîne des ganglions lymphatiques intercalés entre le centre et le point inoculé ».

Dans les deux cas, l'animal maigrit et succombe au bout d'un temps variable : il peut être sacrifié en tout cas du vingt-cinquième au trentième jour.

Souvent, pendant l'évolution de la morve, il se fait chez le cobaye mâle un sarcocèle morveux, qui rappelle la lésion qui se produit chez le cheval entier dans la morve spontanée.

« A l'autopsie, on trouve toujours dans la rate, et souvent aussi dans le foie et le poumon, une multitude de petits points blanchâtres qui ne sont autre chose que des tubercules miliaires de nature morveuse. De plus, les ganglions sous-lombaires sont le siège d'abcès volumineux, dont le pus est virulent » (Nocard).

Morve expérimentale du chien. — « Si on inocule du jetage morveux ou du pus farcineux sur le front de cet animal, par le procédé des scarifications indiqué plus haut, on voit généralement, au bout de trois à quatre jours, les scarifications transformées en plaies ulcéreuses qu'entoure un engorgement chaud et douloureux. Ces ulcérations, après s'être étendues pendant huit, dix ou quinze jours, restent stationnaires durant une ou deux semaines, puis se cicatrisent et disparaissent. Contrairement à l'âne, il est exceptionnel que le chien succombe à la morve : son organisme résiste au virus et finit par en triompher » (Nocard).

L'âne est le véritable réactif expérimental de la morve : succombe-t-il à l'inoculation d'un produit suspect, on peut affirmer, sans hésitation, que le produit était morveux ; résiste-t-il, le produit n'était pas de nature morveuse.

Le chancre expérimental du chien, que nous avons décrit, indique sans hésitation la morve : mais l'inoculation avec le produit morveux le plus légitime ne réussit pas dans tous les cas ; il en est de même pour les expériences chez le cobaye : l'animal peut résister à l'inoculation morveuse ; si donc la réussite d'une inoculation chez le chien et le cobaye implique, sans aucun doute, la nature morveuse du produit inoculé, l'échec n'entraîne pas l'assurance que ce produit n'était pas morveux.

Morve expérimentale du mulot. — Ce petit rongeur constitue, paraît-il, un terrain éminemment favorable à la morve : l'inoculation lui conférerait une affection généralisée à tous les viscères et entraînant la mort en un temps variant de trois à quinze jours. Nous n'avons pas été à même jusqu'ici de vérifier ce fait ; nous nous bornons donc à le signaler.

Morve expérimentale du lapin. — Le lapin est un réactif infidèle de la morve : le cobaye lui doit être préféré.

IV. Le bacille de la morve. Sa recherche dans l'organisme morveux, et les produits de sécrétion morbides.

Le bacille morveux se colore assez mal par les couleurs d'aniline. Une seule méthode lui convient bien, quel que soit le produit où on le cherche : sécrétion pathologique, pulpe organique, coupe histologique, culture ; cette méthode est celle de Löffler. Le lecteur se reportera au chapitre VI où il trouvera tous les détails sur ce procédé. Nous devons ajouter cependant que la coloration par le bleu de Kühne (voyez chapitre VI) réussit également bien et donne de belles préparations du bacille morveux.

La morve équine spontanée se prête fort mal à l'étude du bacille de Löffler et Schütz. Il est en effet exceptionnel que l'examen, même le plus minutieux, fasse découvrir ce bacille dans les lésions morveuses aiguës ou chroniques du cheval, non assurément que le bacille n'y existe, mais sans doute « il perd très rapidement sa forme bacillaire, et se résout en granulations, sinon en spores, qu'il est bien difficile de distinguer des granulations protéiques nombreuses que l'on rencontre dans les préparations ».

C'est à la morve expérimentale *évoluant vite*, aux cultures pures et *jeunes* qu'il faut s'adresser pour prendre une bonne idée du bacille ; dans le chancre frontal expérimental du chien, dans les abcès ganglionnaires et les lésions viscérales du cobaye inoculé, dans les lésions suraiguës de la morve de l'âne, on trouvera facilement l'organisme pathogène : le jetage, le pus seront examinés sur lamelles ; les organes morveux seront réduits en pulpes et aussi soumis aux coupes histologiques. Quant aux cultures, leur examen est simple.

Le bacille morveux est d'une extrême finesse,
quoiqu'un peu plus gros que celui de la tuberculose. Il faut examiner les préparations avec l'éclairage Abbe et l'immersion homogène donnant un
grossissement de 800 à 1000 diamètres : le bacille
apparaît alors sous forme d'un petit bâtonnet à
extrémité arrondie, coloré tantôt pleinement, tan-

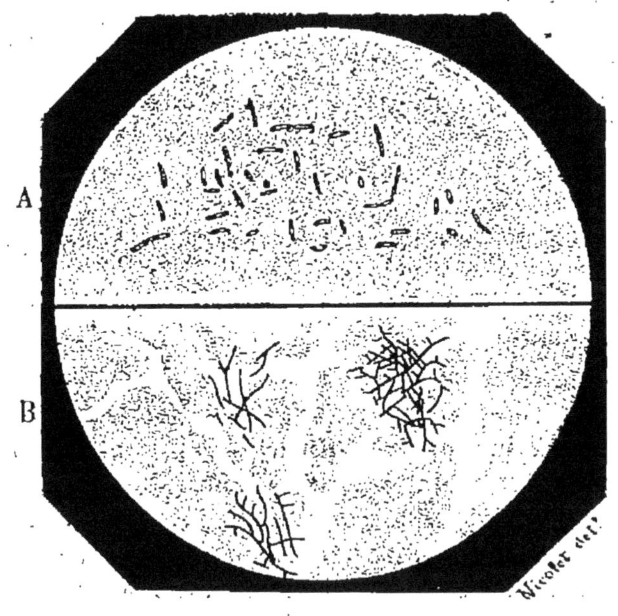

Fig. 47.

A, Morve. Culture. Leitz, oc. 3, obj. 1/12.
B, Farcin du bœuf. Pas. Verick, oc. 1, obj. 8.

tôt inégalement avec alternance de zones claires
et de zones foncées, ce qui lui donne un aspect
granuleux remarquable, rappelant, mais d'une
façon plus accentuée, celui du bacille de Koch.

L'examen des coupes est surtout délicat, le bacille ne tranchant que par sa coloration bleue
plus foncée sur les parties environnantes également bleues.

V. Culture du bacille de la morve.

Aérobie, le bacille de la morve ne se cultive qu'en présence de l'air.

La culture réussit mal à la température ordinaire, où elle pousse peu et lentement ; aussi la gélatine est-elle un milieu peu favorable ; le bacille morveux sera donc cultivé dans le bouillon, sur la gélose et la pomme de terre à la température de l'étuve (35° à 40°).

Il ne faut pas choisir pour semence, sauf un cas spécial dont nous parlerons ci-après, des produits impurs tels que le pus ou le jetage : c'est dans les lésions viscérales de la morve de l'âne ou du cobaye qu'il faut prendre la semence : la rate où pullulent les bacilles est très favorable.

Bouillon. — La culture se fait en vingt-quatre ou quarante-huit heures ; le bouillon se trouble sans apparence spéciale.

Gélose. — En vingt-quatre ou quarante-huit heures, la semence «pullule sous forme d'une mince couche blanchâtre, à demi transparente, reflétant une teinte légèrement bleuâtre, qui va graduellement en augmentant d'épaisseur, et qui devient bientôt entièrement opaque » (Nocard).

Pomme de terre. — La *culture sur pomme de terre est une des caractéristiques du bacille de la morve.* Sur la pomme de terre mise à l'étuve il se forme aux points inoculés « une sorte d'enduit épais, humide, luisant, visqueux, reflétant après quelques jours une couleur fauve qui se fonce de plus en plus, et qui arrive bientôt à la teinte chocolat clair. De tous les *bacilles* actuellement connus, le bacille morveux prend seul cet aspect absolument caractéristique » (Nocard).

Cet aspect, suffisant à lui seul pour permettre d'affirmer que le produit ensemencé était morveux, permet de faire servir la pomme de terre au diagnostic des cas douteux de morve, au même titre que l'inoculation au cobaye, à l'âne.

Étant donné un produit suspect, délayez-le dans une quantité d'eau ou de bouillon stériles, et ensemencez la pomme de terre avec cette dilution suivant les procédés décrits au chapitre IV. « Après quelques jours, il se développera un grand nombre de colonies d'aspect divers (le produit ensemencé étant naturellement impur), parmi lesquelles celles de couleur jaune brun » si le produit contenait le virus morveux : l'examen microscopique avec le procédé de Löffler complétera la démonstration de la nature morveuse du produit, démonstration bien simple, facile, et de plus demandant fort peu de temps.

Les cultures de morve, quel que soit le milieu sur lequel elles ont été faites, se conservent peu. Une culture qui n'est pas renouvelée a perdu au bout d'un mois environ, et souvent plus tôt, la faculté de repulluler.

Résumé des caractères du bacille de la morve.

D'une extrême finesse, aérobie, le bacille de la morve se cultive bien à une température de 35°-39° dans le bouillon, sur la gélose et sur la pomme de terre ; il *donne sur celle-ci une réaction chromogène caractéristique.* Le bacille de la morve prend mal les couleurs d'aniline ; il ne se colore ni par la méthode de Gram ni par celle de Weigert ; le bleu de Löffler ou celui de Kühne le colorent bien ; il prend à la coloration un aspect granuleux très spécial.

V

SEPTICÉMIE DE PASTEUR

I

C'est dans une note lue à l'Académie des sciences en juillet 1876 que M. Pasteur annonça la découverte du *vibrion septique*.

La présence de cet organisme dans les cadavres charbonneux avait jeté, jusque-là, une grande confusion dans les résultats des inoculations faites avec le sang provenant de ces cadavres. M. Pasteur dissipa toutes les obscurités, remettant chaque chose à sa place, indiquant nettement le rôle de la *bactéridie* et celui du *vibrion septique*.

Les affections que produit le vibrion septique étaient connues depuis longtemps en pathologie humaine et vétérinaire, encore qu'elles n'eussent pu, jusqu'à M. Pasteur, être rapportées à leur cause véritable; les expérimentations sur les maladies conférées aux animaux par l'inoculation des substances putrides avaient été nombreuses depuis les premiers essais de Barthélemy et Dupuis d'Alfort jusqu'aux expériences récentes de Coze et Feltz, et Davaine.

Chez l'*homme* l'affection produite par le vibrion septique est connue depuis Pirougoff sous le nom d'*œdème malin;* c'est aussi le vibrion septique qui provoque cette terrible complication des plaies accidentelles ou chirurgicales, désignée sous les noms de *gangrène foudroyante, gangrène gazeuse, gangrène traumatique envahissante, érysipèle traumatique,* complication qui, aujourd'hui, est devenue bien rare, grâce aux progrès de l'antisepsie chirurgicale. C'est à MM. Chauveau et Arloing qu'on doit la connaissance de la nature exacte de cette affection : ils l'ont étudiée en 1884 sous le nom de *septicémie gangréneuse*.

En vétérinaire, l'affection causée par le vibrion septique est la *gangrène traumatique* de Renault (d'Alfort).

Les Allemands, qui ont retrouvé le vibrion septique de Pasteur, ont pris soin de le débaptiser, et Koch lui a donné le nom de *bacille* de l'*œdème malin*.

II. Septicémie expérimentale.

La septicémie de Pasteur peut être inoculée au *cobaye*, au *lapin*, au *mouton*, à la *chèvre* et au *cheval* : ce sont là les animaux les plus sensibles à son action. L'*âne*, la *poule*, le *pigeon*, ont une susceptibilité moindre, et au dernier rang viennent le *chien* et le *chat*, qui exigent des doses de virus plus fortes encore. Le *bœuf est absolument réfractaire*.

L'*inoculation à la lancette* échoue d'ordinaire ; le virus doit être *déposé dans le tissu conjonctif sous-cutané ;* la raison de ce fait est simple : le vibrion de Pasteur est un anaérobie pur, que la *moindre trace d'oxygène* empêche de *vivre* et de se *développer*.

L'infection par la *voie digestive* échoue invariablement, à moins qu'il n'existe une plaie du tube digestif.

L'inoculation *intravasculaire à dose moyenne* (une à trois gouttes chez le lapin, 1 à 5 centimètres cubes chez le mouton, 10 à 15 centimètres cubes chez l'âne) ne donne pas la mort, et l'animal inoculé acquiert l'immunité (Chauveau et Arloing). A dose massive les résultats de l'inoculation intravasculaire sont différents, et la mort survient avec des lésions généralisées dans les séreuses.

Les sources du vibrion septique sont nombreuses ; outre les cas naturels de septicémie, chez l'homme et l'animal, qui peuvent fournir la matière de l'inoculation, le vibrion septique se trouve dans le sol, ainsi que les expériences de M. Pasteur l'ont démontré, et dans le tube digestif des animaux, d'où, en été surtout, il passe quelques heures après la mort dans le sang des veines profondes de l'animal.

Le réactif expérimental le plus simple de la septicémie de Pasteur est le *cobaye* : 1/5 de goutte de matière septique inoculée sous la peau de la cuisse de l'animal le tue sûrement.

Les symptômes qui suivent l'inoculation sont les suivants : blotti dans un coin, l'animal reste immobile, son poil se hérisse, il pousse des cris quand on le saisit : la mort survient en douze ou quinze heures après l'inoculation.

M. Pasteur a parfaitement décrit les épouvantables désordres que l'on constate à l'autopsie. « Tous les muscles de l'abdomen et des quatre pattes sont le siège de la plus vive inflammation ; çà et là, particulièrement aux aisselles, des poches de gaz ; foie et poumons décolorés, rate normale, mais diffluente. » Ajoutons que les poils s'arrachent d'eux-mêmes sur toute la surface abdominale, que le péritoine contient de la sérosité en assez grande abondance, et que lors de l'ouverture du cadavre, si près de la mort qu'elle soit pratiquée, il se dégage une odeur putride un peu spéciale. La septicémie est la putréfaction sur le vivant.

III. Recherche du vibrion septique dans l'organisme septicémique.

Le vibrion septique doit être étudié sans coloration et avec coloration : il prend bien les diverses couleurs d'aniline, le bleu de Löffler particulièrement, mais se colore mal par la méthode de Gram ou de Weigert.

Le vibrion septique sera recherché dans le *sang*, la *sérosité péritonéale*, et le suc *musculaire*.

Sang. — Le sang prélevé dans le cœur de l'animal septicémique, aussitôt après la mort, contient peu de vibrions septiques, et on peut passer en revue plusieurs champs microscopiques sans en trouver un seul.

L'examen sans coloration est d'un haut intérêt : le vibrion septique prend dans le sang « un aspect tout particulier, une longueur démesurée, plus long souvent que le diamètre total du champ du microscope, et une translucidité telle qu'il échappe facilement à l'observation ; cependant quand on a réussi à l'apercevoir une première fois, on le retrouve aisément, rampant, flexueux (1), écartant les globules du sang comme un serpent écarte l'herbe dans les buissons » (Pasteur).

La *coloration* fixera le vibrion sur la lamelle ; et elle montrera que le long filament est composé de plusieurs segments *inégaux entre eux* : c'est là un caractère important. Dans la bactéridie les filaments se divisent en segments égaux ; dans le vibrion l'inégalité des diverses fractions qui composent le filament est des plus marquées.

Sérosité péritonéale. — Le moyen le plus simple et le meilleur d'examiner cette sérosité est de placer une lamelle sur la surface du foie, et de la colorer (de préférence au bleu de Loffler) après dessiccation. Le vibrion septique se présente en quantité prodigieuse sur la lamelle : il y affecte

____

(1) L'air arrête les mouvements du vibrion septique. Il peut donc arriver que, dans une préparation, les vibrions soient immobiles sur les bords où ils subissent le contact de l'air ; au centre de la préparation au contraire, là où ils sont à l'abri de l'air, leurs mouvements persisteront.

les formes les plus variées au point de vue des dimensions : *courts articles*, isolés ou réunis deux à deux, *souvent disposés en lignes parallèles; longs filaments* composés de segments inégaux, *droits* ou *flexueux*, traversant parfois tout le champ du microscope. Ces préparations sont des plus intéressantes; elles sont de plus *typiques*, et caractérisent le vibrion septique.

Suc musculaire. — Si on vient à porter une goutte de ce liquide sans coloration sous le microscope, on voit des vibrions mobiles quelquefois très allongés, comme ceux de la sérosité péritonéale; mais le microbe affecte surtout ici les formes bizarres, en olive ou en battant de cloche, que nous étudierons à propos du charbon symptomatique.

IV. Culture du vibrion septique.

Le vibrion septique est *absolument anaérobie;* il se cultive parfaitement dans le vide ou en présence de gaz inertes, dans le bouillon, la gélatine, la gélose et sur la pomme de terre. — Les premières cultures en ont été faites par MM. Pasteur, Chamberland et Joubert. M. Roux a consacré à cette culture quelques pages dans les *Annales de Pasteur:* nous reproduirons sa description, à laquelle il n'y a rien à ajouter.

La semence peut être fournie par le *sang* ou le *liquide péritonéal.* Le *sang* contient peu de vibrions septiques au moment de la mort de l'animal, et son ensemencement à cette période serait souvent suivi d'un échec. On réussira en plaçant le sang, recueilli purement dans une pipette, pendant vingt-quatre heures à l'étuve : on s'assurera que le vibrion s'est développé dans ce sang en constatant après ce laps de temps que la colonne sanguine de l'effilure de la pipette est disloquée par de nombreuses bulles de gaz : le sang à ce moment donnera une excellente semence.

Le sérosité péritonéale sera, pour servir de semence, recueillie purement avec une pipette promenée sur la surface du foie.

« Dans les *milieux liquides*, la culture se fait rapidement à une température de 38°. Le sérum étendu d'eau, le bouillon de poule, celui de veau légèrement alcalin conviennent très bien. Le développement se fait avec dégagement de gaz acide carbonique et hydrogène, et sans changer la réaction du milieu. Au bout de douze à vingt-quatre heures, le liquide est trouble, et, examiné au microscope, il montre de nombreux bacilles contournés et parfois comme ondulés ; d'autres sont droits. Bientôt la culture devient claire, tous les bacilles étant tombés sur le fond du tube. La plupart deviennent alors granuleux et se désagrègent. Quelques-uns épaississent, se dilatent en un point, le plus souvent à une extrémité ; c'est dans la partie renflée qu'apparait la spore. Elle est brillante et réfringente ; lorsqu'elle se forme dans le corps du bâtonnet, celui-ci montre d'abord un espace clair. Cette spore se conserve longtemps dans les cultures en gardant sa virulence ; elle résiste à des températures de 75° à 80°. Dans les cultures, le vibrion septique paraît perdre sa propriété de se mouvoir.

« Le vibrion septique se développe dans *la gélatine* quand on l'ensemence par piqûre dans un tube de gélatine en se servant d'un des procédés que nous avons décrits. Tout le long de la piqûre il se fait une culture qui liquéfie la gélatine.

« Mais c'est surtout dans la *gélose nutritive*, à la température de 38° que le développement est rapide. En vingt-quatre heures toute la piqûre est bien dessinée comme une traînée blanchâtre festonnée sur les bords. Bientôt les gaz se dégagent et creusent des vacuoles dans le milieu solide. La traînée faite par la piqûre est coupée en divers endroits, et le dégagement des gaz sème l'organisme dans toute la masse de la gélose. Dans les milieux solides les bacilles restent plus courts que dans les liquides, ils ne prennent point des formes contournées et donnent des germes beaucoup plus lentement. »

On pourra faire également par les procédés que nous avons indiqués au chapitre iv des cultures de vibrion septique en *plaques* sur la gélatine ou la gélose. « Dans la gélatine, la colonie apparaît comme une petite tache nuageuse, blanchâtre, à contours mal définis, qui liquéfie le milieu autour d'elle. Dans la gélose la colonie s'étend moins, elle garde l'aspect de petites taches blanchâtres qui, au microscope, paraissent striées au centre, et arborescentes sur les bords » (Roux, *Annales Pasteur*, 1887, p. 61).

M. Roux a cultivé le vibrion septique sur la pomme de terre dans le vide par son procédé que nous avons décrit au chapitre iv. Les cultures sur pomme de terre dans le vide ne donnent, on le sait, aucune coloration.

Résumé des caractères du vibrion septique.

Anaérobie pur, le vibrion septique présente dans les préparations fraîches et surtout dans le sang une *mobilité* et une *forme* toutes spéciales. Sur les préparations colorées, il se caractérise encore par ses dimensions, sa forme et l'inégalité des segments qui composent ses filaments droits ou courbes.

Il se cultive dans tous les milieux à l'abri de l'air.

VI

ACTINOMYCOSE

« L'actinomycose est une maladie infectieuse
déterminée par des champignons du genre actinomyces » (Neumann) (1).

L'actinomycose ne devrait pas en règle stricte
figurer dans un livre qui traite des maladies bactériennes, car l'actinomycose n'est pas une maladie bactérienne; mais en raison du grand intérêt
de cette maladie, de sa nouveauté relative, de sa
fréquence qui apparaît chaque jour plus grande à
mesure qu'elle est mieux connue des observateurs,
nous croyons que nos lecteurs nous sauront gré
de lui avoir consacré quelques lignes, que nous
ferons aussi courtes que possible.

I. Historique.

L'histoire de l'actinomycose ne remonte pas à
de longues années.

Entrevue nettement en 1875 par Rivolta et Perroncito, elle a été décrite pour la première fois d'une
façon précise et rapportée à sa véritable cause par
Bollinger (1876), « qui, le premier, a établi d'une
manière claire et précise la présence constante
de ces productions cryptogamiques dans les tumeurs du maxillaire que l'on avait jusqu'alors désignées sous le nom d'*ostéosarcomes, sarcomes maxil-*

---

(1) Nous empruntons la substance de cet article à l'excellent résumé
qu'a donné de l'actinomycose M. Neumann dans son récent *Traité des
maladies parasitaires des animaux.* La *Revue générale* de M. Ma-
thieu (*Rev. des Sc. méd.* 1886) a été notre guide pour l'actinomycose
de l'homme.

laires, *farcin* ou *cancer* des os, *spina ventosa*, etc.,
ainsi que dans le « Hollzunge » (langue de bois) et
différentes tumeurs lymphosarcomateuses qui se
développent autour de la gorge, dans le pharynx
et le larynx. Il insista fortement sur la nature du
parasite, qu'il classa parmi les champignons. Ce
fut alors que Harz lui assigna le nom d'*actinomyces bovis* (ακτις rayon) en raison de sa disposition
rayonnée, et de sa fréquence chez le bœuf. L'affection qu'il détermine a reçu le nom d'actinomycose. »
(Neumann.)

II. Actinomycose spontanée. Lésions. Modes de propagation.

Les espèces qui présentent l'actinomycose sont
le *bœuf*, le *cheval*, le *porc* et l'*homme*.

L'actinomycose paraît beaucoup plus fréquente
chez les animaux et beaucoup plus variée dans ses
localisations en Allemagne, en Angleterre, etc.,
qu'en France où elle n'a guère été observée jusqu'ici qu'à la mâchoire du bœuf. M. Nocard en a
signalé le premier cas chez nous en 1884.

L'espèce *bovine* est entre toutes le terrain d'évolution préféré de l'actinomycose. La forme la plus
ordinaire est, chez cet animal, l'*ostéosarcome de la
mâchoire*, et surtout de la *mâchoire inférieure*.

Après les maxillaires, sa localisation la plus fréquente est le *pharynx* (*lymphome, lympho-sarcomes,*
etc.) ; puis le larynx, l'œsophage, le réseau, l'intestin.

Dans des cas plus rares la localisation se fait
sur les viscères : actinomycose du foie, actinomycose du poumon, dont on ne connaît que quatre
cas actuellement : nous avons pu personnellement,
au laboratoire de M. Nocard, observer un de ces cas,
rencontré par M. Moulé sur le poumon d'une vache
abattue pour la boucherie.

L'actinomycose se montre encore dans le tissu conjonctif sous-cutané, à la face, autour de la gorge et au cou.

A la langue l'actinomycose affecte une forme spéciale, curieuse, connue autrefois sous le nom d'induration chronique de la langue, glossite chronique interstitielle, etc. (*Wooden tongue* des Anglais, *Hollzungue* des Allemands).

Très rare chez le cheval, l'actinomycose a été signalée assez fréquemment chez le porc (abcès actinomycotiques des mamelles, actinomycose musculaire siégeant surtout aux piliers du diaphragme, dans les muscles abdominaux et intercostaux). Peut-être cette actinomycose musculaire est-elle de nature un peu spéciale.

D'une façon générale l'actinomyces « introduit dans les tissus des animaux tend à provoquer le développement de tumeurs particulières de nature conjonctive, que Johne a désignées sous le nom d'*actinomycomes* ». Ce sont des « tumeurs arrondies, noueuses, plus ou moins fongueuses, lisses à la surface, et dont la consistance varie entre la mollesse d'un sarcome médullaire, et la dureté d'un fibro-sarcome ou d'un sarcome. » La coupe laisse voir un stroma conjonctif parsemé de *dépôts tuberculiformes* de la grosseur d'une tète d'épingle à celle d'un pois, isolés ou réunis. Chacun de ces dépôts renferme un granule jaunâtre, gros comme un grain de sable qui est un glomérule d'actinomyces.

L'actinomycose de l'homme étudiée à l'étranger par Israel, Johne, etc., était absolument inconnue chez nous jusqu'à la publication récemment faite par M. Nocard à l'Académie de médecine (1) au nom de M. Lucet, vétérinaire à Courtenay, d'un cas d'abcès actinomycotique de la cuisse chez un homme.

____

(1) 21 août 1888.

D'après les documents étrangers, l'actinomycose chez l'homme peut former des tumeurs semblables à celles que présente l'espèce bovine, mais, plus souvent, elle tend à la suppuration : elle forme abcès. Les localisations de l'actinomycose humaine sont très variées : c'est la *bouche et son voisinage* qui, ici comme chez le bœuf, est le siège de prédilection du champignon. Il peut se développer à la mâchoire des *tumeurs*, mais plus souvent des *abcès fistuleux* semblables à ceux qui succèdent à l'ostéopériostite du maxillaire inférieur.

On a signalé des abcès actinomycotiques parotidiens, des noyaux actinomycotiques dans la langue. Le poumon est parfois le siège d'actinomyces, et la lésion rappelle par les symptômes la tuberculose pulmonaire : il se forme un abcès pulmonaire, parfois avec fistule thoracique.

On a encore signalé l'actinomycose tégumentaire (Kaposi), l'actinomycose de la cavité abdominale, etc., etc.

Plus l'affection sera connue et plus elle sera rencontrée fréquemment : tout récemment M. Lucet, vétérinaire du Loiret, signalait un abcès actinomycotique de la cuisse chez un homme : la nature de cet abcès avait été longtemps méconnue, et l'affection, persistante, tenace, passait pour tuberculeuse.

Étiologie. — L'introduction du parasite dans les tissus paraît bien évidemment se faire par le tube digestif avec les aliments, et tout particulièrement avec les fourrages.

Cependant on doit admettre une infection possible par les voies respiratoires, et aussi une inoculation directe (abcès actinomycotiques des mamelles chez le porc, inoculation directe accidentelle dans le tissu cellulaire d'une plaie chez un cheval, cas signalé par Perroncito).

III. L'actinomyces bovis. Caractères. Coloration. Culture.

« Examinés dans les néoplasies dont ils ont provoqué la formation et qui sont parvenues à un état quelque peu avancé, les actinomycètes se présentent sous l'aspect de petites masses visibles à l'œil nu, du volume d'un grain de lycopode à celui d'un grain de millet, arrondies, d'un blanc jaunâtre ou jaune de soufre, de consistance ordinairement molle. Leurs dimensions sont généralement comprises entre $0^{mm},1$ et 1 millimètre. Dans le pus ou le liquide puriforme qui les renferme, elles donnent souvent l'idée de grains de sable disséminés. »

L'examen à l'*état frais* est des plus simples ; il suffit d'écraser un grain sur une lame et de l'examiner après avoir fait agir sur lui la potasse ou l'acide acétique. L'acide picrique réussit fort bien aussi.

Les plus petites granulations ne se composent que d'une seule masse mûriforme, que nous allons décrire ci-dessous ; les grosses granulations sont formées par l'agrégation de plusieurs masses.

La masse, la touffe, le *grain* d'actinomyces comprend une zone périphérique et une zone centrale.

« La zone périphérique est constituée par des corpuscules allongés, dont une des extrémités est effilée et dirigée vers le centre de la masse, tandis que l'autre est arrondie, et affleure la surface de la zone corticale. Leur longueur est de 20 à 30 μ, leur largeur 8 à 10 μ. Souvent quelques-unes de ces cellules *claviformes* ou *pyriformes* mesurant jusqu'à 75 μ de longueur dépassent l'ensemble du groupe. Tous ces renflements sont considérés par Harz comme des *conidies.*

« La zone centrale forme une masse jaunâtre représentant un feutrage fibrillaire très complexe, constitué par l'entre-croisement de filaments, qui mesurent 0μ5 à 2μ de diamètre. On les considère comme des conidies, quoique le passage de l'un à l'autre n'ait pu être suivi.

« Au sein de la masse fibrillaire, on rencontre quelques conidies, plus petites que celles de la périphérie, moins régulières, semées au milieu des filaments entre-croisés, où elles n'ont pu se développer comme les autres. »

Il sera nécessaire et fort intéressant de pratiquer des coupes de tumeurs actinomycotiques.

« La structure des petits nodules inclus dans le stroma est tout à fait celle d'une *granulation tuberculeuse*, et rappelle de tous points le *tubercule-type à cellules géantes*. Autour d'une touffe centrale et plus ou moins grosse d'actinomyces on voit presque toujours quelques cellules géantes à nombreux noyaux marginaux. » Autour de ces cellules une zone de cellules épithélioïdes.

Dans les coupes il faudra colorer l'actinomyces.

La meilleure méthode nous paraît celle indiquée par Weigert.

Plongez une demi-heure la coupe dans la solution suivante :

Orseille pure, sans ammoniaque, dissoute jusqu'à coloration rouge foncé, dans :

Acide acétique	5
Alcool absolu	20
Eau	40

Lavez à l'alcool et colorez le fond au violet de gentiane aqueux, ou au bleu de méthylène.

Les renflements claviformes de la zone périphérique seront colorés en rouge, le feutrage central en bleu ou en bleu verdâtre.

La méthode de Kühne avec coloration de fond au picro-carmin donne d'excellents résultats pour l'étude du mycélium.

Les essais de culture tentés avec l'actinomycose

n'ont donné que des résultats contradictoires et jusqu'ici peu intéressants.

Israël aurait pu cultiver l'actinomyces sur le sérum, et Bostrom aurait parfaitement réussi à faire des cultures sur la gélatine, le sérum, l'agar.

Nous savons pourtant que M. Nocard a réussi à obtenir des cultures de l'actinomyces en milieux liquides alors que toutes ses tentatives de culture sur milieux solides ont échoué.

IV. Actinomycose expérimentale.

Il y a peu de chose à dire à ce sujet : les résultats sont des plus contradictoires.

Bollinger, Harz, Perroncito n'ont pu réussir à infecter les lapins et les moutons. Le chien s'est également montré réfractaire. Toutes les tentatives d'inoculation faites jusqu'ici au laboratoire de M. Nocard, — et elles ont été nombreuses et variées, — ont donné des résultats négatifs.

Johne aurait réussi avec les inoculations sous-cutanées sur deux veaux et avec une injection dans la mamelle d'une vache. Ponfick aurait transmis l'actinomycose du bœuf au veau par injections intra-veineuses, intra-péritonéales et sous-cutanées.

VII

MICRO-ORGANISMES DE LA SUPPURATION

Les microbes pathogènes les plus divers peuvent dans certaines circonstances avoir une action pyogène et provoquer la formation d'un *pus spéci-*

fique : tels le bacille de la tuberculose, le bacille de la morve ; tels encore le bacille du choléra des poules inoculé sous la peau du cobaye, celui du farcin du bœuf inoculé dans les mêmes conditions au même animal, etc., etc.

Les microbes de la suppuration que nous allons passer en revue n'ont rien de commun avec ces organismes accidentellement pyogènes. Ce sont les agents pathogènes de la suppuration commune dont le type est le *phlegmon aigu*, l'*abcès chaud* de l'homme.

En 1880 Pasteur isola dans le pus de provenance furonculeuse un micrococcus dont il inocula les cultures pures à des lapins : il provoqua chez ces animaux des suppurations au voisinage du point d'inoculation.

L'étude des divers microbes de la suppuration a été faite ensuite par Ogston, Rosenbach, Passet, etc.

Les microbes de la suppuration provoquent chez l'homme et les animaux des accidents variables.

Souvent ils se contentent d'évoluer, de se multiplier, dans les environs du point d'inoculation accidentelle ou expérimentale : il en résulte un abcès chaud. Mais ils peuvent aussi, ce qui est bien plus grave, se répandre dans le système circulatoire, soit par les voies sanguines, soit par les lymphatiques. Ils déterminent alors les accidents de la pyémie.

Souvent aussi ils provoquent, dans les viscères qui constituent pour eux un milieu de culture favorable, la formation de petits abcès multiples (a. métastatiques).

Recherche des microbes dans le pus.

Étalez sur une lamelle une trace de matière purulente recueillie purement dans le sein d'un abcès chaud; colorez par les solutions hydro-alcooliques, de Löffler, etc.; ensuite par les procédés de double coloration de Gram.

Sur les préparations à coloration simple, on

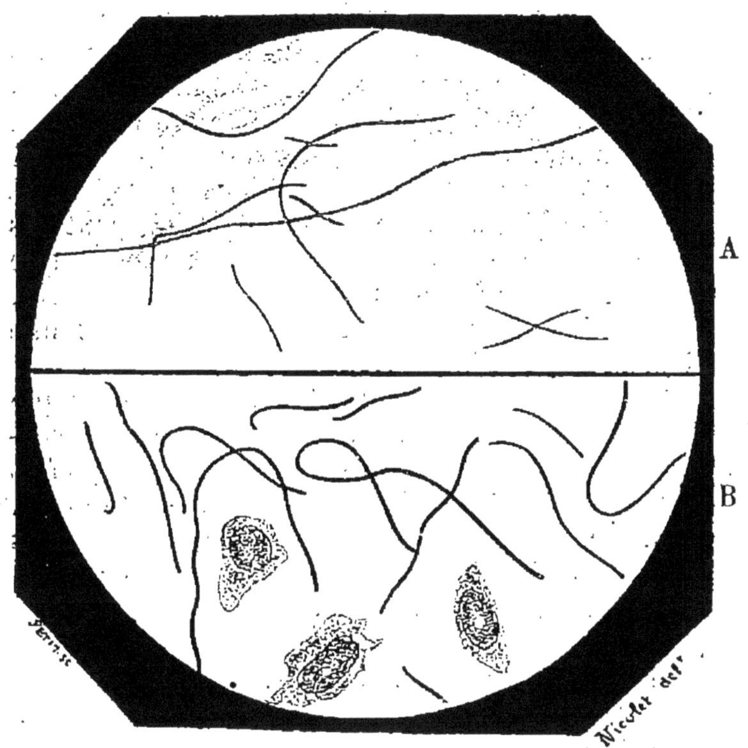

Fig. 48. — Septicémie de Pasteur.

A, Culture.
B, Surface du foie (Cobaye).

aperçoit d'abord les globules de pus assez fortement colorés; puis, dans les espaces qui les isolent les uns des autres et même dans le contenu cellulaire de quelques-uns d'entre eux, on voit des micro-coccus de deux espèces différentes : les uns en forme de *staphylococcus*, les autres prenant l'aspect de *streptococcus* courts, légèrement incurvés, composés chacun de cinq, six coccus, dix au plus : ce sont là les deux genres bactériens que l'on rencontre le plus ordinairement dans le pus.

Dans les préparations colorées par le procédé de Gram, on se rend facilement compte que les staphylococcus prennent les uns aussi bien que les autres la coloration violette et tranchent ainsi nettement sur le fond de la préparation. Bien plus, les différentes espèces de staphylococcus du pus, au nombre de trois, se colorent également toutes par le Gram, de sorte qu'on ne peut les différencier les unes des autres par le simple examen microscopique : ce n'est que les cultures, surtout celles sur gélatine, qui permettent une différenciation sûre.

Outre les *staphylococcus* et les *streptococcus* que nous venons de signaler, on rencontre dans certains cas d'autres micro-organismes, quelquefois même des *bacilles;* mais ces cas sont exceptionnels, aussi ne ferons-nous que signaler ici par leurs noms ces différents micro-organismes; ce sont :

Le *Micrococcus cereus albus.*

Le *Micrococcus cereus flavus.*

Le *Micrococcus pyogenes tenuis.*

Le *Bacillus pyogenes fœtidus.*

Le *Bacillus pyocyaneus.*

Nous allons étudier rapidement les espèces principales, celles que l'on rencontre le plus fréquemment dans le pus :

1° *Staphylococcus pyogenes aureus.*

C'est là l'espèce la plus importante. On la rencontre dans tous les pus, dans les furoncles, dans l'ostéomyélite, etc.

Le *pyogenes aureus* examiné dans le pus y prend l'aspect d'une sorte de zooglée de cinq, dix individus, réunis les uns près des autres, de telle façon qu'ils forment une sorte de grappe. On en voit aussi dans l'intérieur des cellules de pus. Il se colore dans les solutions hydro-alcooliques, dans le Löffler, le Malassez et le Gram.

Inoculation au lapin. — Lorsqu'on inocule à un lapin une assez grande quantité d'une culture virulente de l'*aureus*, il se produit au point d'inoculation un abcès dans le pus duquel on rencontre le microbe.

Si l'inoculation se fait *dans les veines*, le lapin ne meurt pas, mais le plus petit traumatisme que subira ensuite l'animal donnera pour ainsi dire un *coup de fouet* à la maladie et le lapin ne tardera pas à mourir d'*infection purulente*.

Cultures. — L'*aureus* pousse très bien à l'air dans tous les *bouillons*, mais il n'y donne pas une culture bien caractéristique. Exposé à 37° le bouillon ensemencé se trouble en moins de quinze heures; puis il devient légèrement doré, tandis qu'une partie de la culture se dépose au fond du ballon sous forme d'une poudre légèrement jaunâtre.

L'*aureus* donne sur *gélatine* une culture très caractéristique; comme il liquéfie ce milieu, il est indiqué de le semer en piqûre. Au bout de peu de temps il se forme, autour de la piqûre, une culture blanche sans caractères spéciaux; puis à la surface on voit apparaître une pellicule, blanche d'abord, et de plus en plus jaune : la liquéfaction est alors commencée. Quand tout le cylindre gélatineux est liquéfié, la culture forme au fond du tube un dépôt abondant *jaune d'or*.

Sur la *gélose* la culture ressemble à la précédente; mais la liquéfaction n'a pas lieu.

Semé en strie il forme d'abord une culture blanche, qui prend avec le temps une couleur *jaune d'or*, caractéristique du microbe.

Sur la pomme de terre l'*aureus* pousse abondamment et forme une pellicule *jaune.*

2° *Staphylococcus pyogenus albus.*

On le rencontre dans le pus en même temps que l'*aureus;* il se comporte de la même façon que ce dernier; il liquéfie la gélatine, *mais donne toujours une coloration blanche.*

Il paraît moins virulent que le premier.

3° *Staphylococcus pyogenes citreus.*

On le rencontre dans le pus, plus rarement que les deux autres; il ne s'en différencie que par ses cultures, qui prennent une *teinte jaune pâle citron,* beaucoup moins foncée que celle que produit en pareil cas l'*aureus.*

4° *Streptococcus pyogenes.*

On le voit fréquemment dans le pus où il forme de courtes chaînettes contenant chacune cinq à six grains, dix au plus, légèrement incurvées.

Il se colore très bien dans les solutions hydro-alcooliques, dans le Löffler et le Malassez. Il prend le Gram.

Cultures. — Il pousse dans les bouillons; sa culture adhère aux parois du ballon; elle se précipite ensuite dans le fond sous forme d'un dépôt grisâtre.

Il liquéfie la gélatine, et donne une culture blanche, laiteuse.

Il pousse également bien sur la gélose.

Son action pathogène n'est pas encore bien déterminée: aussi ne nous étendrons-nous pas davantage sur ce sujet.

CHAPITRE III

I

CHARBON BACTÉRIEN

(CHARBON SYMPTOMATIQUE, ESSENTIEL, DE CHABERT).

L'histoire du charbon symptomatique appartient tout entière à MM. Arloing, Cornevin, Thomas. Leur beau livre, *le Charbon symptomatique du bœuf*, manque de détails précis et suffisants sur l'agent pathogène, le *Bacterium Chauvœi* : c'est le seul reproche qu'on puisse adresser à cette œuvre magistrale.

I. Charbon symptomatique spontané.

L'affection ne s'observe que sur les *bovidés de six mois à quatre ans;* en deçà et au-delà de cette limite d'âge les bovidés sont très exceptionnellement atteints.

Le *mouton* contracte aussi spontanément le charbon symptomatique, mais beaucoup moins fréquemment que le bœuf. La *chèvre*, qui peut recevoir la maladie expérimentalement, n'est jamais atteinte dans les conditions ordinaires de la vie.

Tous les autres animaux (*équidés, suidés, carnassiers, oiseaux*) sont absolument réfractaires au charbon symptomatique spontané.

C'est par *inoculation accidentelle* que les animaux contractent le charbon symptomatique; l'infection par la voie digestive est problématique et tout au moins exceptionnelle.

Le charbon symptomatique se caractérise essentiellement par *une ou plusieurs tumeurs* à siège variable. La tumeur, qui forme ainsi le symptôme primordial de l'affection, et qui se caractérise pendant la vie par son accroissement rapide, son insensibilité et sa sonorité à la percussion, est *noire à sa partie centrale*, moins colorée à la périphérie; elle est entourée, dans les régions riches en tissu conjonctif, d'un engorgement œdémateux à sérosité citrine, légèrement roussâtre. Au centre de la tumeur, les gaz ont disséqué les muscles, et formé de vastes poches intermusculaires qui peuvent parfois loger le poing.

Les ganglions correspondant à la région qui porte la tumeur sont hypertrophiés, ecchymotiques, infiltrés d'une sérosité jaunâtre.

Les organes thoraciques et abdominaux sont à peu près sains; cependant le péritoine contient une sérosité abondante.

Les produits virulents sont les *tissus de la tumeur*, la *pulpe ganglionnaire*, la *sérosité péritonéale* et la *bile*. Le *sang* n'est guère virulent; cependant au moment de la mort il contient un très petit nombre de microbes, et on peut les mettre en évidence en plaçant un tube de sang pendant vingt-quatre heures à l'étuve : les bacilles s'y multiplient rapidement.

Le *liquide amniotique* des femelles en gestation, qui succombent au charbon symptomatique, est virulent. L'*urine* ne l'est jamais.

II. Charbon symptomatique expérimental.

Les animaux qui prennent le charbon symptomatique expérimental sont le *bœuf*, le *mouton*, la *chèvre*, le *cobaye*. Tous les autres sont absolument réfractaires, et nous rappelons en particulier le fait pour le *lapin*, qui est au contraire un assez bon réactif du charbon bactéridien.

Il n'existe qu'un seul mode d'inoculation du charbon symptomatique : c'est l'*inoculation sous-cutanée*.

C'est dans le tissu conjonctif sous-cutané que doit être porté le virus d'inoculation : les piqûres à la lancette échouent invariablement.

La dose de virus doit être assez élevée, et de plus elle varie suivant les régions : deux ou trois gouttes inoculées sous la peau de la cuisse, de l'épaule, du bras, etc., suffisent pour donner un charbon symptomatique mortel au bœuf, au mouton ; elles sont insuffisantes dans les régions à tissu cellulaire dense : *extrémité des membres, oreille, queue*.

Le véritable réactif expérimental du Charbon symptomatique est le *cobaye*. L'animal sera inoculé à la seringue de Pravaz, et l'injection sera poussée dans *les muscles de la cuisse*.

La matière virulente peut être empruntée à diverses sources :

(*a*) *La culture* du bacille du Charbon symptomatique. C'est là un moyen infidèle, la culture perdant rapidement ses propriétés.

(*b*) Le *sang* prélevé purement dans le cœur d'un animal mort de Charbon symptomatique et placé pendant vingt-quatre heures à l'étuve, de façon à obtenir le développement du bacille qu'il contient en petite quantité lors de la mort de l'animal ; ce développement se traduit par l'apparition de bulles de gaz qui disloquent la colonne sanguine recueillie dans une pipette.

Le sang, même dans ce cas, constitue un virus peu favorable pour l'inoculation.

(*c*) Les *tissus* de la tumeur : ces tissus peuvent être inoculés *à l'état frais* ou *à l'état sec,* c'est-à-dire alors sous forme de *poudre*.

Pour inoculer ces tissus à l'état frais, on prend sur un *cobaye*, un *mouton*, un *bœuf* venant de succomber, des fragments des muscles malades, en choisissant les parties les plus noires; on triture ces fragments dans un mortier avec de l'eau stérilisée : on filtre à travers un linge; le liquide sanguinolent qui passe constitue un excellent liquide d'inoculation.

La pulpe des muscles malades desséchée, c'est-à-dire la *poudre* de charbon symptomatique, constitue un virus d'inoculation encore supérieur : c'est à MM. Arloing, Cornevin, Thomas, qu'on doit la connaissance de cette préparation. Voici comment elle s'effectue :

On prend les parties les plus malades des muscles formant la tumeur symptomatique sur un bœuf ou un mouton; on hache en petits morceaux et on pèse; on ajoute de l'eau distillée en quantité répondant à peu près aux deux tiers du poids des muscles hachés; on broie dans un mortier; on filtre sur une toile épaisse, et on étale en couche mince sur un plateau de porcelaine le liquide rouge qui a passé. Ce plateau est placé à l'étuve à 35° : après évaporation du liquide, il reste sur le plateau une sorte de vernis brillant, de couleur rouge foncé que l'on réduira en poudre pour le conserver au sec dans un flacon. Cette poudre peut garder sa virulence pendant plus de deux ans.

Pour inoculer la poudre on en prend un demi-centigramme qu'on broie à sec dans un mortier, on ajoute quelques gouttes d'eau et on filtre sur la toile ; au liquide qui a passé on ajoute une goutte d'acide lactique qui, augmentant la virulence par un mécanisme que MM. Nocard et Roux ont déterminé, assure le succès de l'inoculation.

La poudre de charbon symptomatique qui constitue une source de virus toujours prête, qui conserve son action pendant des années, est donc des plus précieuses : un laboratoire de microbiologie doit toujours en posséder une provision.

Lorsque l'injection virulente a été poussée dans la cuisse du cobaye, cette cuisse se gonfle après quelques heures et devient douloureuse au toucher ; l'animal ne marche plus que sur trois pattes ; bientôt la marche lui devient tout à fait impossible ; il se blottit dans un coin de sa cage, où il reste immobile, le poil hérissé, poussant des cris lorsqu'on veut le saisir ; il meurt dans les vingt quatre ou quarante-huit heures.

Les deux *lésions* marquantes sur un cobaye mort de charbon symptomatique inoculé par le procédé décrit sont :

a) Un œdème rougeâtre du tissu conjonctif de la paroi abdominale, œdème qui s'étend sur toute la surface de celle-ci et remonte souvent jusqu'au thorax et à la naissance des membres antérieurs ; cet œdème est d'autant plus marqué qu'on se rapproche du point d'inoculation.

b) Les lésions de la cuisse inoculée, qui est gonflée, turgide. Les muscles y sont d'une couleur rouge sombre, et sur quelques points (ce sont les parties les plus malades) ont une teinte noire. Sur la cuisse malade les poils s'arrachent avec la plus grande facilité, et tombent souvent d'eux-mêmes. La peau y est doublée par un tissu conjonctif œdématié et d'une teinte rouge très marquée ; une abondante sérosité rougeâtre, sanguinolente, s'écoule dès que la peau est disséquée.

La cavité péritonéale contient un peu de liquide.

III. Le bacille du Charbon symptomatique. — Sa recherche dans l'organisme.

Le bacille du charbon symptomatique prend bien les solutions hydro-alcooliques des couleurs d'aniline : violet de gentiane, fuchsine, bleu de méthylène. Il se colore particulièrement bien par le bleu de Löffler. Il ne prend ni le Gram ni le Weigert : par conséquent aucun des procédés de double coloration ne lui est applicable. Les coupes des tissus contenant ce microbe seront donc traitées par la méthode de Löffler, qui, du reste, donne d'excellents résultats.

Sang. — Le sang examiné immédiatement après la mort ne contient pas le bacille en quantité suffisante pour que l'examen microscopique puisse l'y déceler. il en sera tout autrement dans le sang qui, recueilli après la mort, aura séjourné vingt-quatre heures à l'étuve : traité par la coloration et de préférence par la coloration au bleu de Löffler, ce sang montrera, çà et là, quelques bacilles droits pleinement colorés, sans spores, un peu plus épais que le vibrion septique, toujours de longueur égale (de 8 à 10 µ), le plus souvent isolés, quelquefois articulés deux à deux.

MM. Arloing, Cornevin et Thomas décrivent ainsi l'examen du sang *sans coloration* dans le charbon symptomatique : « Ce sont des bactéries longues de 0^{mm},005, 0^{mm},008, larges de 0^{m},001, homogènes, douées d'une grande mobilité. Ce microbe monte et descend avec agilité dans la couche de liquide qui compose la préparation microscopique, s'infléchit en arc ou en S, pirouette sur lui-même de façon à se présenter dans le sens de sa longueur, ou obliquement, ou par l'une de ses extrémités. Il change donc d'aspect pour ainsi dire à vue d'œil. »

Nous croyons que cette description ne correspond pas à la réalité des faits : le bacille est si peu abondant dans le sang que l'examen immédiat sans coloration a peu de chance d'être heureux; en outre le bacille du charbon symptomatique *est à peine mobile.*

Tumeur musculaire. — C'est dans le muscle malade que le bacille du charbon symptomatique prend ses formes les plus intéressantes : il s'y sporule.

On fera deux sortes de préparations du muscle malade : l'*une* extemporanée, qui s'obtiendra en prenant un fragment de muscle au point le plus malade, le plus noir, et en frottant la surface de ce fragment sur des lamelles qu'on séchera et qu'on colorera; l'*autre* qui sera la coupe histologique.

Les lamelles chargées du suc musculaire seront de préférence traitées par le bleu Löffler. Sur un fond vert pâle, les bacilles pathogènes se détachent en bleu foncé; à côté des bâtonnets pleins, semblables à ceux que l'on rencontre dans le sang, et à ceux que nous signalerons tout à l'heure dans la sérosité péritonéale, on observe les formes curieuses que montre une de nos figures, et qui sont certainement le fait du développement de la spore dans le bacille : bacilles en *massue,* en *battant de cloche* ou en *raquette,* dont l'extrémité élargie reste incolore; *bacilles en fuseau,* dont les deux extrémités sont colorées et le centre incolore; *bacilles ovoïdes,* dont une extrémité est seule colorée, tout le reste ne prenant pas la couleur. Pour tous ces examens l'éclairage Abbé est nécessaire : le bacille peut être déjà bien vu à un grossissement de 500 diamètres; mais pour en bien connaître les détails il faudra faire usage des forts grossissements des objectifs à immersion homogène.

Les coupes de muscle seront colorées au bleu de

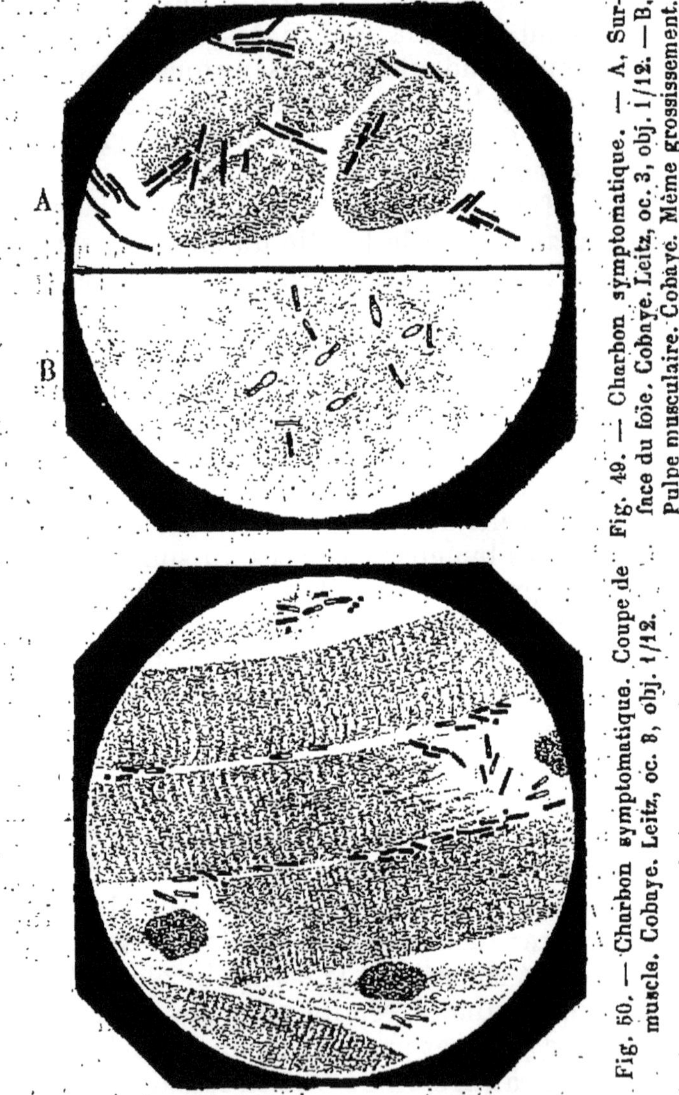

Fig. 49. — Charbon symptomatique. — A, Surface du foie. Cobaye. Leitz, oc. 3, obj. 1/12. — B, Pulpe musculaire. Cobaye. Même grossissement.

Fig. 50. — Charbon symptomatique. Coupe de muscle. Cobaye. Leitz, oc. 8, obj. 1/12.

Löffler; elles permettront de saisir la topographie du bacille. Les faisceaux musculaires sont cassés en travers ; ils sont pour la plupart vitreux, hyalins. Les bacilles siègent dans le sarcolemme, au niveau des cassures transversales, entre les faisceaux du tissu conjonctif, et entre les faisceaux musculaires.

Sérosité péritonéale. — Le moyen le plus simple et le meilleur consiste à disposer une lamelle sur la face supérieure du foie, aussitôt après l'ouverture du cadavre. La lamelle séchée sera colorée au bleu hydro-alcoolique, au violet de gentiane hydro-alcoolique, ou mieux au bleu de Löffler. Le bacille du charbon symptomatique se présente en grande quantité sur la lamelle : il a la forme de bâtonnets droits, courts, égaux en longueur, colorés dans toute leur étendue, isolés, ou réunis bout à bout par deux ou par trois.

IV. Culture du bacille du Charbon symptomatique.

Cet organisme est *anaérobie*, il ne se cultive que dans le vide ou en présence de gaz inertes.

Cette culture est *difficile ;* elle ne réussit souvent qu'après plusieurs essais infructueux.

Nous conseillons de la faire dans du *bouillon additionné* d'un *peu* de *gélatine* et de *sucre* (aa, 1 p. 100) : c'est le milieu qui parait le plus favorable ; les tubes ensemencés seront placés à l'étuve à 35°-39°.

Pour semence, on peut choisir le *sang* préalablement placé à l'étuve pendant vingt-quatre heures, ou la *sérosité péritonéale pure* recueillie dans une pipette à la surface du foie aussitôt après la mort, avec toutes les précautions de pureté possibles.

Au bout de vingt-quatre à quarante-huit heures le liquide est troublé et floconneux ; des gaz se dégagent à sa surface. La réaction du milieu ne change pas ou devient parfois légèrement acide.

L'examen de la culture à l'état frais, sans coloration, montre des bacilles de longueur inégale, réfringents, *à peine mobiles;* quelques-uns paraissent sporulés à leur extrémité.

Les cultures seront facilement colorées par les procédés indiqués.

Le bacille du charbon symptomatique se développe bien aussi dans le *lait,* qu'il ne coagule pas.

On le cultivera encore aisément dans la *gélose* à 38°.

Les cultures se conservent peu, et perdent rapidement leurs propriétés de virulence.

Résumé des caractères du bacille du charbon symptomatique.

Anaérobie, le bacille du charbon symptomatique se montre sous la forme d'un bâtonnet à peine mobile dans l'organisme et les cultures. Il se colore bien par les couleurs d'aniline, ne prend ni le Gram ni le Weigert. Dans les muscles il se sporule, et prend à cet état des formes singulières assez caractéristiques.

Il se cultive à l'abri de l'air dans le bouillon, le lait, la gélose.

II

CHOLÉRA DES POULES

Connue le plus ordinairement sous le nom de choléra des poules, l'affection dont nous allons traiter a encore reçu les noms de : *maladie épizootique, typhus contagieux, affection typhique, septicémie des volailles*. Renault d'Alfort lui avait donné le nom de typhus charbonneux, croyant à l'identité de cette maladie et du charbon.

I. Historique.

Le choléra les poules fut étudié d'abord en France par Renault et Delafond : Renault, nous l'avons dit, l'identifiait avec le charbon. Delafond au contraire sut l'en distinguer nettement.

En 1869 un vétérinaire alsacien, Moritz, signala dans le sang des poules mortes du choléra des *granulations* auxquelles il attribua le rôle essentiel dans la production de la maladie.

Vers 1878, M. Perroncito figura le microbe du choléra des poules, mais d'une façon inexacte : il inocula avec succès la maladie aux sujets sains.

Peu après, en 1879, Toussaint fit des tentatives de culture, mais ces tentatives restèrent incomplètes.

C'est à M. Pasteur que revient l'honneur d'avoir donné la démonstration de la nature microbienne du choléra des poules. Il recueillit purement le microbé dans le sang des sujets morts, et réussit à le cultiver artificiellement dans des bouillons de poules stérilisés. Une goutte de ces cultures inoculée dans le muscle pectoral de sujets sains leur donnait infailliblement la mort après avoir produit chez eux les symptômes inhérents à la maladie : c'était démontrer irréfutablement que le microbe était bien la cause essentielle de l'affection. Non content de cette découverte, M. Pasteur réussit à atténuer la virulence des cultures par l'action de l'oxygène de l'air, et trouva ainsi un véritable vaccin qui, inoculé aux animaux susceptibles de contracter naturellement la maladie, leur confère l'immunité, c'est-à-dire leur donne un choléra atténué en quelque sorte, dont ils guérissent et qui les met à l'abri des atteintes ultérieures du virus le plus virulent.

C'était la première fois qu'on réussissait ainsi à modifier un virus, toujours mortel, au point de pouvoir l'inoculer sans danger aux animaux les plus susceptibles, et, chose merveilleuse, ce virus ainsi atténué devenait le meilleur préservatif contre l'action du virus le plus meurtrier.

Après cette découverte, on pouvait légitimement espérer que la plupart des maladies contagieuses seraient tôt ou tard atténuées, et ainsi transformées en leur propre vaccin ; les vaccinations contre le sang de rate, contre le rouget du porc, contre le charbon symptomatique, qui évitent tant de pertes à l'agriculture, prouvent combien était féconde la voie ouverte par l'illustre savant.

II. Choléra des poules spontané.

Les animaux qui contractent le choléra des poules spontanément sont les *oiseaux*, et particulièrement *les oiseaux de basse-cour :* pigeons, *poules, canards, oies, dindons, pintades, faisans,* etc.

Le *lapin*, qui offre, nous le verrons plus loin, un terrain plus favorable encore que les oiseaux à l'évolution du choléra des poules, contracte rarement la maladie dans les conditions ordinaires de la vie : cela résulte de ce que, dans nos régions surtout, les lapins sont élevés à part, séquestrés et isolés des autres animaux de la basse-cour.

Les *oiseaux*, les *lapins* sont les *seuls* animaux domestiques susceptibles de prendre spontanément le choléra des poules.

C'est par les voies digestives que les oiseaux contractent la maladie. Les matières excrémentitielles, le jetage des narines et du bec des sujets malades, contiennent en quantité le virus du choléra. Ces matières souillent le sol de la basse-cour, et se mêlent aux aliments picorés par les sujets sains : tel est le mode d'infection le plus ordinaire.

Les *lésions* principales constatées à l'autopsie sont les suivantes :

Les *muqueuses* superficielles présentent une teinte asphyxique très marquée : le bec du sujet est souillé d'une bave visqueuse.

Les *poumons* sont congestionnés ; le *péricarde* contient une sérosité jaune foncé souvent prise en une masse gélatiniforme, tremblotante ; les *lésions intestinales* sont d'autant plus marquées que la mort a plus tardé : la muqueuse intestinale est congestionnée, hémorrhagique, et le canal intestinal contient une *bouillie grisâtre, mousseuse, striée de sang.*

Le *sang* est *noir, asphyxique.*

Le *sang*, les pulpes organiques, la bave, le contenu intestinal sont virulents.

III. Choléra des poules expérimental.

Le choléra des poules s'inocule facilement aux *oiseaux* : l'infection expérimentale peut se faire par la *voie digestive;* elle se fait plus simplement par *inoculation sous-cutanée.*

Pour infecter le sujet par les *voies digestives*, il suffit de mêler à ses aliments les matières virulentes : bave, diarrhée, liquide péricardique, pulpe organique d'animaux morts du choléra des poules, ou liquide de culture.

L'inoculation sous-cutanée se fera à la seringue de Pravaz dans la région pectorale; on injecte dans le muscle pectoral, suivant la méthode de Pasteur, quelques gouttes de sang, de liquide péricardique, de pulpe de foie ou de rate broyée et diluée, provenant d'un animal mort du choléra des poules; on pourra injecter aussi une culture virulente.

La mort survient en moins de vingt-quatre heures après l'inoculation; elle est d'autant plus rapide que la dose de virus inoculée a été plus forte.

Les *symptômes* de la maladie expérimentale reproduisent ceux de la maladie naturelle.

Hors les cas foudroyants, où les symptômes sont nuls, tant la rapidité d'évolution est grande, la maladie se marque par les phénomènes suivants : tristesse, abattement de l'animal qui reste couché, se met en boule, les plumes hérissées, ne répondant plus aux excitations, et tombant bientôt dans le coma; teinte asphyxique de la crête et des muqueuses superficielles; coliques, diarrhée striée de sang, jetage visqueux par le bec et par les narines.

Les lésions trouvées à l'autopsie des oiseaux morts du choléra des poules expérimental reproduisent entièrement celles que nous avons décrites plus haut en traitant de la maladie spontanée. Sur les sujets qui succombent à l'infection par la voie digestive, infection qui reproduit le mode de contagion naturel, il n'y a rien que ces lésions; mais, sur les sujets inoculés dans le muscle pectoral, vient s'ajouter une lésion des plus intéressantes, lésion signalée et décrite par M. Pasteur : le *séquestre du muscle pectoral* qui a reçu l'injection virulente. *Cette lésion est d'autant plus prononcée que la survie a été plus longue.*

Au point inoculé, le tissu sous-cutané est infiltré d'un œdème gélatineux; cet œdème recouvre une tumeur jaunâtre, lardacée, s'incisant avec difficulté : cette tumeur est produite par la nécrose du muscle pectoral.

Le *lapin* est un animal très favorable à l'expérimentation : quelques gouttes de virus inoculées sous la peau de la cuisse le tuent rapidement.

L'inoculation pratiquée sur le *cobaye* est des plus intéressantes. Inoculé dans le *péritoine*, le cobaye *succombe*; inoculé dans le tissu conjonctif, il résiste, mais l'inoculation donne lieu à un phénomène que M. Pasteur a décrit.

« Chez les cobayes, dit-il, d'un certain âge surtout, on n'observe souvent qu'une lésion locale au point d'inoculation, qui se termine par un abcès plus ou moins volumineux. Après s'être ouvert spontanément, l'abcès se referme et guérit sans que l'animal ait cessé de manger et d'avoir toutes les apparences de la santé. Ces abcès se prolongent quelquefois pendant plusieurs semaines avant de s'abcéder; ils sont entourés d'une membrane pyogénique et remplis de pus crémeux où le microbe fourmille à côté des globules de pus. C'est la vie du microbe inoculé qui fait l'abcès, lequel devient, pour le petit organisme, comme un vase fermé où il est facile d'aller le puiser, même sans sacrifier l'animal. Il s'y conserve, mêlé au pus, dans un grand état de pureté et sans perdre sa vitalité. La preuve en est que si on inocule à des poules un peu du contenu de l'abcès, ces poules meurent rapidement, tandis que le cochon d'Inde qui a fourni le virus se guérit sans la moindre souffrance. On assiste donc ici à une évolution localisée d'un organisme microscopique, qui provoque la formation du pus et d'un abcès fermé, sans amener des désordres intérieurs, ni la mort de l'animal sur lequel on le rencontre, et toujours prêt, néanmoins, à porter la mort chez d'autres espèces auxquelles on l'inocule, toujours prêt à faire périr l'animal sur lequel il existe à l'état d'abcès, si telles circonstances plus ou moins fortuites venaient à le faire passer dans le sang ou dans les organes splanchniques. Des poules ou des lapins qui vivraient en compagnie de cobayes portant de tels abcès pourraient tout à coup devenir malades et périr sans que la santé des cochons d'Inde parût le moins du monde altérée. Pour cela, il suffirait que les abcès des cochons d'Inde, venant à s'ouvrir, répandissent un peu de leur contenu sur les aliments des poules et des lapins. Un observateur témoin de ces faits, et ignorant la filiation dont je parle, serait dans l'étonnement de voir décimer des poules et des lapins sans cause apparente, et croirait à la spontanéité du mal, car il serait loin de supposer que celui-ci a pris son origine dans les cochons d'Inde, tous en bonne santé, surtout s'il savait que les cochons d'Inde, eux aussi, sont sujets à la même affection. Combien de mystères, dans l'histoire des contagions, recevront un jour des solutions plus simples encore que celles dont je viens de parler ! »

Pour faire périr le cobaye inoculé et porteur d'un abcès sous-cutané, il suffit de gratter fortement avec un scalpel les parois de la membrane qui tapisse la cavité de cet abcès : le microbe passe dans le sang, et cette nouvelle inoculation donne la maladie mortelle au sujet.

Le *moineau* présente une particularité intéressante : le microbe du choléra des poules augmente de virulence en passant dans son organisme en séries. Inocule-t-on à un de ces petits animaux un virus vaccinal qui ne tue pas la poule, l'animal meurt; il suffit de prendre son sang, de l'inoculer à un second moineau, et d'effectuer ainsi cinq ou six passages pour que le virus renforcé soit inoculé avec succès à la poule.

IV. Le microbe du choléra des poules. Sa recherche dans les liquides et tissus de l'organisme.

Le microbe du choléra des poules se trouve dans le sang, dans le liquide péricardique, dans les matières excrémentitielles et la bave des oiseaux, dans les pulpes organiques; il infiltre le muscle pectoral du pigeon inoculé; il pullule dans l'abcès sous-cutané expérimental du cobaye.

L'examen se fera sans coloration et avec coloration : ce microbe prend bien les couleurs d'aniline, et les diverses solutions hydro-alcooliques de violet de gentiane, de fuchsine, de rouge diamant, de bleu de méthyle ainsi que le bleu de Löffler donnent de bons résultats; mais les méthodes de Gram et Weigert échouent complètement.

La recherche capitale, celle qui est indispensable au diagnostic et suffit presque à l'établir, est la recherche dans le sang.

1. EXAMEN DU SANG SANS COLORATION. — On recueillera purement le sang contenu dans le

cœur; on en placera une goutte sur une lamelle et on l'examinera sans coloration (Verick : oculaire 1, objectif 8).

Sous le microscope on distinguera d'abord les globules sanguins, affectant la forme de disques ovoïdes, s'il s'agit du sang de poule; puis dans le sérum, on apercevra une quantité de petits points, réfringents, mobiles, tournant sur leur axe : c'est le microbe du choléra des poules.

Sans coloration, il donne l'illusion d'un micrococcus ou d'un diplococcus, suivant qu'il se présente à l'œil par un de ses pôles ou dans le sens de sa longueur : mais en apportant une grande attention, on verra qu'il n'est réfringent que dans sa partie centrale, nettement limitée sur les côtés par deux lignes fines, grisâtres, se confondant et s'épaississant à leurs extrémités pour former les deux pôles du microbe. On a ainsi sous les yeux une bactérie courte, aux extrémités rondes et légèrement aplaties.

2. EXAMEN DU SANG AVEC COLORATION. — Sur les préparations colorées, examinées à un fort grossissement, à l'aide de la lentille à immersion, on voit, si la coloration a été faite par exemple au violet de gentiane en solution hydro-alcoolique légère, les globules ovoïdes du sang des oiseaux colorés en violet pâle, leurs noyaux en violet foncé; quant aux bacilles du choléra des poules ils apparaissent sous la forme d'un grain fortement coloré en violet foncé, s'ils se présentent par une de leurs extrémités; s'ils se présentent dans leur longueur, on *voit leurs deux pôles fortement colorés, réunis par deux lignes colorées légèrement en violet, tandis que la partie centrale est complétement incolore.* C'est cette forme particulière que nous qualifions de *bacille à espace clair.*

On peut aussi employer la méthode de Löffler,

celle de Malassez. On obtient ainsi des préparations bleues d'une finesse remarquable.

Les *coupes* d'organes seront traitées par la méthode de Löffler; celles du muscle pectoral qui a reçu l'inoculation, et subi par suite la nécrose sont particulièrement intéressantes.

V. Cultures du bacille du choléra des poules.

Le microbe du choléra des poules est *aérobie* : il ne pousse qu'en présence de l'air.

Il pousse bien dans les bouillons, sur la gélatine et la gélose, mais non sur la pomme de terre.

La meilleure semence est le *sang* pris purement dans le cœur.

1. Culture dans les bouillons. — Le microbe du choléra des poules se développe bien *dans les bouillons de poule et de veau*, neutres ou un peu alcalins.

Les matras ensemencés sont placés à l'étuve, à une température voisine de 37°. Du jour au lendemain, le bouillon est trouble, d'aspect louche, ce qui indique que l'agent s'y est développé. Mais peu à peu, le bouillon redevient transparent et la culture se dépose au fond du ballon.

Les cultures de choléra des poules perdent leur virulence au contact de l'air : au bout de 60 jours elles sont absolument inoffensives pour les animaux. C'est d'ailleurs en exposant à l'air libre des cultures pendant un temps donné que M. Pasteur est parvenu à trouver le vaccin du choléra des poules.

Pour conserver des cultures virulentes, il est donc nécessaire de les soustraire à l'action de l'air.

On arrive aisément à ce résultat en recueillant ces cultures dans des pipettes que l'on ferme ensuite à la lampe à leurs deux extrémités. Ces pipettes contiennent toujours une ou deux bulles d'air à la faveur desquelles la culture continue à pousser ; mais les microbes ne tardent pas à s'être emparés de l'oxygène de ces bulles d'air. A ce moment la culture s'arrête, et comme alors il ne reste plus d'oxygène dans les tubes ainsi fermés, le microbe y conserve sa virulence pendant très longtemps.

2. CULTURES SUR GÉLATINE. — Ces cultures se font par *piqûre* ou en *strie*. Par piqûre, l'ensemencement donne au bout de quelques jours une culture *blanche s'étalant et s'épaississant légèrement* à la surface de la gélatine, et formant autour du trajet de l'aiguille une multitude de petites colonies, ovales, blanches, nettement séparées les unes des autres. La culture est d'autant moins abondante qu'elle atteint davantage les couches profondes de la gélatine.

En *strie* la culture donne une fine ligne *blanchâtre*, légèrement *bleue* par transparence. Les cultures ne liquéfient pas la gélatine.

En 2 ou 3 semaines, la culture prend au contact de l'air une teinte grise, avec un reflet vert sale, qui va se fonçant graduellement.

3. CULTURES SUR LA GÉLOSE. — Le microbe du choléra des poules pousse sur la gélose : on le sèmera en stries. La culture sera ensuite placée à l'étuve à 37°. Au bout de douze heures environ la culture a pris la même apparence que sur la gélatine. Si on sème dans la gélose une gouttelette provenant d'une culture dans un bouillon, on obtient un développement extrêmement riche, formé de colonies rondes ovoïdes ou allongées, opalescentes et bleuâtres par transparence.

L'examen des cultures sans coloration montrera le microbe sous la forme d'un micrococcus ou d'un diplococcus mobile ; ce microbe sera d'autant plus fin que la culture sera plus ancienne. — Coloré, le microbe prendra nettement la forme d'un microcoque ou d'un diplocoque.

Résumé des caractères du bacille du choléra des poules.

Aérobie, mobile, le microbe du choléra des poules est d'une extrême finesse. Il apparaît sans colo-

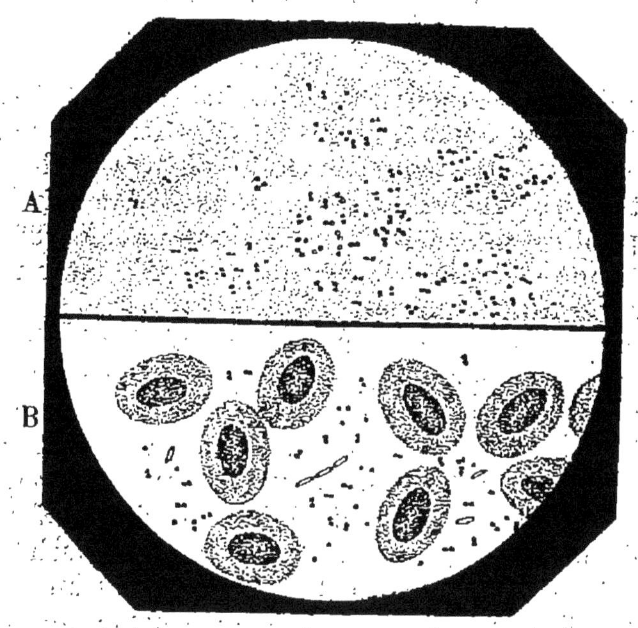

Fig. 51. — Choléra des poules.

A, Culture dans le bouillon. Leitz, oc. 3, obj. 1/12.
B, Sang de pigeon. Même grossissement.

ration sous la forme d'un diplocoque ou d'un microcoque.

Sa véritable forme, révélée par la coloration dans le sang, est celle d'un petit bâtonnet qui prend fortement la couleur aux deux extrémités, mais reste incolore au centre.

Il pousse bien dans les bouillons, la gélatine, la gélose, mais non sur la pomme de terre.

Il se colore facilement par les couleurs d'aniline, mais ne prend pas le Gram ni le Weigert.

III

CHOLÉRA DU PORC

Le docteur Salmon, chef du *Bureau of Animal Industry* du département de l'Agriculture aux États-Unis, a désigné sous le nom de Hog-choléra, c'est-à-dire choléra du porc, et étudié dans diverses publications, dont la plus récente est de 1885-1886, une maladie porcine qui fait de grands ravages en Amérique (1).

Le Hog-choléra correspond à la maladie étudiée, il y a longtemps déjà, par Klein sous le nom de *pneumo-enteritis infectious of the pig;* à la *pneumo-entérite contagieuse des porcs*, étudiée à Gentilly et à Marseille par MM. Cornil et Chantemesse (Académie des Sciences et Société de Biologie, 1887); à l'épidémie des porcs à Marseille de Rietsch et Jobert (1887); enfin à l'épizootie sévissant en Suède et en Danemark et désignée sous le nom de diphthérie du porc.

(1) Outre les *Reports of the Commissioner* of Agriculture 1885-1886, qui se trouvent difficilement en France, on pourra consulter pour les travaux de M. Salmon à ce sujet un article écrit par lui-même dans *the journal of Comparative Medecine and Surgery*. Avril 1888 (Analysé par E. Leclainche in *Recueil de médecine vétérinaire*, octobre 1888) et l'excellente revue critique de Duclaux in *Annales Pasteur*, juillet 1888, revue à laquelle nous avons fait plus d'un emprunt pour cet article. MM. Cornil et Chantemesse viennent de publier récemment dans le *Journal de l'Anatomie* une bonne étude de cette maladie.

I. Choléra du porc spontané.

Le *porc* est le seul animal qui, dans l'état actuel de nos connaissances, prenne spontanément la maladie, et il est hors de doute que l'infection se fait par la *voie digestive*, l'animal sain absorbant avec ses aliments les produits virulents rejetés par les animaux malades avec leurs excréments.

Les lésions trouvées à l'autopsie diffèrent suivant que l'animal a succombé à la forme chronique atténuée, ou à la forme aiguë virulente de la maladie.

a) Dans le premier cas on ne trouve guère que des ulcérations de la muqueuse du gros intestin.

b) Dans le second cas les lésions, beaucoup plus marquées, sont, d'une façon sommaire, les suivantes :

Suffusions hémorrhagiques de la séreuse du gros intestin, de la surface de la rate, de la surface du rein et des oreillettes.

L'intestin est le siège principal de l'affection, et les lésions se bornent dans la règle au gros intestin ne dépassant pas la valvule iléo-cœcale : elles consistent en une injection, une congestion générales et une nécrose de la muqueuse qui détermine de larges ulcérations.

La rate est noire, tuméfiée. Les ganglions lymphatiques sont hypérémiés.

Les poumons sont ordinairement intacts, très rarement hépatisés.

L'intestin et son contenu, les ganglions, la rate, le foie, le sang sont les principaux produits virulents du cadavre.

II. Choléra du porc expérimental.

Le choléra du porc peut être conféré expérimentalement aux animaux, soit par les voies digestives, soit par inoculation sous-cutanée.

On infecte les animaux par le tube digestif en mêlant à leurs aliments les produits virulents du cadavre, ou des cultures pures du bacille.

L'inoculation sous-cutanée se fait avec le sang, la pulpe splénique ou ganglionnaire diluée et broyée des animaux infectés, ou avec le produit d'une culture pure.

Les animaux susceptibles de prendre le choléra du porc expérimentalement sont : le *porc*, la *souris*, le *lapin*, le *cobaye* et, à un moindre degré, le *pigeon*.

La *poule*, le *mouton*, le *veau* sont réfractaires.

Le *porc* n'est pas *très sensible* à *l'inoculation souscutanée* : il résiste facilement à de très hautes doses de culture virulente ; l'inoculation des produits cadavériques virulents réussit mieux.

L'infection par la voie digestive est la véritable manière de conférer au porc le Hog-choléra, et les cultures sont, ici encore, moins actives que les viscères d'animaux morts de l'affection : 90 p. 100 des animaux infectés par ce mode expérimental succombent, au dire de Salmon, avec des symptômes et des lésions typiques.

A l'autopsie les lésions se présentent sous deux formes principales :

a) Tantôt les lésions sont presque limitées au canal intestinal, et portent sur le côlon, l'estomac, quelquefois l'iléon, très rarement le jéjunum ; elles consistent en une nécrose plus ou moins complète de la muqueuse ;

b) Dans l'autre forme, qui amène la mort en six à quinze jours, on trouve les lésions hémorrhagiques que nous avons décrites à propos de la maladie spontanée ; le foie, les reins, la rate, les ganglions lymphatiques sont tuméfiés, noirs ; le poumon est atteint aussi. La muqueuse intestinale et celle de l'estomac sont congestionnées; on trouve sous la muqueuse des suffusions sanguines.

Les *souris* succombent à l'inoculation sous-cutanée et à l'infection par la voie digestive ; on trouve constamment l'hypertrophie de la rate et de nombreux foyers de nécrose de coagulation dans le foie; au point inoculé existe une légère lésion locale.

Les *lapins* inoculés sous la peau de la cuisse succombent en trois à huit jours, suivant la dose inoculée, avec une violente congestion pulmonaire, l'hypertrophie de la rate, et de nombreux et remarquables foyers de nécrose de coagulation (taches blanchâtres) à la surface du foie et de la rate; au point inoculé il existe une masse blanchâtre, crémeuse, produit d'une nécrose de coagulation.

Les *cobayes* inoculés sous la peau meurent en un délai qui varie de trois à huit jours suivant la dose; la lésion locale, les lésions viscérales sont les mêmes que chez les lapins.

Le *pigeon* résiste à toutes les tentatives d'inoculation par les voies digestives : inoculé dans le muscle pectoral avec une forte dose, *qui ne doit pas être inférieure* à quinze gouttes de culture, il succombe en vingt-quatre à quarante-huit heures ; la lésion locale est dans ces cas à peine marquée. Il en est tout autrement si l'animal inoculé avec une dose plus faible survit plus longtemps, ou si on le sacrifie après quelques jours, avant qu'il ait pu se rétablir. Dans ce cas la lésion du muscle pectoral est des plus intéressantes; elle rappelle, en l'accentuant, celle qu'on trouve dans le choléra des poules : la majeure partie du pectoral inoculé est blanchâtre, exsangue, les fibres en sont friables et s'écrasent facilement sous la pince. Le tissu musculaire entourant la partie ainsi nécrosée est gorgé de sang.

Ajoutons que chez le lapin, le cobaye, et le pigeon, l'*inoculation intra-péritonéale*, à dose suffisante, réussit parfaitement et tue ces animaux.

III. Le Bacille du choléra du porc. Sa recherche dans les liquides et tissus organiques.

Sur le porc qui vient de succomber à la maladie de forme aiguë, sur celui qui succombe à l'infection par les voies digestives avec lésions hémorrhagiques généralisées, le bacille se trouve à peu près partout, mais surtout dans la rate, où il est plus abondant que partout ailleurs; le sang en contient assez peu comparativement à la rate.

Sur les porcs qui succombent à l'infection par les voies digestives, mais sur lesquels la lésion est bornée au canal intestinal, le bacille est si rare au contraire dans la rate et les autres organes que la culture seul peut l'y déceler.

C'est encore la rate qui est le siège de prédilection du bacille dans le choléra du porc expérimental de la souris, du lapin, du cobaye, du pigeon; mais on le trouvera aussi en assez grande quantité dans le foie, les ganglions, le sang, etc.

L'étude du bacille du Hog-choléra peut se faire sans coloration et avec coloration : l'examen avec coloration est préférable pour les pulpes et les liquides organiques.

Le microbe prend bien les couleurs d'aniline, mais ne se colore pas par les méthodes de Gram et de Weigert; nous conseillons surtout la solution hydro-alcoolique *faible* de violet de gentiane, qui donne d'excellents résultats.

Le bacille du choléra du porc apparaît dans les préparations colorées sous forme d'un petit organisme ovale, un peu plus long que large, « de 1, 2 à 1,5 µ de long sur 0,6 µ de large, dit Salmon ». Cet auteur a écrit encore que le centre du bacille était plus pâle que les contours. C'est exact, mais il faut, pour obtenir cette apparence, une solution colorante faible et un lavage complet de la lamelle : l'aspect signalé par Salmon apparait nettement surtout avec le bleu de méthylène.

Les coupes de tissu seront colorées suivant la méthode de Löffler, les méthodes de double coloration échouant, comme nous l'avons dit.

IV. Cultures du Bacille du choléra du porc.

Le bacille de Salmon est aérobie et aussi parfaitement anaérobie : nos essais de culture dans le vide (dans le bouillon) ont été peu nombreux, mais probants : le bacille de Salmon, ainsi cultivé, a bien poussé en vingt-quatre heures à l'étuve, a tué le cobaye et, transplanté sur la gélatine en strie, y a présenté ses caractères typiques. Il pousse bien dans les bouillons, sur la gélatine, la gélose et la pomme de terre.

La *semence* sera prise dans le sang ou la rate

a) CULTURE DANS LES BOUILLONS. — Les bouillons neutres, peptonisés ou non, conviennent bien au bacille du Hog-choléra ; le bouillon légèrement acide même n'arrête pas son développement. En vingt-quatre ou trente-six heures le bouillon ensemencé, mis à l'étuve à 37°-39°, se trouble sans apparence spéciale.

b) CULTURE DE LA GÉLATINE. — La culture sur gélatine se fera soit en *strie*, soit par *piqûre*.

« Ensemencé en *strie*, le bacille de Salmon donne des colonies d'aspect pâle, à bords nettement définis, mais irréguliers, avec une légère saillie vers le centre. » Tantôt les colonies restent espacées lorsque la semence était peu riche en microbes, tantôt elles se réunissent sur toute la longueur de la strie d'ensemencement.

La culture sur la gélatine en strie présente trois caractères assez nets, que nous avons toujours retrouvés et qui nous semblent dignes d'être mentionnés. Ce sont : la *teinte bleue* de la colonie examinée par transparence à ses débuts ; le *trouble* de la gélatine, qui semble comme nuageuse dans toute la profondeur du milieu recouvert par la couche de culture : cet aspect ne se rencontre que lorsque la culture date de quelques jours ; enfin l'*épaississement* de la strie de culture, qui devient saillante, blanche et crémeuse dans les cultures anciennes.

Parfois encore les bords de la culture sont dentelés ; cette apparence ne se rencontre pas toujours.

Jamais le bacille du choléra du porc ne liquéfie la gélatine sur laquelle il se développe.

Ensemencé par *piqûre* le microbe du choléra du porc se développe, le long du trajet de l'aiguille, sous forme de colonies blanches, irrégulières, arrondies, hérissées d'aspérités, d'aspect cristallin ; à la surface de la gélatine, il se forme une couche épaisse, blanche, crémeuse, qui gagne rapidement les bords du tube, et qui souvent dessine à la périphérie une sorte de fin réseau en forme de dentelle.

Enfin dans les vieilles cultures sur gélatine on voit souvent se former au voisinage de la culture des cristallisations élégantes de chlorure de sodium (Nocard).

c) CULTURE SUR LA GÉLOSE. — Sur la gélose ensemencée en strie et mise à l'étuve, se développe rapidement une couche blanchâtre.

d) La POMME DE TERRE donne une culture très intéressante et assez typique du bacille du Hog-choléra.

Sur tout le trajet de la strie d'ensemencement il se forme une culture brun clair d'abord, prenant une teinte brun foncé lorsqu'elle vieillit, teinte qui rappelle de loin celle de la culture de la morve ; les bords de la culture sont *nets et saillants*.

L'examen microscopique des cultures est des plus faciles, et doit se faire sans coloration et avec coloration. L'examen à l'état frais permettra de constater un caractère fort important : la *mobilité du bacille*.

L'examen avec coloration ne présente rien de particulier.

Les cultures du microbe du hog-choléra conservent très longtemps leur végétabilité et leur virulence (plus d'un an).

Résumé.

En résumé, le bacille du choléra du porc est *aérobie* et *anaérobie ;* il est *mobile ;* il pousse dans tous les milieux de culture en prenant sur la gélatine, *qu'il ne liquéfie pas*, et sur la pomme de terre, des apparences assez spéciales. Il se colore bien par les différentes couleurs d'aniline, mais ne prend pas le Gram ni le Weigert.

IV

ROUGET DU PORC

C'est aux recherches de Pasteur et Thuillier qu'on doit la découverte du bacille du rouget.

I. Rouget spontané.

Le rouget est une maladie spéciale au porc ; elle n'atteint et ne tue que cet animal dans les conditions naturelles. Le porcelet présente une grande résistance à la maladie qui tue surtout les porcs adultes et les vieux porcs.

C'est par les *voies digestives* que le porc s'inocule le rouget en absorbant avec ses aliments les matières diarrhéiques virulentes rejetées par les porcs malades.

Les lésions trouvées à l'autopsie portent sur :

a) *La peau*, qui est parsemée de taches rouge-sombre, violacées, noirâtres, siégeant principalement au pourtour des oreilles, sur le ventre, à la face interne des membres, et à la région vulvo-anale ;

b) *Les organes lymphoïdes* : ganglions inguinaux, pelviens, sous-lombaires, mésentériques, bronchiques, etc., qui sont rouges, congestionnés ;

c) *La rate*, qui est volumineuse et assez diffluente ;

d) *Le foie*, qui est augmenté de volume ;

e) *Le sang*, qui est noir, asphyxique.

Les produits virulents du cadavre sont : au premier rang la rate, les ganglions lymphatiques, la moelle osseuse ; le foie est virulent, mais à un moindre degré ; il en est de même du sang, dont la virulence, comparée à celle de la rate, des ganglions, de la moelle, est assez faible.

II. Rouget expérimental.

Les animaux qui prennent expérimentalement le rouget sont : le *porc*, le *lapin*, la *souris* et le *pigeon*.

Le *cobaye est absolument réfractaire*.

Le porc n'est pas un bon réactif expérimental du rouget : l'*inoculation sous-cutanée*, même avec les produits les plus virulents, peut échouer ; l'infection par le tube digestif (ingestion des viscères d'un porc ayant succombé au rouget) est plus certaine, mais non absolument sûre.

Le pigeon, la souris, le lapin sont beaucoup plus sensibles que le porc à l'*inoculation* du rouget.

La matière d'inoculation sera puisée dans la rate, les ganglions, la moelle osseuse d'un animal mort du rouget. L'inoculation sera pratiquée à la seringue de Pravaz dans le tissu cellulaire sous-cutané du lapin et de la souris, dans le muscle pectoral du pigeon : l'inoculation intra-péritonéale réussit fort bien aussi sur ce dernier animal.

Le virus du rouget passant en séries sur le lapin augmente de virulence pour cette espèce animale, mais s'affaiblit pour le porc : un virus de huitième ou neuvième passage du lapin n'est plus capable de tuer le porc, et ne lui confère qu'une immunité peu solide.

Le virus du rouget passant en séries sur le pigeon augmente de virulence *d'une façon absolue* : un virus de troisième ou quatrième passage tue sûrement le porc.

Le lapin succombe à l'inoculation du rouget en trois à cinq jours ; le pigeon en quatre à sept jours ; la souris en trois à quatre jours.

Les lésions sont viscérales et portent surtout sur la rate qui est hypertrophiée (et souvent d'une façon considérable chez le pigeon), le foie qui est congestionné, les ganglions.

III. Le bacille du Rouget.

En examinant sans coloration le sang des porcs succombant au rouget, Thuillier découvrit, au milieu des globules sanguins, un petit organisme qu'il décrivit comme un microbe en huit de chiffre.

Certains auteurs allemands ont inféré de cette description que Thuillier n'avait pas vu le bacille du rouget qui a la forme d'un très fin bâtonnet, et non la forme en huit de chiffre. L'observation de

Thuillier était cependant rigoureusement exacte,
mais ses examens étaient faits sans coloration et
avec des instruments beaucoup moins perfectionnés
que ceux que nous possédons aujourd'hui, c'est-à-
dire dans des conditions de difficulté telles qu'il

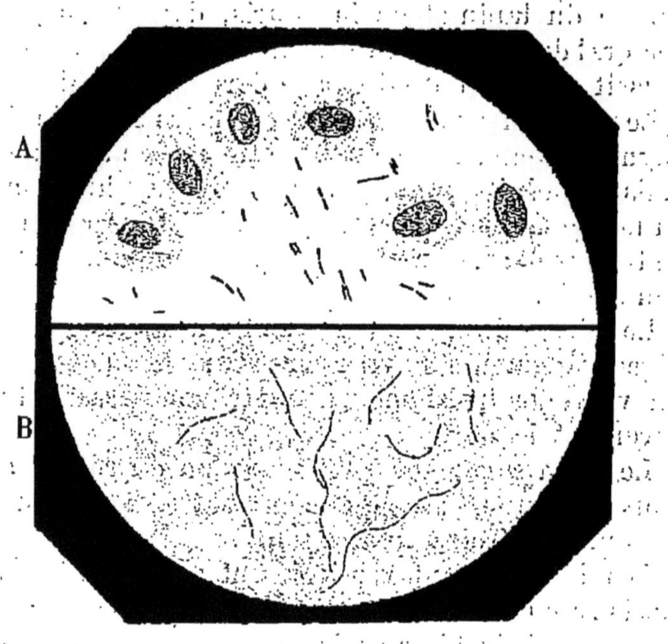

Fig. 52. — Rouget du porc.

A, Sang de pigeon. Leitz, oc. 3, obj. 1/12.
B, Culture dans le bouillon (dans le vide). Même grossissement.

faut s'étonner, non pas qu'il n'ait pas saisi la forme
réelle du bacille, mais bien qu'il ait pu en faire
la découverte.

Toutes les recherches du bacille du rouget doivent être faites aujourd'hui sur des préparations
colorées.

La technique des colorations est simple : le
bacille du rouget prend parfaitement les teintures

hydro-alcooliques de violet de gentiane, de fuchsine, de bleu de méthylène, et le bleu de Löffler ; ce
qui lui convient le mieux, c'est la solution hydro-
alcoolique légère de rouge diamant. Il se colore par-

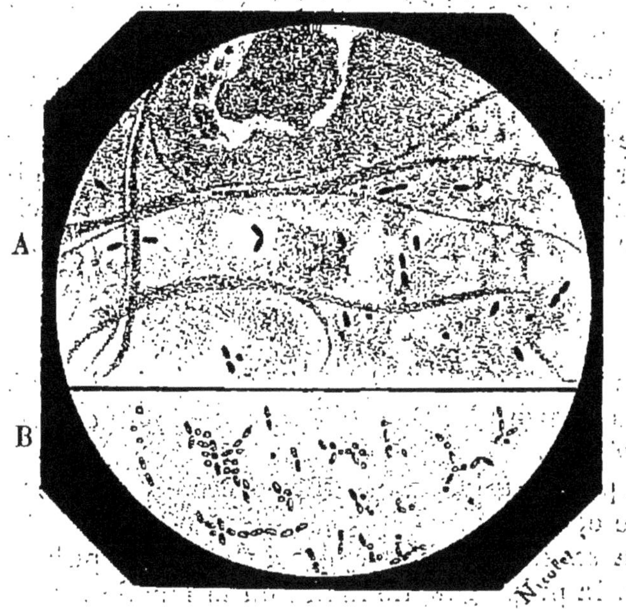

Fig. 53. — Choléra du porc.

A, Pulpe de rate. Lapin. Leitz, oc. 3, obj, 1/12.
B, Culture. Même grossissement.

faitement par les procédés de Gram et de Weigert.

On devra le rechercher dans le sang, la rate, les
ganglions, la moelle osseuse, le foie.

Sang. — Le sang contient peu de bacilles du
rouget ; les préparations n'en renferment qu'un
petit nombre épars, ou parfois rassemblés en
petits amas ; il nous est arrivé plus d'une fois de
trouver ces amas dans les globules blancs. Les préparations de sang seront faites en simple ou
double coloration.

La rate, les ganglions, la moelle osseuse sont

les organes d'élection du bacille ; la rate en renferme des quantités considérables. On la préparera sur lamelles et en coupes avec la coloration simple ou double.

Le foie donne aussi de bons résultats ; sur les coupes le bacille se montre en petits amas.

Dans tous ces organes le bacille du rouget apparaît comme un fin bâtonnet de dimensions analogues à celles du bacille de la tuberculose, qui réclame, pour être bien vu, les forts grossissements de l'immersion homogène (800 à 1 000 diamètres) et l'éclairage Abbe.

IV. Culture du bacille du rouget.

Le bacille du rouget est aérobie, mais il se plaît mieux encore à l'abri de l'air : *il est plus anaérobie qu'aérobie.*

Il pousse à la température ordinaire du laboratoire et à celle de l'étuve.

La *semence* à choisir est le sang, la pulpe de rate, la pulpe ganglionnaire ou la moelle osseuse.

Culture dans le bouillon. — Elle se fait soit *en présence de l'air*, soit *à l'abri de l'air*. Le bouillon additionné de 1 p. 100 de gélatine et de 1 à 2 p. 100 de peptone convient surtout pour cette culture. Après 48 heures de séjour à l'étuve à la température de 35 à 39°, le bouillon, soit dans le matras, soit dans le tube à vide, est troublé ; le développement de la culture n'a du reste rien de caractéristique.

Culture dans la gélatine. — Le rouget du porc donne dans la gélatine ensemencée par *piqûre* une belle culture, *absolument caractéristique*. C'est dans les couches profondes, *peu aérées*, que la culture se développe surtout. Au bout de quelques jours, la culture se montre sous forme de petites houppettes rayonnant autour du trajet de l'aiguille qui

a fait l'ensemencement en piqûre : l'ensemble
« rappelle assez bien la forme d'une petite brosse
à bouteilles ». Cet aspect n'est bien net que dans
les premiers temps; après 20 à 25 jours il s'efface,
et la culture perdant sa netteté semble diffuser
dans l'ensemble de la gélatine.

La septicémie des souris cultivée en piqûre sur
la gélatine donne une culture assez semblable à
celle du rouget, mais toutefois plus *floue*.

Le bacille du rouget du porc ne cultive pas sur
la *pomme de terre* en présence de l'air ; à l'abri de
l'air, la culture est peu abondante, pénible et semble creuser les couches superficielles de la pomme
de terre.

Le microbe cultivé a le même aspect à peu près
que dans l'organisme; cependant il prend dans
les milieux artificiels une forme allongée que jamais il n'a sur l'animal.

Les cultures faites dans le vide, ou en présence
d'un gaz inerte, conservent mieux leur virulence
que les cultures faites à l'air. Les cultures dans la
gélatine se conservent longtemps. Nous avons pu,
avec M. Nocard, nous assurer qu'une culture sur
gélatine datant de huit mois avait encore la faculté
de repulluler après transplantation, et pouvait
tuer le pigeon. Une culture de neuf mois au contraire a pu être transplantée, mais n'a donné
qu'une culture défectueuse et semblait avoir perdu
sa virulence : éprouvée sur le pigeon, elle ne donna
pas la mort, mais l'animal succomba quelque temps
après à l'inoculation d'une culture virulente.

Résumé des caractères du bacille du rouget du porc.

Aérobie et anaérobie à la fois, mais se plaisant
mieux à l'abri de l'air, le bacille du rouget est un
organisme très fin qui prend facilement les couleurs

d'aniline, et se colore par les méthodes de Gram et Weigert. Il pousse dans le bouillon, la gélatine, et donne dans les tubes de gélatine ensemencée par piqûre une culture tout à fait caractéristique.

DU DIAGNOSTIC MICROBIOLOGIQUE

Du rouget du porc, du choléra du porc, et de la peste porcine (1).

A l'heure actuelle il semble qu'*au moins trois affections* épizootiques du porc ont été confondues longtemps sous la dénomination de Rouget, érysipèle, mal rouge du porc, etc. Une « grande ressemblance des signes objectifs de ces maladies, et notamment la coloration rouge intense que revêt la peau des malades à l'approche de la mort », le défaut d'autres méthodes diagnostiques que l'examen macroscopique des lésions, autorisaient cette confusion.

L'étude microbiologique et les inoculations expérimentales permettent de poser un diagnostic plus certain.

1. Le rouget Pasteur-Thuillier.

Pasteur et Thuillier en ont, les premiers, nettement distingué les caractères, qui sont des plus typiques.

La bactérie du rouget est *immobile*, d'une extrême finesse ; elle se colore bien par les méthodes de Gram et Weigert, pousse sur la *gélatine* en piqûre avec des *caractères tout particuliers*, ne pousse

(1) *Swine-Plague* des Américains, *Schweineseuche* des Allemands.

pas sur la pomme de terre, est plus anaérobie qu'aérobie.

Inoculée aux animaux d'expérience, elle *tue* la *souris*, le *lapin*, le *pigeon* avec une égale facilité, mais *échoue absolument sur le cobaye*.

II. Le choléra du porc.

Décrite par Salmon sous le nom de Hog-Choléra, cette maladie a été retrouvée et décrite chez nous par MM. Cornil et Chantemesse à Gentilly et à Marseille, par MM. Rietsch (1) et Jobert à Marseille; c'est le *swine fever* des Anglais, la *pneumo-enteritis infectious* de Klein; c'est encore la diphtérie du porc, épidémique depuis quelques années en Suède et dans le Danemark.

Le microbe de cette maladie est un bacille *mobile, aérobie, anaérobie*, qui *ne se colore pas* par les méthodes de Gram et Weigert; il pousse sur la gélatine et la pomme de terre avec les caractères propres que nous avons indiqués ci-dessus.

Inoculé aux animaux d'expériences, il tue la *souris*, le *lapin*, le *cobaye*, et, *mais seulement à forte dose*, le *pigeon*. La poule est réfractaire.

(1) M. Rietsch nie l'identité du bacille qu'il a décrit avec celui de Salmon (v. *the Journal of compar. Med. and Surg.*, avril 1888). M. Salmon pense avec raison que ces deux organismes sont les mêmes. Nous avons eu, dans le cours de cette année, l'occasion, au laboratoire de M. Nocard, de suivre toutes les expériences faites par lui avec les cultures qu'il tenait de M. Salmon, de M. Bang de Copenhague, et celles qu'il avait obtenues d'un porc mort de pneumo-entérite dans la banlieue de Paris.

D'autre part, dans un récent voyage à Marseille, M. Nocard a pu autopsier des porcs morts de la maladie épizootique décrite par Rietsch; des inoculations, des cultures ont été faites dans son laboratoire d'Alfort : l'identité entre le bacille de Salmon et le bacille qui causa l'épizootie de Marseille nous paraît absolue. Ajoutons que MM. Cornil et Chantemesse reconnaissent que le microbe qu'ils ont étudié dans la même épidémie que M. Riestch et avant lui est identique à celui de M. Salmon (Lettre de M. Cornil à M. Salmon in *the Journal of. compar. Med and Surg.*, avril 1888).

III. La peste porcine (swine plague des Américains, Schweine Seuche de Löffler et Schütz).

Nous n'avons pas jusqu'ici eu l'occasion d'étudier le microbe de cette affection. Voici ses caractères d'après les auteurs : bacille court, ovale, *immobile*, qui se colore d'une façon spéciale, les deux extrémités prenant la couleur, le centre restant incolore.

Ce bacille tue la *souris*, le *lapin*, le *pigeon*, respectant davantage le *cobaye*. Inoculé à large dose, il tue la *poule*.

Enfin l'infection par la voie digestive, qui réussit si bien chez le porc avec le Hog-Choléra, échoue absolument quand il s'agit de la peste porcine.

V

FARCIN DU BŒUF

Les anciens auteurs Hurtrel d'Arboval, Gellé, Cruzel, ont décrit « sous le nom de *farcin du bœuf* une maladie chronique caractérisée par l'inflammation suppurative des vaisseaux et des ganglions lymphatiques superficiels, entraînant rarement la mort, mais se traduisant à la longue par l'amaigrissement et des symptômes de phtisie tuberculeuse » (Nocard).

Cette maladie, assez rare en France à l'heure actuelle, existe à la Guadeloupe, où elle est fréquente et ordinairement mortelle à plus ou moins longue échéance (Couzin).

Sur quelques pièces anatomiques (pus et fragments de tissus malades) que M. Couzin lui adressa
de la Guadeloupe, M. Nocard a, dans ces derniers
temps, fait une étude microbiologique de cette
curieuse affection : les résultats en ont été publiés
par lui dans le *Recueil de médecine vétérinaire* du
15 février 1888 et dans les *Annales Pasteur* (juin
1888) : c'est à ces deux sources que nous emprunterons *presque textuellement* le court exposé suivant.

I. Farcin du bœuf spontané.

La maladie n'atteint que les bovidés. A la Guadeloupe elle se caractérise par les lésions suivantes :

Adénites et lymphangites superficielles portant
surtout sur les ganglions brachiaux préscapulaires,
prépectoraux ; le ganglion atteint se tuméfie, s'ab-
cède ; il contient un pus crémeux, parfois caséeux
et grumeleux.

Lésions viscérales du poumon, du foie, de la
rate, des ganglions profonds. Ces organes sont farcis de pseudo-tubercules à partie centrale caséeuse
ou purulente.

Le pus des ganglions superficiels et profonds, le
pus collecté dans les viscères sont le siège du virus.

II. Farcin du bœuf expérimental.

Le farcin du bœuf peut être inoculé au *cobaye*,
au *bœuf*, au *mouton*. *Le véritable réactif expérimental
est le cobaye*.

Les animaux réfractaires sont : le *lapin*, le *chien*,
le *cheval* et l'*âne*.

Les inoculations se feront avec le pus pris sur
l'animal malade, ou avec le liquide de culture.

Il y a plusieurs modes d'inoculation expérimentale du farcin, et ces divers modes donnent des
résultats différents.

a) Inoculation hypodermique. — Chez le *cobaye*, au point d'inoculation, il se forme un abcès volumineux; en quelques jours les vaisseaux et les ganglions lymphatiques de la région s'indurent et deviennent le siège d'un énorme phlegmon, dont l'ulcération verse au dehors plusieurs centimètres cubes de pus ; à ce moment l'animal, très amaigri, semble devoir bientôt succomber; mais au contraire il revient peu à peu à son état normal, il engraisse et ne conserve plus de la lésion si grave qu'il avait présentée qu'une induration des lymphatiques et des ganglions atteints.

Chez le *mouton* et la *vache* l'inoculation donne un abcès peu volumineux qui s'ulcère de temps à autre, s'indure et semble disparaître, mais plusieurs semaines, plusieurs mois après, un nouvel abcès se montre au voisinage. Une longue observation, qui n'a pu encore être faite, montrerait seule l'avenir de l'affection inoculée.

Chez les animaux réfractaires (lapin, chien, cheval, âne), un abcès se forme, peu volumineux, au point inoculé, s'ouvre, se vide et se cicatrice promptement.

b) Inoculation intra-péritonéale. — Ce mode d'inoculation provoque constamment chez le *cobaye*, dans un délai variable de neuf à vingt jours, des lésions qui simulent à s'y méprendre celles de la tuberculose miliaire. A l'ouverture des cobayes inoculés par le péritoine, la séreuse se montre littéralement farcie de nodules tuberculiformes ; ces nodules sont surtout confluents dans l'épiploon, qui est transformé en une sorte de boudin volumineux, mamelonné : la pression en fait sourdre quelques gouttelettes de matière puriforme, épaisse, difficile à dissocier.

Les viscères de la cavité abdominale (foie, rate, reins, intestins) paraissent également farcis de pseudo-tubercules ; mais un examen attentif permet de s'assurer que leur enveloppe péritonéale est seule atteinte; leur parenchyme est tout à fait intact.

Les organes de la cavité thoracique ne sont jamais envahis.

c) *Injection intraveineuse.* — Les injections intra-veineuses donnent chez le *cobaye* et chez le *mouton* des lésions simulant encore mieux la tuberculose

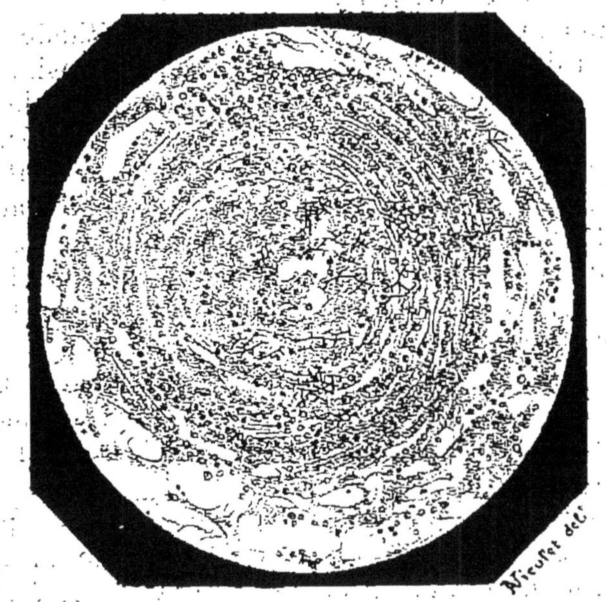

Fig. 54. — Farcin du bœuf. Poumon de mouton. Verick, oc. 3, obj. 2.

miliaire généralisée ; à l'autopsie du sujet d'expériences on trouve tous les viscères, mais surtout le *poumon*, le *foie* et la *rate*, infiltrés d'un nombre considérable de petits nodules tuberculiformes.

Chez la *vache* l'injection intraveineuse provoque des lésions analogues, également généralisées à tous les parenchymes; mais les animaux résistent si longtemps qu'ils ont dû être sacrifiés, et qu'il n'est pas encore possible de savoir si ces lésions auraient naturellement provoqué la mort.

17^2

III. Le bacille du farcin du bœuf. Sa recherche dans l'organisme.

Une seule méthode convient bien pour la recherche du bacille du farcin de bœuf, qu'il s'agisse de produits pathologiques examinés sur lamelles, de coupes de tissu, de produits de culture : c'est la méthode de Weigert.

Dans le pus examiné par cette méthode, au milieu des globules colorés en rose par l'éosine ou le carmin, apparaît en quantité considérable un microbe spécial différent de tous ceux décrits jusqu'ici. C'est un fin et long bacille, se présentant sous forme de petits amas enchevètrés d'une façon inextricable, la partie centrale figurant un noyau opaque, d'où rayonnent à la partie périphérique une myriade de fins prolongements, dont la plupart semblent ramifiés; on dirait une tête de chou-fleur, un fagot épineux ou encore une semence de bardane. Sous le rapport des dimensions, ce bacille peut être comparé à celui du rouget de porc.

Les nodules tuberculiformes des viscères présentent dans leur partie centrale une grande quantité de ces mêmes amas bacillaires en forme de broussailles.

IV. Culture du bacille du farcin du bœuf.

La culture de ce microbe se fait aisément dans tous les milieux liquides ou solides, maintenus au contact de l'air, à une température variant entre 30 et 40°. Les tubes de gélatine-peptone ensemencés ne donnent pas trace de culture à la température de la chambre; si on les met à l'étuve, la semence y pullule en quelques jours.

Le pus recueilli purement au centre d'un abcès ou d'un pseudo-tubercule convient à merveille pour l'ensemencement; il ne renferme pas d'autre microbe que le bacille décrit plus haut.

Sur la *gélose*, le microbe se développe en petits amas irrégulièrement arrondis, saillants, opaques, plus épais sur les bords, d'une teinte blanc jaunâtre, à surface mamelonnée, terne et comme poussiéreuse; à la longue, ces plaques, d'aspect lichénoïde, se réunissent et se confondent, en donnant à l'ensemble de la culture l'apparence d'une membrane épaisse et grossièrement plissée.

Sur la *pomme de terre*, la culture se fait rapidement sous forme de plaques écailleuses, très saillantes, très sèches, de couleur jaune pâle, dont les bords comme taillés à pic semblent se soulever au-dessus du niveau du substratum.

Sur le *sérum gélatinisé* la culture est moins rapide; mais elle a le même aspect que sur la gélose, à cela près qu'elle est plus humide.

Dans les différents *bouillons*, c'est encore sous forme d'amas irréguliers que se multiplie le bacille, amas blanchâtres, dont la plupart tombent au fond du ballon, dont quelques-uns restent flottants à la surface, où ils s'étalent en une sorte de pellicule arrondie, lenticulaire, de couleur gris sale, avec un reflet verdâtre, d'aspect poussiéreux, qui ne se laisse pas mouiller par le liquide. C'est surtout dans les bouillons additionnés de glycérine et de peptone que la culture revêt cet aspect; on dirait alors des feuilles de nénuphar s'étalant à la surface d'un étang, ou mieux encore du bouillon gras dont les *yeux* se seraient figés par le refroidissement.

La culture réussit encore, moins abondante et moins rapide, dans les milieux dont la réaction est légèrement acide; elle ne paraît pas modifier la réaction des bouillons neutres ou alcalins, alors même qu'on y a ajouté du sucre.

Ensemencé dans du lait, le microbe s'y développe avec les mêmes caractères sans en provoquer la coagulation, sans en modifier la réaction.

L'organisme est exclusivement aérobie ; toutes les tentatives de culture dans le vide ou en présence de l'acide carbonique ont échoué.

Quel que soit le milieu de culture, l'examen microscopique montre que le microbe s'y est reproduit en affectant la même disposition qu'il présente dans les tissus vivants ; ce sont toujours les mêmes amas filamenteux, enchevêtrés d'une façon inextricable, dont la nature bacillaire n'est appréciable que sur les bords, où les irradiations ont encore l'aspect rameux signalé plus haut.

Les colonies anciennes paraissent riches en spores, celles surtout qui se sont développées à la surface des liquides glycérinés ; les spores, extrêmement petites, résistent à l'imprégnation par les matières colorantes : elles apparaissent sous forme de lacunes ovoïdes incolores, à l'extrémité des segments bacillaires.

Les cultures conservent longtemps leur virulence et leur végétabilité ; après quatre mois de séjour à l'étuve à 40°, elles poussent avec la même vigueur dans les différents milieux, et les cobayes qu'elles servent à inoculer meurent aussi rapidement qu'au début.

VI

MAMMITE CONTAGIEUSE DES VACHES LAITIÈRES

I. Historique.

En 1884 MM. Nocard et Mollereau faisaient connaître à la Société centrale de médecine vétérinaire une *mammite chronique* s'observant assez fréquemment chez les vaches en lactation, et qui, « par la profonde altération du lait qu'elle entraîne, et surtout par la faculté qu'elle possède de se transmettre des vaches malades aux vaches saines, devient une véritable calamité pour les établissements où l'on entretient un grand nombre de femelles pour la production industrielle du lait destiné à la consommation. »

En 1887 MM. Nocard et Mollereau donnaient dans les *Annales de Pasteur* (n° 3, mars 1887) une description complète de l'affection et de son microbe pathogène. Nous empruntons presque textuellement la substance de notre article au mémoire de ces auteurs.

II. Contagion de la mammite de Nocard et Mollereau. — Lésions de la mamelle. — Altérations du lait.

Ainsi que l'indique son nom, cette mammite s'observe chez les vaches en lactation ; elle est très contagieuse ; une vache malade, introduite dans une étable jusque-là indemne, contamine bientôt un grand nombre d'autres vaches.

La contagion se fait par contact médiat, et l'agent virulent est le lait, qui contient toujours une grande quantité de microbes pathogènes.

« C'est la main de la personne chargée de la traite qui transporte les germes du contage du trayon malade au trayon sain. Non seulement le trayeur néglige de se laver les mains lorsqu'il passe d'une vache à la suivante, mais encore c'est l'habitude générale dans toutes les vacheries de malaxer le trayon, avant de commencer la traite, en l'imprégnant à diverses reprises du lait qu'on vient de recueillir ; il est facile de comprendre que, si ce lait renferme les microbes de la mammite, la petite couche qui, après la traite, reste adhérente au tégument peut devenir le point de départ de l'infection de la mamelle. »

La mammite contagieuse des vaches laitières présente deux symptômes cardinaux :

1° *La lésion de la mamelle ;*

2° *L'altération du lait.*

1° De la lésion de la mamelle nous ne dirons qu'un mot : c'est une induration, un *noyau induré* qui, paraissant d'abord à la partie inférieure de l'un des quartiers, au-dessus de la base du trayon, s'étend lentement, mais d'une façon continue, et finit par envahir plusieurs quartiers.

2° L'altération du lait est des plus importantes. Pour la bien étudier, il convient de recueillir purement le lait des glandes malades dans des tubes à essai stériles, suivant le procédé de Duclaux que nous avons indiqué déjà ailleurs (V. chap. III).

« Les tubes ainsi recueillis sont maintenus debout pendant vingt-quatre heures à la température de la chambre. Après ce temps, il s'est déposé dans la moitié ou le tiers de la hauteur de la colonne liquide une substance opaque, de couleur blanc sale, homogène ou grumeleuse suivant que la maladie est récente ou plus ancienne ; au-dessus, le liquide s'est éclairci, prenant l'aspect d'un sérum opalescent, d'une teinte blanc jaunâtre, ou jaune sale, ou légèrement rougeâtre, suivant l'âge de la lésion. Enfin, à la surface, s'est amassée la matière grasse plus ou moins diminuée de quantité. La réaction du lait, même au moment de la traite, est ordinairement acide, et l'acidité augmente de jour en jour, très rapidement, si le lait recueilli est conservé à l'étuve. Plus le lait paraît modifié dans ses caractères physiques, plus l'acidité est prononcée. »

« Lorsque la lésion est récente, il est possible

que le lait présente au moment de la traite tous les caractères du lait normal ; mais il tourne, c'est-à-dire se coagule et devient acide, avec une grande rapidité et, si l'on commet l'imprudence de le mélanger au lait fourni par les vaches saines, la masse tout entière s'altère au point de ne pouvoir être utilisée. »

III. Le microbe de la mammite de Nocard et Mollereau.— Caractères dans le lait, dans les tissus malades. — Coloration.

Si l'on porte sous le microscope et qu'on examine sans coloration une goutte du lait altéré recueilli purement, on constate qu'il renferme un nombre considérable de leucocytes, parfois agglutinés par un réseau très serré de filaments muqueux et fibrineux ; en prolongeant l'examen, on peut distinguer, au centre de ces masses cellulaires, un enchevêtrement de véritables chapelets ou de chaînettes extrèmement fines, dont chaque grain arrondi ou ovoïde mesure à peine un μ de diamètre.

« L'emploi des couleurs dérivées de l'aniline rend plus nette la constatation de cet élément anormal.

« Le lait étalé en couche sur une lamelle séchée à l'air libre, puis fixé par l'action rapide de la flamme de la lampe à alcool, la lamelle est déposée à la surface d'une solution aqueuse de bleu de méthylène, de violet de gentiane ou de fuchsine (rubine ou rouge diamant) ; puis, après un temps variable, elle est lavée à l'eau distillée, séchée à une douce température, éclaircie à l'essence de girofle, puis au xylol, montée enfin dans le baume ou la résine d'Ammar.

« Examinée à un grossissement d'au moins trois cents diamètres, la préparation montre un nombre considérable de chapelets ou de chaînettes (*strep-*

tococcus), parfois extrêmement longues, enche-
vêtrées en tous sens, et formant un réseau dont les
mailles enferment un grand nombre de leucocytes,
réunis d'autre part par des filaments plus ou moins
abondants de matière muqueuse ou fibrineuse.

« En règle générale, les chaînettes sont d'autant

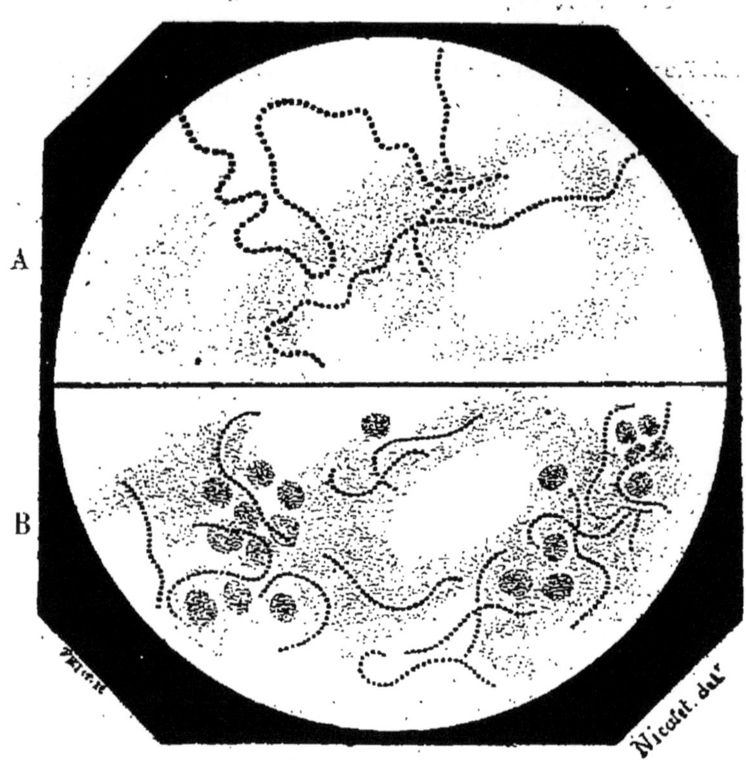

Fig. 55. — Mammite des vaches laitières.

A, Culture. Leitz, oc. 3, obj. 1/12.
B, Lait. Même grossissement.

plus longues, et les grains qui les composent
paraissent fixer la matière colorante avec d'autant
plus de rapidité et d'énergie, que la lésion de la
mamelle est plus récente. Quand la lésion est déjà
ancienne, les chaînettes sont moins longues, ré-

duites à un assemblage de six, huit ou dix grains,
et on ne trouve plus trace de matière muco-fibri-
neuse, en sorte que les éléments anatomiques semblent libres dans le sérum, et se répartissent plus
uniformément sur la lamelle.

« La méthode d'Ehrlich échoue absolument. La
méthode de Gram donne également des résultats
peu satisfaisants ; pour peu que l'action de l'alcool
soit prolongée, le microbe se décolore pour prendre
rapidement la couleur complémentaire. »

L'examen des coupes des tissus malades se fera
par les procédés de Malassez ou de Löffler. Le procédé de Gram ne donne aucun bon résultat ; le procédé de Weigert réussit beaucoup mieux.

« On peut aussi obtenir de bonnes préparations
en employant le violet 6B en solution aqueuse, ou le
violet de gentiane en solution alcaline, et en substi-
tuant à la solution iodo-iodurée de Gram l'action
de la liqueur de van Swieten avant la décoloration
par l'alcool. »

IV. Cultures du microbe de la mammite contagieuse.

Le microbe de Nocard et Mollereau est aérobie,
et aussi parfaitement anaérobie ; il se cultive bien
en présence ou à l'abri de l'air, et la température
la plus favorable est celle de 37°.

1° CULTURES DANS LES MILIEUX LIQUIDES. — « Il est
facile d'obtenir une culture artificielle du streptococcus que renferme le lait malade ; il suffit d'en
semer une trace dans le lait pur, ou, ce qui est
plus démonstratif, dans du bouillon de poule, de
veau, de porc, etc.

« Si le bouillon est neutre ou légèrement alcalin,
déjà, après vingt-quatre heures de séjour à l'étuve,
le ballon renferme une quantité prodigieuse de
chaînettes semblables à celles qui existent dans le
lait, mais beaucoup plus longues.

« L'aspect de la culture est un peu différent suivant que la mamelle dont provient ce lait ensemencé est malade depuis plus ou moins longtemps.

« Ordinairement, le microbe forme au fond du ballon de culture un léger dépôt blanchâtre, uniquement formé de chaînettes ; si le ballon est resté immobile, le bouillon conserve sa limpidité ; la moindre agitation soulève ce dépôt et le dissémine dans la masse du liquide, qui devient louche et perd sa transparence.

« Parfois le microbe forme de légers flocons d'apparence soyeuse, très analogues à ceux que donne la culture de la bactéridie charbonneuse : mais ces flocons sont plus fragiles ; ils se dissocient facilement par l'agitation, et leurs débris troublent uniformément la transparence du bouillon jusque-là limpide.

« Ces milieux liquides semblent plus favorables à la culture du microbe lorsqu'on leur ajoute une petite quantité, 2 à 5 %, de sucre (glycose, lactose, sucre de canne, mannite) ou surtout de glycérine. Au contraire, les bouillons additionnés de chlorure de sodium ou de peptone, — excellents pour la culture de beaucoup d'autres microbes, — constituent de mauvais milieux pour la culture du streptococcus de la mammite.

« Le bouillon, neutre ou légèrement alcalin lorsqu'on l'ensemence, est déjà nettement *acide* après 24 ou 48 heures, et l'acidité augmente à mesure que la culture s'accroît : elle est toujours plus intense lorsque la culture a été faite dans le lait ou des milieux sucrés ; elle est beaucoup plus lente à apparaître et toujours moins intense lorsque le milieu nutritif a été additionné d'une quantité notable de sérum pur.

« Pendant plusieurs jours, la culture continue avec la même intensité, et l'on voit graduellement le dépôt augmenter d'épaisseur; puis elle se ralentit pour cesser bientôt complètement ; le dépôt se tasse et constitue, à la longue, une pellicule assez solide formée d'une myriade de chapelets enchevêtrés en tous sens et comme feutrés.

« Si l'on a soin d'ensemencer chaque jour un nouveau ballon de culture avec la culture de la veille, on peut l'entretenir indéfiniment avec tous les caractères qu'elle offrait au début; mais si l'on attend quelques semaines pour faire une nouvelle culture, il peut se faire que le liquide ensemencé demeure stérile : l'organisme a perdu la faculté de se reproduire ; toutes choses égales d'ailleurs, il reste vivant beaucoup plus longtemps dans les ballons qui sont conservés à l'abri de la lumière. »

Tout ce que nous venons de dire des cultures à l'air s'applique aux *cultures dans le vide*.

« En ajoutant au liquide de culture une petite quantité de carbonate de chaux pulvérisé, on lui conserve sa réaction alcaline, et l'on obtient une culture beaucoup plus abondante. De plus, même alors que la pullulation du microbe a depuis longtemps cessé, ce microbe est resté vivant avec toutes ses propriétés, et lorsqu'on le sème dans un milieu favorable, il pousse aussi vigoureusement que tout d'abord.

« Nous avons pu obtenir de belles cultures en puisant la semence dans des cultures vieilles de 4, 6 et 8 mois, lorsqu'au liquide de culture nous avions eu le soin d'ajouter un peu de carbonate de chaux. »

2° CULTURES DANS LES MILIEUX SOLIDES. — *a) Gélatine.* — « Inoculé par piqûre dans la gélatine-peptone, dès le troisième jour l'organisme accuse son développement par une mince pellicule arrondie, peu étendue à la surface, et par un léger trouble tout le long du trajet de l'aiguille; bientôt on y voit apparaître un grand nombre de petits points blanchâtres, opaques, granuleux, dont l'entassement forme au centre de la gélatine une ligne épaisse à bords dentelés. Une seule fois nous avons vu s'irradier de cette ligne centrale dans l'épaisseur de la gélatine une multitude d'arborisations délicates, ramifiées en tous sens.

« Inoculé par stries à la surface de la gélatine-peptone, il apparaît, le long de la strie, de chaque côté, sur une petite étendue en surface, une infinité de petites colonies arrondies, translucides, reflétant une teinte blanchâtre, qui se confondent parfois en une mince pellicule dont les bords, nettement délimités, paraissent plus épais et plus opaques.

« Les cultures sur plaques dans la gélatine-peptone donnent, à la température de 16 à 18 degrés, des colonies que l'on commence à percevoir dès le troisième ou le quatrième jour ; elles se développent indifféremment dans les couches superficielles ou dans les couches profondes de la gélatine, sous forme de petites masses rondes, légèrement granuleuses, très nettement délimitées sur leur contour. D'abord transparentes, elles prennent bientôt, lorsqu'on les examine au microscope (Verick : obj. 2 ; ocul. 2.), une teinte jaune clair qui brunit peu à peu, à mesure qu'elles grandissent et qu'elles vieillissent. Leur développement n'est jamais très considérable ; au bout de cinq à six semaines, celles qui ont poussé à la surface de la gélatine forment une saillie très appréciable ; elles ont alors à l'œil nu une couleur blanchâtre : au microscope elles semblent brunes et opaques ; mais elles restent toujours bien délimitées et leur contour est accusé par une ligne très nette. »

Le streptococcus de la mammite contagieuse ne *liquéfie pas la gélatine.*

b) Gélose. — On peut encore semer le microbe en stries sur la gélose et même sur le sérum gélatinisé, mais la culture, qui prend sur ces milieux les mêmes caractères physiques qu'elle a sur la gélatine, est beaucoup moins abondante.

c) Pomme de terre, etc. — Les cultures sur milieux opaques ne donnent pas de bons résultats.

Le streptococcus de la mammite contagieuse en culture affecte la même forme (si ce n'est toutefois que le chapelet est beaucoup plus long dans les milieux liquides artificiels que dans le lait de la mamelle), et a les mêmes réactions de coloration que le streptococcus examiné dans le lait altéré provenant de la mamelle malade.

V. Mammite expérimentale.

L'injection de la culture pure du streptococcus de la mammite contagieuse dans la mamelle saine des *vaches* et des *chèvres* a reproduit la maladie de la *vache.*

La culture injectée doit être de fraîche date, aussi peu acide que possible : la préférence doit donc être donnée, pour l'expérimentation, aux cultures faites en présence du carbonate de chaux.

Tous les essais expérimentaux d'infection par les voies digestives avec le lait altéré, tentés sur des chiens, des lapins en bas âge, n'ont donné aucun résultat.

Les injections intra-péritonéales et intra-veineuses de culture pratiquées sur de jeunes chiens, de petits chats, des chevreaux, des cobayes, des lapins n'ont donné aucun résultat.

Résumé.

Le microbe de la mammite contagieuse des vaches laitières affecte dans le lait et dans les cultures la forme d'un streptococcus. Il est aéro-anaérobie. Il pousse surtout dans les bouillons sucrés dépourvus de sel et de peptone ; il pousse également, mais moins abondamment, dans la gélatine qu'il ne liquéfie pas, et sur la gélose et le sérum ; par inoculation expérimentale il reproduit la maladie chez la vache et la chèvre ; les autres animaux sont réfractaires. Il se colore dans les solutions aqueuses ou hydro-alcooliques de fuchsine, de diamant, etc...; dans le bleu de Löffler, dans celui de Malassez. Il prend mal le Gram, mais se colore facilement par le procédé de Weigert.

VII

MAMMITE GANGRÉNEUSE DES BREBIS LAITIÈRES

(ARAIGNÉE. — MAL DE PIS.)

I

« Il existe chez les brebis une variété de mammite qui affecte le caractère gangréneux, et qui marche avec une telle rapidité que la mort survient le plus souvent en vingt-quatre, trente-six ou quarante-huit heures.

« Cette maladie, peu connue des vétérinaires, est désignée par les bergers sous le nom de *mal de pis*, ou d'araignée, parce que, dit Hurtrel d'Arboval, on *s'était faussement imaginé que la piqûre d'un insecte de ce nom en était la cause* » (Ed. Nocard. — *Annales Pasteur*, 1887, n° 9).

C'est à M. Nocard que revient le mérite d'avoir

établi la nature réelle de l'affection, et d'en avoir décrit le microbe pathogène.

<h3 style="text-align:center">II. Mammite gangréneuse spontanée. — Lésions. — Mode de contagion.</h3>

L'araignée peut frapper d'une façon générale toutes les brebis laitières, mais atteint tout particulièrement les brebis exploitées industriellement en vue de la fabrication des fromages.

« C'est ainsi que la plupart des troupeaux de brebis laitières, entretenues dans le Larzac pour la production du Roquefort, éprouvent chaque année, durant l'époque de la traite, des pertes considérables du fait de l'araignée » (E. N.).

La maladie, mortelle pour les sujets atteints à de très rares exceptions près, marche avec une grande rapidité ; elle dure le plus généralement de vingt-quatre à quarante-huit heures. Dans certains cas, cette période moyenne est abrégée de quelques heures ou au contraire augmentée de un, deux, trois et même quatre jours : mais ce ne sont là que des cas exceptionnels.

A l'autopsie des animaux, on constate « une infiltration considérable du tissu cellulaire sous-cutané, de toute la région inférieure du tronc, du périnée, et de la face inférieure des cuisses ; le liquide œdémateux a une teinte rouge accusée ; il est inodore. Les deux mamelles, triplées de volume, ont sur la coupe une teinte violacée due à l'infiltration par la sérosité de tous leurs éléments conjonctifs : les lobules de la glande sont isolés comme par une véritable dissection hydrotomique. La cavité péritonéale renferme une petite quantité de sérosité roussâtre. Tout le réseau sanguin de l'intestin et du mésentère apparaît sous forme d'une riche arborisation noirâtre, qui semble due à une congestion intense. La muqueuse intestinale est normale. La rate est petite, ratatinée, noirâtre ; son tissu est friable.

« Les poumons sont volumineux, gorgés de sang ; mais ils ne présentent aucune lésion appréciable. Les cavités du cœur et tous les gros vais-

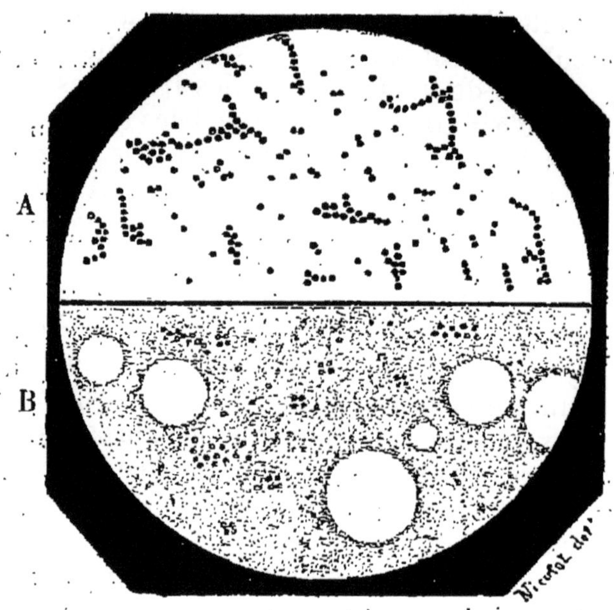

Fig. 56. — Araignée.

A, Culture. Leitz, oc. 3, obj. 1/12.
B, Lait. Même grossissement.

seaux renferment des caillots noirs, très fermes » (Nocard).

Le lait et la sérosité de l'œdème sont les produits virulents.

Le mode de contagion de la maladie n'est pas encore entièrement connu, bien que l'on sache aujourd'hui que les canaux excréteurs de la glande mammaire sont la porte d'entrée du contage.

« Mais comment se fait cette pénétration ? Est-

ce par la main de la personne chargée de la traite ?
C'est probable, mais il est difficile d'en donner la
preuve. J'ai plusieurs fois badigeonné le pis de brebis laitières, à l'aide d'un pinceau imprégné de
culture virulente, sans que la maladie apparût. Au
contraire, l'injection de quelques gouttes de la
même culture dans le trayon des mêmes femelles,
injection pratiquée à l'aide d'une fine canule
mousse, incapable de produire la moindre érail-
lure de la muqueuse, provoquait le développement
d'une mammite rapidement mortelle » (Nocard).

III. Mammite gangréneuse expérimentale.

« L'*araignée* est une maladie éminemment ino-
culable.

« Si l'on injecte dans les conduits galactophores
d'une *brebis* saine quelques gouttes de la *sérosité*
de l'œdème, ou du *lait* fourni par la mamelle atteinte, ou une *culture* pure virulente, on provoque
à coup sûr la reproduction exacte de la mammite
spontanée. »

Mais l'espèce ovine semble seule apte à contracter la maladie expérimentale, comme elle est seule
à présenter la maladie spontanée.

« L'injection d'un centimètre cube de culture
virulente dans les tissus galactophores d'une chèvre
laitière ne produit absolument aucun trouble dans
la santé de la bête ; le lait n'en subit aucune altération ; quarante-huit heures après l'injection, il
ne renferme plus trace de microbe ; son ensemencement ne donne pas de culture.

« L'injection dans le parenchyme de la glande, à
l'aide de l'aiguille de la seringue de Pravaz, donne
lieu à une tumeur chaude, douloureuse, un peu
œdémateuse, qui reste localisée et finit par disparaître, en douze à quinze jours, sans laisser d'au-

tre trace qu'une légère induration; à aucun moment, le lait sécrété par la mamelle inoculée ne
semble altéré; les bouillons dans lesquels on l'ensemence restent stériles » (Nocard).

« L'injection de cinq gouttes de culture virulente sous la peau d'un chevreau de six semaines
ne donne lieu qu'à une tuméfaction œdémateuse,
chaude et douloureuse, qui se résorbe rapidement
sans laisser de trace. »

« Le cheval, le veau, le porc, le chien, le chat,
le cobaye, jeunes ou adultes, ne semblent guère
souffrir de l'injection sous-cutanée de fortes doses
de cultures virulentes; il se produit au niveau de
l'injection un peu d'œdème et de sensibilité, parfois une petite tumeur inflammatoire; mais le tout
disparaît très vite.

« Le lapin supporte moins bien l'action du microbe. En général, il se forme au point de l'inoculation une tuméfaction chaude, douloureuse, qui
graduellement augmente, gênant le fonctionnement de la région, et qui, après cinq à six jours,
se résout en un abcès chaud, dont le pus de bonne
apparence fourmille littéralement du micrococcus
de l'araignée; mais l'animal ne paraît pas beaucoup souffrir; il continue à manger comme précédemment. »

« Le microbe de l'araignée semble donc se com-
porter, à l'égard du lapin, comme celui du choléra des poules à l'égard du cobaye. »

« Une fois seulement un lapin a succombé, quatre jours après l'inoculation de cinq gouttes de culture virulente; son autopsie a montré des lésions
analogues à celles que présentent les moutons qui
meurent de l'araignée » (Nocard).

IV. Le microbe pathogène de l'Araignée — Caractères morphologiques. — Coloration.

Le microbe pathogène *ne se rencontre que dans le lait, et dans la sérosité de l'œdème.*

« Le lait le charrie dès le premier jour en quantités considérables. »

La sérosité de l'œdème le renferme également, mais en petite quantité. Il est plus rare encore dans la sérosité péritonéale.

L'examen à l'état frais n'est pas aisé, à cause des dimensions si petites de l'organisme.

La coloration donne de meilleurs résultats ; elle est très simple ; les solutions hydro-alcooliques des couleurs d'aniline (rouges, bleues, violettes), le bleu de Löffler réussissent bien ; les procédés de Gram et Weigert donnent de bons résultats.

Le *microcoque de l'araignée* est un des plus petits qui se puissent voir, « plus petit que chacun des deux grains qui semblent former le microbe du choléra des poules. »

« Dans le lait des brebis malades, comme dans la sérosité de l'œdème, comme dans les différents milieux de cultures solides ou liquides, il reste à l'état de microcoques, isolés ou associés quatre à quatre, ou agglomérés en zooglées peu volumineuses : il ne prend pas volontiers la forme en chaînettes ou en chapelet. »

V. Cultures du microbe de l'Araignée.

Le microcoque de l'araignée est aérobie et aussi anaérobie.

« Sa culture est des plus faciles : tous les milieux connus semblent lui convenir pourvu qu'ils soient neutres ou alcalins. »

L'ensemencement sera fait avec du lait, de la sérosité de l'œdème, ou le pus de l'abcès du lapin, *recueillis purement*.

1° CULTURE DANS LES MILIEUX LIQUIDES A L'AIR ET DANS LE VIDE. — « *Dans les différents bouillons* le microbe se multiplie avec une prodigieuse rapidité ; en moins de vingt-quatre heures le liquide est trouble, presque lactescent ; après quarante-huit heures, le fond du vase est couvert d'une épaisse couche blanchâtre, pulvérulente, résultant de l'accumulation d'un nombre infini de micrococcus. Dès le premier jour aussi, le bouillon, neutre ou alcalin au moment de l'ensemencement, est devenu franchement acide, moins acide cependant que s'il avait été ensemencé avec le streptococcus de la mammite des vaches » (Nocard).

« Si l'on a soin de faire chaque jour une nouvelle culture, en prenant comme semence une gouttelette de la culture de la veille, le microbe conserve à peu près intacte sa puissance de pullulation comme sa virulence ; mais si on laisse la culture à l'étuve sans la renouveler, le micrococcus perd rapidement la propriété de se reproduire. Pour lui, comme pour le streptococcus de la mammite des vaches, il semble bien que l'acidité qu'il provoque dans le bouillon soit la cause de la mort, car si l'on s'oppose à cette acidification, en ajoutant au liquide un peu de carbonate de chaux stérilisé, la culture se prolonge, et le microbe conserve longtemps la propriété de se reproduire » (Nocard).

La culture évolue plus abondamment et plus rapidement encore dans les bouillons sucrés, mais l'acidité du liquide apparaît plus vite et plus intense que dans les bouillons non sucrés. Très rapidement aussi la culture s'arrête et l'organisme meurt, à moins que l'on n'ait soin d'ajouter au liquide une petite quantité de carbonate de chaux stérilisé.

Les cultures dans le bouillon à l'abri de l'air, c'est-à-dire *dans le vide* ou en présence de gaz inertes, présentent les mêmes caractères.

« Ensemencé dans du *lait* de vache ou de chèvre, le microbe s'y multiplie avec une grande vigueur ; en moins de vingt-quatre heures le lait est coagulé en masse, et le coagulum a une fermeté extrême. La rétraction du coagulum en exprime peu à peu le petit lait, sous forme d'un liquide incolore et transparent. Coagulum et petit lait sont très acides et renferment en abondance le microbe ensemencé » (Nocard).

Dans le vide le coagulum du lait ensemencé avec le microbe de l'araignée s'opère aussi vigoureusement que dans les cultures faites en présence de l'air.

2° CULTURE SUR MILIEUX SOLIDES TRANSPARENTS ET DEMI-TRANSPARENTS. — Inoculé en piqûre sur la *gélatine-peptone*, le microbe se développe rapidement le long de la piqûre ; puis dès le deuxième jour, à 20°, il commence à liquéfier. La culture change alors d'aspect : « Rapidement la liquéfaction augmente en profondeur et en surface, en sorte qu'au cinquième jour elle a envahi une grande hauteur de la gélatine, dessinant dans l'axe de la piqûre une sorte de cône renversé ou de bonnet de coton, au sommet duquel s'accumule la plus grande partie des microbes formés. Dans toute la partie liquide, la gélatine a perdu sa transparence ; elle est trouble, un peu acide et fourmille de microbes. »

« Après huit ou dix jours, toute la partie supérieure de la gélatine est liquéfiée, et la liquéfaction continue lentement en dessinant un cône à large base » (Nocard).

Si l'inoculation est faite en strie, il se forme rapidement un large sillon blanchâtre autour duquel liquéfie la gélatine.

On peut également faire des cultures en piqûre *sur gélatine, dans le vide,* ou en présence d'un gaz inerte.

« La culture s'effectue le long du trajet de l'aiguille, mais reste maigre et discrète ; la liquéfaction du milieu solide ne commence guère avant huit ou dix jours, et ne progresse que très lentement » (Nocard).

La culture sur plaques, d'après la méthode de Koch, donne aussi d'excellents résultats. « Dès le deuxième jour, la gélatine est farcie de colonies régulièrement arrondies, blanchâtres, qui se développent aussi bien à la surface que dans la profondeur ; seulement celles de la surface grandissent plus vite et provoquent rapidement autour d'elles la liquéfaction du milieu ; la surface en acquiert un aspect chagriné tout spécial. Au microscope, la colonie superficielle apparaît comme une tache régulièrement arrondie, brunâtre, homogène, entourée d'une sorte d'auréole à demi transparente. »

« Cette action liquéfiante, si puissante, du microcoque de l'araignée s'exerce également, mais à un moindre degré, sur le sérum du sang gélatinisé » (Nocard).

Sur la *gélose* en piqûre, le microbe produit le long du trajet de l'aiguille une culture dense, blanchâtre, à bords festonnés. En *strie* sur la gélose, mode de culture préférable au précédent, le microbe forme une pellicule épaisse, d'abord blanche, puis légèrement jaunâtre : cette pellicule s'étale de plus en plus sur la surface de la gélose.

3° CULTURE SUR MILIEUX OPAQUES. — La pomme de terre constitue pour le micrococcus de l'araignée un milieu de culture moins favorable que les milieux liquides ou solides transparents : la culture en effet n'y est jamais très abondante. « Elle y affecte la forme d'une mince couche grisâtre, visqueuse, qui s'étale lentement en surface, dont les bords, largement festonnés, paraissent plus épais que la partie centrale; là aussi, la culture prend peu à peu une teinte jaune, plus accusée que sur la gélose, mais il est à noter que la zone périphérique de la culture, celle qui est de date récente, a toujours cette teinte grisâtre ou blanc sale qu'on observait au début » (Nocard).

Résumé.

Le microbe de l'araignée est un micrococcus aéro-anaérobie ne tuant que les brebis soit spontanément, soit expérimentalement, et produisant un abcès clos chez le lapin inoculé. Il se colore par les solutions hydro-alcooliques connues, le bleu Löffler, le bleu Malassez; il prend les doubles colorations de Gram et de Weigert. Il se cultive dans tous les bouillons; surtout dans les bouillons sucrés; il y perd vite sa virulence à cause de l'acidité qu'il produit. Il liquéfie la gélatine, il se développe sur la gélose et la pomme de terre.

VIII

SEPTICÉMIE SPONTANÉE DU LAPIN

(Inédit.)

C'est au mois de mars 1888 que nous avons eu pour la première fois l'occasion d'observer et d'étudier cette maladie.

Elle sévissait alors à l'école d'Alfort sur les lapins élevés pour les expériences. Plus de cinquante sujets furent infectés et moururent dans un délai relativement court.

Koch (1878) a déterminé sur le lapin, par inoculation de macéré de viande putréfiée, une septicémie expérimentale, qui semble être celle que Davaine avait déjà produite sur le même animal par l'inoculation du sang de bœuf putréfié; aussi, dès le début, pensions-nous avoir affaire à la même maladie. Mais *tandis que les cobayes résistent à l'inoculation du virus de la septicémie des lapins de Koch, tout au contraire l'affection que nous étudions ici est contractée très facilement par le cobaye,* qui en meurt toujours dans un délai plus court que le lapin. Ces deux maladies nous semblent donc distinctes l'une de l'autre.

D'ailleurs la septicémie des lapins de Koch est purement expérimentale. Au contraire, la maladie que nous étudions ici a été observée sur des *animaux infectés naturellement*, fait qui lui donne, au point de vue pratique, une certaine importance.

I. Animaux atteints par la contagion naturelle. — Mode d'introduction du virus. — Principaux symptômes. — Lésions. — Produits virulents du cadavre.

Le lapin prend la maladie par contagion naturelle, suivant le mode médiat. Les sujets malades rendent des excréments qui souillent le plancher des niches, qui se mêlent à la nourriture des animaux sains, et ces derniers absorbent ainsi la matière virulente : l'infection naturelle a donc lieu par les voies digestives.

Le lapin infecté devient d'abord nonchalant : il mange peu ; il reste dans un repos presque continuel. Bientôt il s'isole des autres. Il se tapit alors dans un coin de sa niche, et reste ainsi pelotonné, ramassé sur lui-même, le cou rétracté, le poil hérissé, les yeux fixes, à demi fermés, les oreilles

tombantes. A cette période, l'appétit a complètement disparu ; la respiration est fortement accé-
lérée ; le flanc bat très vite. Les excréments deviennent quelquefois liquides, et sont rendus sous
forme de diarrhée. L'animal est plongé dans la
torpeur et ne se déplace que par la force. Enfin,
dans les derniers moments de la vie, il prend la
position décubitale et meurt le plus généralement
sans convulsion aucune.

La maladie, dont la durée moyenne est de
vingt-quatre heures environ, marche quelquefois
avec une rapidité véritablement foudroyante. Dans
quelques cas, au contraire, elle dure un peu plus
longtemps et se prolonge un, deux ou trois jours,
suivant la résistance des sujets. Mais son issue,
quelle que soit sa durée, est toujours fatale.

A l'autopsie, on constate les lésions particulières aux septicémies ; il n'existe aucune formation
de pus.

La face interne de la peau est fortement injectée et paraît rougeâtre ; les vaisseaux qui la sillonnent sont gorgés d'un sang boueux, noir, de
teinte asphyxique.

Les muscles qui recouvrent le thorax, ainsi que
ceux de l'abdomen, sont couleur lie de vin et
comme imprégnés d'un liquide particulier qui
leur donne au toucher une sensation de friabilité
visqueuse.

Si on incise l'abdomen sur la ligne blanche, et
qu'en écartant les deux bords de l'incision on
regarde dans la cavité abdominale, on voit que
l'intestin nage, pour ainsi dire, dans une sérosité
abondante, louche, rosée, sanguinolente, albumineuse. Dans d'autres cas, s'il y a peu de liquide, l'épanchement est jaune citron, albumineux, souvent purulent.

Les intestins sont toujours rougeâtres, congestionnés sur une grande partie de leur étendue ; leur muqueuse est hyperhémiée, épaissie en certains endroits, et enduite d'un liquide rouge-brun, mousseux, quelquefois sanieux.

Les vaisseaux du mésentère et de l'épiploon sont distendus par la grande quantité de sang qu'ils contiennent.

La rate et le foie ne présentent pas de lésions macroscopiques bien sensibles, si ce n'est une légère augmentation de volume et une teinte générale plus foncée qu'elle ne l'est normalement.

Dans la cavité thoracique, on voit de la pleurésie plus ou moins accusée ; le poumon, souvent très congestionné, ecchymosé, semble nager dans un épanchement rougeâtre, albumineux. Le péricarde est toujours rempli d'un liquide, rarement sanguinolent, le plus souvent au contraire incolore, légèrement louche, mais toujours albumineux.

Dans la vessie, l'urine, s'il y en a, est très fortement albumineuse.

Telles sont les principales lésions macroscopiques que l'on constate sur les sujets succombant à l'infection naturelle.

Les produits virulents du cadavre sont : le contenu de l'intestin, les différents épanchements que nous avons signalés ci-dessus : sérosité péritonéale, liquide péricardique, épanchement pleural. Le sang, les pulpes de rate et de foie sont aussi virulents, mais à un plus faible degré ; ils contiennent peu de microbes : il faut, avant de les inoculer, les exposer à l'étuve (37°).

II. Animaux d'expérimentation ; choix des sujets à inoculer. — Matières d'inoculation. — Symptômes et durée de la maladie expérimentale. — Lésions.

La maladie est transmissible par inoculation au *lapin, au cobaye,* et à tous les *oiseaux : poule, pin-*

tade, faisan, dindon, oie, canard, pigeon et moineau.

Les inoculations se font soit avec les produits virulents des cadavres *recueillis purement*, soit avec les cultures.

Nous conseillons surtout d'inoculer le sang ou les pulpes de rate et de foie recueillis purement ; mais lorsque ces matières proviennent de lapins ou de cobayes, il faut, avant de les inoculer, adopter la technique suivante, car, généralement, et surtout quand les animaux sont morts rapidement, elles contiennent peu de microbes :

Le sang (ou les pulpes) est recueilli purement dans une pipette Pasteur dont on ferme l'extrémité effilée à la lampe ; cette pipette est placée à l'étuve Pasteur (37°) pendant quinze heures en moyenne. Grâce à la température de l'étuve, les quelques microbes contenus dans le sang évoluent dans celui-ci, qui devient pour eux un véritable milieu de culture liquide. Au bout de douze heures. ils accusent leur multiplication par un fort dégagement de gaz acide carbonique, formant de petites bulles gazeuses, très visibles à travers les minces parois de la pipette, dans le sein du liquide.

A. — Inoculation au lapin. — L'inoculation se fait à l'aide de la seringue de Pravaz dans le péritoine, dans les veines ou bien, simplement, dans le tissu conjonctif sous-cutané du plat de la cuisse.

L'infection peut se faire par les voies digestives en mêlant la matière virulente aux aliments de l'animal.

La durée de la maladie expérimentale, qui est en moyenne de vingt heures, dépend non seulement de la quantité et de la qualité du virus employé, mais aussi du mode d'inoculation. C'est ainsi qu'inoculés dans le péritoine, les lapins meurent plus vite que si la matière virulente a été introduite dans le tissu conjonctif sous-cutané.

Les symptômes et les lésions de la maladie sont identiques à ceux que nous avons décrits plus haut.

B. — Inoculation au cobaye. — *Le cochon d'Inde prend bien la maladie expérimentale*, et en meurt aussi vite que le lapin.

C'est là un fait important, et *qui sépare la maladie qui nous occupe* de la *septicémie expérimentale du lapin* de Koch, et du *choléra des poules* de Pasteur.

La matière virulente sera inoculée dans le péritoine ou bien dans le tissu conjonctif sous-cutané : la région du plat de la cuisse, dans ce dernier cas, sera choisie de préférence.

Deux gouttes de sang traité comme nous l'avons dit plus haut, ou deux gouttes de culture suffiront à tuer le sujet en moins de vingt heures.

Nous recommandons, pour l'étude, d'inoculer deux cobayes, l'un dans le péritoine, l'autre dans le tissu conjonctif sous-cutané. Le premier mourra **plus** vite que le second et, à l'autopsie, on constatera toutes les lésions septiques que l'on rencontre chez le lapin ; mais, comme nous le verrons plus tard, les préparations ne montreront dans ce cas que peu de microbes, car le cobaye inoculé dans le péritoine meurt *plutôt des suites de l'intoxication due aux produits sécrétés par les microbes qu'il ne succombe aux lésions anatomiques causées par eux.*

Sur le cobaye tué par l'inoculation intra-péritonéale, les lésions sont les mêmes que celles que nous avons décrites chez le lapin mort par suite d'infection naturelle.

Voici les lésions que l'on remarque chez le sujet tué par l'inoculation sous-cutanée.

Le point d'inoculation, la région de la cuisse et de l'aine correspondant à l'introduction de la matière virulente, sont tuméfiés, œdémateux ; le membre entier est rétracté.

La face interne de la peau est rouge ; les vaisseaux qui la sillonnent sont gorgés de sang.

Le tissu conjonctif sous-cutané est envahi par un œdème gélatineux, comparable à celui que l'on voit sur le cobaye mort du charbon bactéridien. Cet œdème est souvent généralisé, mais toujours plus abondant au point d'inoculation que partout

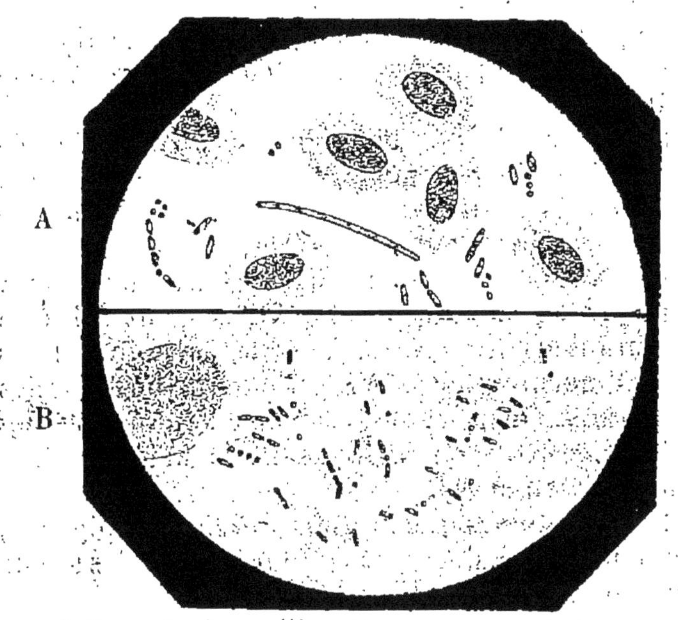

Fig. 57. — Septicémie spontanée du lapin.
A, Moineau. Pulpe de rate. Leitz, oc. 3, obj. 1/12.
B, Surface du foie. Cobaye. Même grossissement.

ailleurs. Dans cette région, correspondant au plat de la cuisse et à l'aine, il est toujours sanguinolent.

Tous les muscles superficiels ou profonds sont de teinte lie de vin. Au toucher, ils donnent une sensation molle et visqueuse.

La cavité abdominale contient toujours un épanchement plus ou moins abondant, dont les

qualités physiques varient : quelquefois il es
jaune orangé, peu abondant, albumineux ; dan
certains cas il est abondant et sanguinolent. Le
vaisseaux des séreuses sont remplis d'un sang noi
et coagulé.

Les intestins, dilatés par les gaz, présentent er
certains points de véritables ecchymoses à contours irréguliers.

Le poumon, toujours quelque peu congestionné
nage dans un épanchement pleural, souvent san
guinolent.

Le péricarde est distendu par un liquide séreux, albumineux, incolore et légèrement louche

La vessie renferme souvent de l'urine, qui tou
jours est albumineuse.

C. — Inoculation au pigeon, a la poule ou .
tout autre oiseau. — Le virus peut ici êtr-
inoculé dans les veines, dans le péritoine ; mai
nous l'inoculons de préférence dans un des muscle
pectoraux. On peut aussi infecter l'animal par le
voies digestives en mélangeant la matière viru
lente aux aliments.

Les symptômes que l'on observe chez les pigeons
les poules inoculés, sont en tout semblables à ceu:
du choléra des poules.

Quelques heures après l'inoculation, l'oisea-
devient triste, nonchalant, ses déplacements son
moins fréquents ; il s'isole des autres, se ramass
en boule, les plumes hérissées, les ailes traînante:
le cou rétracté, les yeux presque entièremen
fermés.

A cette période, l'appétit, d'abord irrégulier,
disparu complètement. Des symptômes asphy
xiques apparaissent alors : les muqueuses appa
rentes, de roses qu'elles étaient, deviennent terne:
puis bleues. Le sujet tombe ensuite dans un com
profond ; il est souvent pris de coliques. Bientôt :

est complètement incapable de se tenir sur ses pattes, et finit par mourir dans un coma profond, le plus souvent sans convulsions.

La maladie marche avec une grande rapidité. Nous avons vu des sujets mourir en moins de quinze heures : les lésions sont alors peu accusées. Mais si, au contraire, l'animal résiste un jour ou deux, ce qui arrive lorsqu'on inocule le virus atténué, il se produit au point d'inoculation un véritable séquestre comparable à celui qui se forme dans le cas de choléra des poules expérimental, et dans le hog-choléra expérimental des oiseaux.

Le muscle pectoral dans lequel a été faite l'inoculation est tuméfié ; à son niveau, le tissu conjonctif sous-cutané est infiltré d'une sérosité souvent sanguinolente ; la face interne de la peau est rouge et les vaisseaux qui la sillonnent sont distendus par le sang.

Le point inoculé est le siège d'une tumeur, de volume variable, comparable le plus souvent à celui d'une noix. Elle est dure, jaune à sa surface ; elle crie sous l'instrument tranchant ; sur la coupe, on voit qu'elle se continue dans le muscle, en formant des prolongements jaunes, fibreux, irréguliers, à bords finement dentelés.

La cavité péritonéale contient souvent un épanchement séreux, rarement sanguinolent.

La rate est hypertrophiée ; sa forme, modifiée par la tuméfaction, rappelle celle d'un haricot ; quelquefois même elle est comparable à une olive. Son tissu est toujours très friable.

Le foie ne présente rien de particulier, si ce n'est une légère augmentation de volume, une extrême friabilité et une teinte cuite particulière.

Le poumon, congestionné nage dans un épanchement pleural peu abondant, jaune citron ou sanguinolent.

Le péricarde contient toujours un liquide ordinairement incolore, transparent, toujours albumineux.

Telles sont les principales lésions que l'on rencontre et qui, comme on le voit, sont en tou points identiques à celles du choléra des poules

Le sang et les pulpes des organes parenchymateux constituent par excellence les matière virulentes du cadavre. Mais en somme, tout dan le cadavre est virulent, le microbe évoluant partou où il y a du sang : la moelle osseuse elle-même es virulente. Les épanchements pleural, péricardiqu et péritonéal le sont également.

III. Le microbe pathogène; sa recherche dans les l quides, les sécrétions pathologiques et les tissu organiques. — Examen microbiologique avec et san coloration.

La forme et l'habitat préféré du microbe pathogène semblent changer, suivant l'espèce sur la quelle il évolue : c'est ainsi que chez le lapin et l cobaye il prend presque exclusivement la form d'un micrococcus ou d'un diplococcus, tandis qu chez les oiseaux on le voit de préférence affecte la forme d'un bacille à espace clair, semblable celui du choléra des poules, que l'on rencontr particulièrement dans le sang et lès organes paren chymateux de la cavité abdominale. Nous allon donc, pour la clarté du sujet, l'étudier d'abor sur le lapin et le cobaye, ensuite sur le pigeon.

1. ÉTUDE DU MICROBE SUR LE LAPIN OU SUR L COBAYE. — Dans ces deux espèces, le microbe évolu de la même façon, produit à peu de chose près le mêmes lésions septiques; ce que nous dirons d lapin s'appliquera donc également au cobaye.

On recueillera purement sur le cadavre de l sérosité péritonéale, pleurale ou péricardique, qu l'on examinera sans coloration (Vérick : oculaire 1, obj. 8). On verra dans la préparation une quantité infinie de petits points isolés ou réunis deux à deux, mobiles, se mouvant autour de leur axe dans le liquide séreux, rempli de débris de cellules, et souvent de globules du sang. Ces petits points ne sont autre chose que les microbes de la septicémie du lapin.

Après cet examen sommaire, on colorera sur lamelles ces différents liquides, ou mieux, on appliquera simplement des lamelles sur la surface du foie. On colorera ensuite dans les différentes solutions hydro-alcooliques connues, violettes, rouges ou bleues; cinq minutes de contact suffisent pour obtenir la coloration. On examinera alors au microscope, à l'éclairage Abbe et avec l'objectif à immersion. On se rendra ainsi compte de la forme en diplococcus des microbes et de leur grande abondance.

On examinera ensuite le sang, dans lequel, si l'autopsie a été faite aussitôt après la mort, on verra peu de microbes.

La quantité de micro-organismes rencontrés dans les préparations dépendra de la durée de la maladie et du moment plus ou moins tardif auquel on a fait l'autopsie.

Dans les cas foudroyants, on verra peu de microbes, car ils ont à peine eu le temps d'évoluer et le sujet a succombé à l'intoxication par leurs produits de sécrétion. Il en est tout autrement quand la maladie a duré plus longtemps et que l'autopsie n'est pas faite aussitôt après la mort.

Les procédés de double coloration de Gram ou de Weigert ne donnent ici aucun résultat.

Il est avantageux d'employer le bleu de Löffler ou la liqueur colorante de Malassez : on obtient ainsi de très fines préparations.

2. Étude du microbe sur le pigeon. — Quelles que soient les espèces volatiles inoculées, le microbe évolue de la même façon dans les unes comme dans les autres : il y prend la même forme; aussi ce que nous allons dire ici pour le pigeon s'appliquera à tous les autres oiseaux.

A l'examen du sang sans coloration, on verra les globules ovoïdes, à noyau, nager dans le sérum, puis une multitude de points réfringents, unis deux à deux et mobiles, donnant l'illusion de diplococcus, semblables à ceux du choléra des poules.

On fera ensuite des préparations de sang sur lamelles que l'on colorera dans les solutions hydro-alcooliques diverses. Nous conseillons de préférence une solution faible de violet de gentiane qui donne de belles préparations, dans lesquelles les globules seront colorés en violet pâle, leurs noyaux en teinte plus foncée; entre les globules, on aperçoit une grande quantité de *bacilles à espace clair identiques à ceux du choléra des poules*, dont les deux pôles seront fortement colorés en violet, et reliés entre eux par deux lignes fines, légèrement teintes, circonscrivant l'espace clair. Les bacilles apparaissent ainsi lorsque leur grand axe est parallèle au diamètre du champ microscopique; si au contraire il lui est perpendiculaire, le microbe vu seulement par un pôle apparaît comme un point rond, fortement coloré.

Dans le sang, les bacilles sont le plus souvent isolés, quelquefois réunis deux par deux. Dans les pulpes de rate ou de foie, on les verra souvent former de véritables rubans contenant trois, quatre, cinq ou six bacilles placés les uns au bout des autres.

On retrouvera les bacilles non seulement dans les épanchements pathologiques contenus dans la cavité abdominale, pleurale, ou dans le péricarde, mais aussi dans l'œdème superficiel avoisinant le point d'inoculation, ainsi que dans la moelle des os.

On examinera ensuite la tumeur qui s'est formée au point d'inoculation. Dans ce but, on l'incisera d'un seul coup avec un histouri bien propre passé plusieurs fois au travers de la flamme de la lampe à alcool ou d'un bec Bunsen. On grattera alors l'une des surfaces de section et l'on obtiendra une pulpe jaunâtre que l'on écrasera entre deux lamelles, placées ensuite dans les solutions colorantes. On y verra une grande quantité de bacilles.

On colorera ensuite des coupes de rate, de foie et de la tumeur. Dans ce but, on se servira de la méthode de Löffler. On sera frappé de la quantité prodigieuse de bacilles contenus dans le foie ou la rate : ils y forment de véritables amas à bords irréguliers occupant quelquefois tout le champ microscopique.

Les coupes de la tumeur sont également très intéressantes à étudier. On les traitera par la méthode de Löffler ou celle de Malassez. Les faisceaux striés, teintés en bleu pâle, sont cassés en certains endroits, en voie de dégénérescence : les stries sont par places à peine visibles, tandis que le sarcolemme, rempli de cellules embryonnaires, contient une grande quantité de microbes pathogènes. Il se produit ici, *exactement*, ce qui se passe dans le cas de choléra des poules. Nous ne nous étendrons pas davantage sur l'étude histologique de ce séquestre ; nous tenons simplement à faire remarquer son analogie avec celui du choléra des poules.

IV. — Cultures.

Le microbe pathogène de la septicémie spontanée du lapin est aéro-anaérobie. Quels que soient les différents milieux de culture dans lesquels on **le** place, il y prend toujours la forme d'un diplococcus très fin, mobile, morphologiquement semblable à celui du choléra des poules.

A. — CULTURES DANS LES BOUILLONS. — Ce microorganisme *pousse rapidement et abondamment* dans tous les bouillons simples, peptonisés ou sucrés, *à l'air ou dans le vide.*

Pour ensemencer, on choisit le sang de lapin ou de cobaye, recueilli purement, qu'on expose à l'étuve pendant quinze heures environ avant de l'ensemencer. Le sang de pigeon peut être semé aussitôt qu'il est recueilli. On peut également se servir des pulpes de foie ou de rate.

Les ballons ensemencés sont placés à l'étuve (37°). Douze heures après, le bouillon est trouble et contient une grande quantité de diplococcus très mobiles. Si on abandonne la culture à elle-même, les microbes se déposent au fond du ballon sous forme d'une sorte de poudre blanche; le bouillon reprend alors sa transparence.

Les cultures ainsi exposées à l'air perdent petit à petit leurs qualités virulentes. C'est ainsi qu'une culture de vingt jours est incapable de tuer.

Aussi, pour conserver des cultures virulentes, faut-il les recueillir dans des pipettes que l'on fermera ensuite aux deux extrémités : grâce à la petite quantité d'air contenu dans ces pipettes, les microbes continueront à pousser, jusqu'à ce qu'ils aient absorbé l'oxygène entier contenu dans le petit volume d'air emprisonné dans la pipette : alors la culture s'arrêtera, mais conservera sa virulence pendant plusieurs mois, car elle ne sera plus en contact avec l'air.

Les cultures dans le vide poussent un peu moins rapidement; le bouillon n'est sensiblement troublé qu'après deux ou trois jours d'étuve. La culture tombe ensuite au fond du tube et le bouillon redevient limpide.

B. — CULTURE SUR GÉLATINE. — Le microbe *pousse très bien dans la gélatine*. En strie, il donne en quatre ou cinq jours une traînée blanche, luisante, dentelée sur les bords et épaisse. En piqûre, on voit apparaître une tache blanche, visqueuse sur la surface de la gélatine, tandis que tout autour de la piqûre se forment de petites colonies blanches, rondes, qui, isolées **au début**, ne tardent pas à se réunir.

La gélatine ne liquéfie jamais.

C. — CULTURE SUR GÉLOSE. — La gélose est aussi un milieu favorable à l'évolution du bacille. L'aspect de la culture est semblable à celui qu'elle prend sur gélatine.

D. — CULTURE SUR MILIEUX OPAQUES. — Le microbe ne parait pas pousser sur la pomme de terre. Nous en avons fait plusieurs essais qui n'ont jamais donné de résultat.

Résumé.

Le micro-organisme de la septicémie spontanée du lapin est un aérobie facultatif qui prend chez le lapin, le cobaye et dans les milieux de culture, l'aspect d'un diplococcus mobile, tandis que chez les oiseaux il prend toujours la forme d'un bacille à espace clair. Il pousse abondamment à l'air et dans le vide, dans tous les bouillons, sur la gélatine qu'il ne liquéfie pas, sur la gélose simple ou glycérinée ; il ne pousse pas sur la pomme de terre.

Il tue le lapin, le cobaye et tous les oiseaux.

Il se colore dans les solutions hydro-alcooliques faibles, par la méthode de Löffler, ou celle de Malassez, mais ne se colore pas par les doubles colorations de Gram ou de Weigert.

IX

DEUX MALADIES MICROBIENNES EXPÉRIMENTALES :

A. — SEPTICÉMIE EXPÉRIMENTALE DES SOURIS DE R. KOCH

I

Cette maladie a été étudiée par Koch (1878) ; c'est en inoculant du sang putréfié sous la peau des souris qu'il découvrit cette affection. Il tua ainsi toute une série d'animaux. Il montra qu'il suffisait de la simple piqûre d'une épingle souillée par le sang d'une souris morte de l'affection pour reproduire la maladie chez une autre et lui donner infailliblement la mort.

II. Expérimentation sur les animaux. La maladie chez la Souris. Symptômes et lésions.

La *souris des maisons* est facilement infectée, tandis qu'au contraire la *souris des champs* est réfractaire. Les *pigeons* et les *moineaux* prennent aisément la maladie.

Le *lapin* ne prend qu'exceptionnellement l'affection et à condition de lui inoculer le virus le plus virulent à hautes doses. Généralement, il est seulement indisposé légèrement, puis ne tarde pas à recouvrer la santé : il est alors vacciné et résiste à l'action de toute inoculation postérieure.

De préférence on choisira pour les expériences la souris blanche, plus maniable et moins farouche que les autres.

On inoculera soit du sang recueilli purement

sur un animal mort de la maladie, soit une culture. La quantité de liquide inoculée, dans ce dernier cas, sera supérieure à celle inoculée si l'on emploie le sang : les cultures paraissent en effet un peu moins actives que le sang.

L'inoculation se fait dans le tissu conjonctif sous-cutané de la région du dos ou du plat de la cuisse. La durée moyenne de la maladie est d'environ de quarante à cinquante heures, elle peut quelquefois durer davantage.

On constate chez les souris des maisons ainsi infectées des symptômes spéciaux très accusés et qui permettent à eux seuls de porter un diagnostic à peu près certain.

La souris est abattue, ne se déplace que rarement, ne mange plus. Les yeux d'abord larmoyants, se ferment à demi et ne tardent pas à être atteints d'une conjonctivite qui provoque la sécrétion d'un pus blanchâtre, collant souvent les deux paupières l'une à l'autre. Les poils sont alors fortement hérissés ; la souris est ramassée sur elle-même, le dos fortement voussé et ne tarde pas à mourir.

On la trouve alors couchée sur le côté, jamais sur le dos, la tête repliée vers le sternum, la colonne vertébrale fortement voussée ; le cadavre, très rigide, est ainsi recoquevillé sur lui-même.

A l'autopsie on trouve peu de lésions macroscopiques, si ce n'est un léger gonflement de la rate et un peu de congestion de tous les organes en général. Quelquefois, on rencontre un léger œdème, très virulent d'ailleurs, envahissant la région d'inoculation.

III. Le microbe de la Septicémie des Souris.

C'est dans le sang, dans la pulpe de rate et de foie que le microbe de la septicémie des souris est le plus abondant et s'étudie le plus aisément

Dans le sang examiné sans coloration on apercevra *très difficilement* de petits bâtonnets réfringents dans la sérosité comprise entre les globule:
rouges.

L'examen avec coloration est plus aisé : les so-

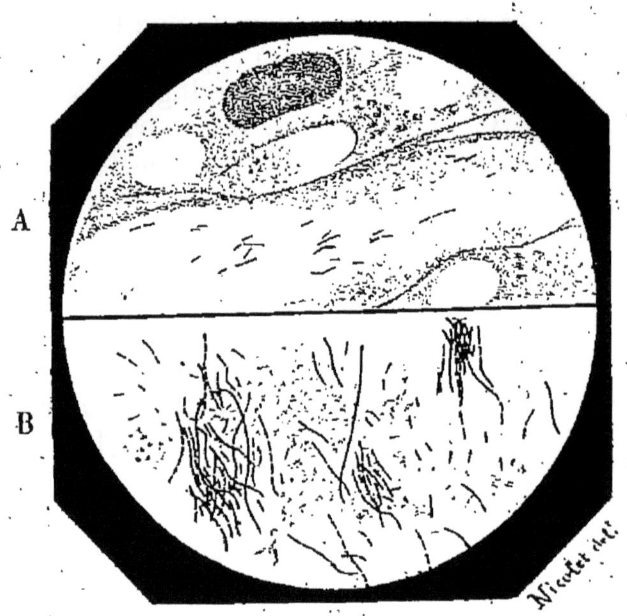

Fig. 58. — Septicémie de la souris.

A, Pulpe de rate. Souris. Leitz, oc. 3, obj. 1/12.
B, Culture. Même grossissement (Gram).

lutions hydro-alcooliques des diverses couleur
d'aniline, le bleu de Löffler, la méthode de doubl
coloration de Gram, réussissent également et do
neront d'excellentes préparations, qui montreror
le très fin bâtonnet pathogène de la septicémie d
souris, bâtonnet dont les dimensions sont anal
gues à celles du bacille de la tuberculose.

On reconnaîtra sur les préparations colorées

présence fréquente du bacille dans les globules blancs.

Les coupes d'organes (foie, rate, poumons, etc.) seront traitées par la méthode de Gram, c'est-à-dire en double coloration.

IV. Cultures du bacille de la septicémie des souris.

Le microbe est aéro-anaérobie, mais paraît pousser de préférence dans le vide.

Pour semence, on prendra de préférence du sang, recueilli purement dans le cœur d'une souris récemment morte.

1° CULTURE DANS LES BOUILLONS. — Elle réussit dans tous les bouillons, en présence de l'air et dans le vide, à 37°; la culture est rapide; elle n'a aucun aspect spécial.

2° CULTURE DANS LA GÉLATINE PAR PIQURE. — Elle est fort importante, car elle donne un aspect caractéristique. La culture se fait le long du trajet de l'aiguille dans toute la hauteur du cylindre gélatineux, puis elle irradie en formant des prolongements nuageux dans la masse gélatineuse. Elle rappelle ainsi la culture en piqûre du rouget de Pasteur, avec cette différence que, dans ce dernier cas, les prolongements sont distinctement isolés les uns des autres, ce qui donne à la culture l'aspect d'une petite brosse à bouteilles, tandis que dans la septicémie les prolongements sont *flous* et nuageux.

La gélatine ne liquéfie pas.

3° CULTURE SUR GÉLOSE EN STRIE. — Inoculée en strie sur la gélose et placée à l'étuve (37°), la culture s'accuse en vingt-quatre heures par ses colonies rondes et blanchâtres.

4° CULTURE SUR MILIEUX OPAQUES. — Le bacille de la septicémie des souris ne pousse pas sur pomme de terre, tout au moins à la surface.

19*

Morphologie du bacille de la septicémie des so
provenant des cultures. — Dans ces différents
lieux de cultures, et surtout dans le bouillor
bacille est plus long que dans le sang des su
morts. Il prend quelquefois même la forme d
long filament ondulé. Les préparations ou cu.
res seront colorées par les procédés connus.

Résumé.

Le microbe de la septicémie des souris est
bacille aéro-anaérobie, et plus anaérobie qu'a
bie. Il tue la souris des maisons, non celle
champs ; il tue également les pigeons et les n
neaux, et à haute dose les lapins.

Il pousse dans les bouillons, dans la gélati
sans la liquéfier et en y prenant un aspect ca
téristique, sur la gélose. Les cultures sur pom
de terre restent sans résultat. Il se colore dans
solutions hydro-alcooliques connues ainsi que
le procédé Löffler et celui de Malassez. Il prend l
le Gram.

B. — MICROCOCCUS TETRAGENUS

Le micrococcus tetragenus, encore appelé te
gonus, a été signalé et décrit pour la première
par Gaffky. Celui-ci inoculait des souris sous
peau avec le produit du raclage de la surface
cavernes tuberculeuses. Les animaux ainsi inf
tés ne tardaient pas à succomber, et leur sa
contenait une grande quantité de microbes ron
réunis quatre par quatre.

La souris contracte la maladie en série avec

grande facilité. Une goutte de sang d'une souris
contaminée et morte, inoculée à une seconde souris
dans le tissu conjonctif de la région dorsale ou de la
cuisse, suffit à tuer celle-ci en un temps relativement court, variant entre quinze et vingt heures.

A l'autopsie on ne trouve aucune lésion macros-

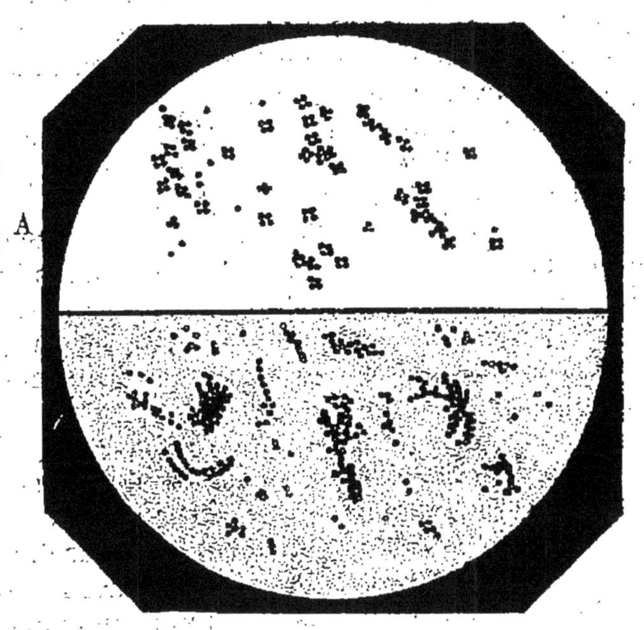

Fig. 59.

A, Micrococcus tetragenus. Culture. Leitz, oc. 3, obj. 1/12.
B, Staphylococcus pyogenes aureus. Culture. Leitz, oc. 3, obj. 1/12.

copique spéciale, sauf peut-être la congestion des
viscères, mais à l'examen microbiologique du sang
il en est tout autrement.

L'examen sans coloration du sang, sur lamelles
et à un grossissement moyen (Verick : oc. 1 ; obj. 8)
montre dans le plasma, et plus difficilement dans
les globules blancs, une quantité de petits points
réfringents immobiles, réunis quatre par quatre en

19^{*1}

forme de losange, c'est-à-dire opposés deux à deux.

La coloration donne de meilleurs résultats.

Elle se fait aisément dans les solutions hydro-alcooliques des couleurs d'aniline, mais il est préférable d'employer les méthodes de double coloration : celle de Gram et celle de Weigert. On obtient ainsi des préparations dans lesquelles apparaît nettement la disposition en tétrades des micrococcus. On peut également faire des préparations de pulpe de la rate ou du foie.

Les coupes d'organes se colorent par les méthodes de Gram et de Weigert. La méthode de Weigert est même préférable à celle de Gram.

En faisant des coupes fines dans l'épaisseur de la paroi d'une caverne provenant d'un poumon humain tuberculeux, on peut parfois mettre en évidence le bacille de la tuberculose en même que le micrococcus tétragonus. Voici le procédé que nous conseillons pour cette préparation :

Les coupes fines une fois déshydratées dans l'alcool absolu sont placées pendant vingt-quatre heures dans la liqueur rouge d'Ehrlich ; elles sont ensuite décolorées dans l'alcool et l'acide azotique à 1/10, et rincées à l'eau. On colore ensuite légèrement le tissu au brun de Bismarck puis on emploie la méthode de Gram ou celle de Weigert. Si les manipulations ont été bien faites, on a ainsi une préparation typique dans laquelle on voit le tissu en jaune clair, les bacilles de Koch en rouge et les micrococcus tetragonus en violet.

Cultures du micrococcus tetragenus.

Le tetragenus est aérobie, mais aussi parfaitement anaérobie, ainsi que nous l'ont montré les divers essais de culture dans le vide ou en présence de gaz inertes que nous en avons tentés.

1° CULTURE DANS LES MILIEUX LIQUIDES. — Le micrococcus tetragenus pousse abondamment en présence de l'air dans tous les bouillons simples ou peptonisés. On ensemence une goutte de sang recueilli purement. Les ballons une fois semés sont placés dans l'étuve à 37°. Au bout de quelques heures le bouillon se trouble ; puis la culture se dépose au fond du matras où elle prend l'aspect d'une poudre blanche, très fine. En agitant légèrement, cette poudre se mélange de nouveau au liquide en formant d'abord des flocons que l'agitation disperse. Cette culture en bouillon a donc un aspect assez caractéristique.

La culture dans les bouillons à l'abri de l'air ou en présence de gaz inertes est facile, et plus abondante que la culture en présence de l'air.

2° CULTURE SUR GÉLATINE. — En *piqûre*, on obtient en quatre ou cinq jours, à la température de la chambre, une culture blanche, nacrée, s'étalant sur la surface supérieure de la gélatine et simulant les contours d'une feuille de nénuphar. Le long de la piqûre il se forme de petites colonies blanches, ovoïdes, serrées d'abord les unes contre les autres, puis isolées, et cela d'autant plus qu'elles évoluent plus profondément dans l'épaisseur de la gélatine.

En *strie*, la culture forme une ligne blanche, nacrée, luisante et granuleuse. Les cultures ne liquéfient pas la gélatine.

3° CULTURE SUR GÉLOSE. — Elle offre les mêmes caractères que celle faite sur gélatine.

4° CULTURE SUR POMME DE TERRE. — Le micrococcus tetragenus pousse très bien sur ce milieu opaque : il donne une culture blanche et d'aspect verni.

Examen des cultures. — Dans ces cultures liquides, examinées sans coloration, on voit le micrococcus disposé en tétrades. Celles-ci peuvent se réunir et former des sortes de zooglées, mais on distingue nettement la disposition en tétrades des microbes dans ces zooglées. C'est surtout ce dernier aspect que prend l'agent dans les milieux solides. Le microbe sans coloration paraît immobile. On emploie pour colorer les cultures la même technique que celle que nous avons indiquée à propos du sang.

Pour les cultures nous conseillons surtout d'employer la méthode de Gram.

Résumé.

Le micrococcus tetragenus est un micrococcus en tétrades, aéro-anaérobie, immobile, qui tue la souris et pousse dans les cultures liquides à l'air ou dans le vide, sur gélatine, sur gélose et sur la pomme de terre. Il se colore dans les solutions hydro-alcooliques légères de fuchsine, etc..., et prend le Gram et le Weigert.

CHAPITRE IV

MALADIES MICROBIENNES SPÉCIALES A L'HOMME.

I

CHOLÉRA ASIATIQUE

I. Définition historique.

Le Choléra asiatique est une affection endémo-épidémique de l'Indoustan, qui, partant de son foyer originel, a parcouru épidémiquement à maintes reprises l'Orient et l'Occident.

C'est une affection exclusive à l'homme; il n'existe chez les animaux aucune affection identique, et les dénominations imposées à plusieurs maladies infectieuses animales, telles que *Choléra des poules*, *Choléra du porc*, impliquent, non pas une identité de nature, mais une analogie plus ou moins lointaine dans les symptômes et les lésions intestinales.

L'histoire bactériologique du Choléra asiatique a été tracée magistralement par R. Koch, dont les travaux ont mis hors de doute la nature microbienne de l'affection (1).

(1) Tout récemment M. Gamaleïa a annoncé à l'Académie des sciences la découverte d'un vaccin du choléra asiatique. Son im-

II. Lésions et modes de propagation du Choléra asiatique.

Le Choléra asiatique évolue sur l'homme avec une rapidité très variable.

Quelques malades succombent en peu d'heures à une attaque foudroyante; d'autres sont tués moins vite, et succombent à un moment variable de la première période (période algide); d'autres enfin succombent plus tard encore, dans la deuxième période (période de réaction).

Les lésions du Choléra asiatique sont surtout, sont presque exclusivement intestinales, mais elles diffèrent beaucoup suivant l'époque à laquelle a succombé le malade, et c'est là, au point de vue bactériologique, un point capital.

Dans le Choléra foudroyant, il existe à peine quelque altération de l'intestin, marquée par de la tuméfaction et une coloration rosée de la muqueuse; mais le canal intestinal est rempli d'un liquide blanchâtre, louche, inodore, tenant en suspension de petits flocons muqueux, ou grains riziformes.

Si le malade succombe plus tard, à un moment quelconque de la période algide, la muqueuse intestinale est plus altérée : elle est congestionnée surtout au niveau de l'iléon, et prend en ce point une coloration intense (hortensia) tout à fait spéciale; les follicules clos de l'intestin grêle, surtout dans la dernière portion, présentent l'aspect connu sous le nom de psorentérie; le liquide à flocons

portante note indique en outre la transmissibilité du choléra au Pigeon après un passage sur le cobaye, et l'augmentation de virulence du bacille cholérique par passages sur le pigeon. Le déterminisme de ces expériences n'a pas été exposé suffisamment par M. Gamaleïa dans sa note : nous ne pouvons donc que mentionner ici son beau travail, dont il doit, à bref délai, faire la preuve devant une commission de l'Académie des sciences.

muqueux, à grains riziformes, dont nous parlions plus haut, emplit l'intestin.

Le sang est poisseux, et prend un aspect tout à fait caractéristique.

Si le malade meurt à la période de réaction, après une évolution déjà longue de l'affection, on ne trouve plus dans l'intestin de liquide riziforme ; le sang a repris ses caractères normaux, mais de nombreuses congestions et inflammations viscérales se sont développées (congestion pulmonaire, bronchite, pleurésie, etc., etc.).

C'est par les selles des malades que le germe cholérique est rejeté au dehors : ces selles souillent les linges, les effets des malades etc. ; elles peuvent soit directement, soit indirectement, être projetées dans les rivières et cours d'eau.

C'est en portant à sa bouche ses mains souillées au contact des linges et des effets imprégnés par les selles cholériques, c'est en buvant l'eau qui a reçu les déjections cholériques, que l'individu sain contracte le choléra.

L'air ne joue qu'un rôle tout à fait effacé, ou même nul, dans la propagation de l'affection.

III. Le bacille du Choléra asiatique. Sa coloration. Sa culture.

Le bacille découvert par Koch est connu sous le nom de *komma bacille*, *bacille virgule*, ce qui peint une de ses apparences morphologiques, et aussi sous celui de *spirille* du Choléra asiatique, ce qui rappelle une autre apparence du même organisme.

L'examen est facile avec et sans coloration.

Examiné sans coloration, le bacille du Choléra asiatique se montre *très mobile*, quelle que soit sa provenance.

« Les individus adultes dans les préparations fraîches, incolores, sont nettement recourbés ;

tantôt ils sont en arc de rayon très grand, tantôt ils constituent un demi-cercle très nettement dessiné » (Flügge). Les individus jeunes sont peu recourbés, ou droits.

La coloration du bacille virgule est des plus simples ; toutes les solutions hydro-alcooliques des

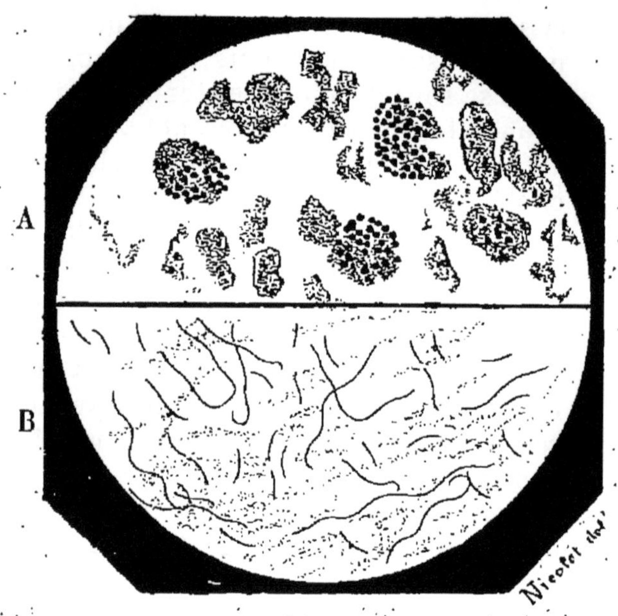

Fig. 60.

A, Gonococcus. Pus blennorrhagique. Leitz, oc. 3, obj. 1/12.
B, Choléra asiatique. Culture. Leitz, oc. 3, obj. 1/12

couleurs d'aniline et le bleu de Löffler réussissent bien, mais la méthode Gram échoue.

Coloré, le bacille du choléra se montre sous divers aspects ; long de 1 μ 5 à 2 μ 5, large de 0 μ 4, tantôt il apparaîtra sous forme d'un bâtonnet droit, tantôt il prendra un aspect recourbé figurant une *parenthèse*, un demi-cercle ; parfois deux bâtonnets ainsi recourbés se juxtaposent bout à bout, et le bacille prend alors la forme d'une S ;

si plusieurs bacilles courbes se placent ainsi les uns au bout des autres, l'S s'allonge et l'on a la *spirille cholérique.*

La forme réelle du micro-organisme parait donc être la forme *courbe*, et l'aspect rectiligne (*aussi et plus fréquent dans les préparations colorées que la forme courbe*) résulte sans doute d'une disposition spéciale sous le microscope, la partie moyenne du bacille étant seule à la vue, les deux extrémités échappant à l'œil de l'observateur.

Dans les *cultures anciennes* des formes nouvelles apparaissent, *formes d'involution*, dont une des plus fréquentes est la dilatation énorme d'une des extrémités du bacille (*corps mûriforme* de Ferran) ; d'autres formes bizarres telles que la forme sphérique, etc., peuvent encore se montrer dans ce cas.

Le bacille-virgule est surtout aérobie, mais il est aussi, dit-on, anaérobie ; il pousse dans les milieux *artificiels* en présence de l'air, et aussi dans le vide ou en présence de gaz inertes (1) ; la température qui lui convient le mieux est comprise entre 30 et 40° ; au-dessous de 10° il ne se développe pas, mais garde toute sa vitalité ; il est tué de 65 à 75° ; il est bien probable qu'il n'a pas de spores.

La culture du bacille du choléra réussit sur tous les milieux artificiels : bouillons, lait, gélatine, gélose, sérum, pomme de terre, etc. La *gélatine* donne des cultures caractéristiques du plus haut intérêt.

La condition essentielle de réussite est la *neutralité* parfaite des milieux, ou mieux une légère alcalinité.

(*a*) *Bouillons.* — La bacille cholérique se développe parfaitement en 24 heures dans le bouillon

____

(1) Nous n'avons pu jusqu'ici faire aucune tentative de culture pour contrôler cette assertion d'auteurs allemands.

mis à l'étuve. La culture n'a aucune apparence spéciale.

Une culture fort intéressante est la *culture en lame creuse* dans une goutte de bouillon, à la température de l'étuve. C'est dans cette culture que le bacille se développe le mieux en longues spirilles qui peuvent avoir jusqu'à 20 et 30 circonvolutions (Flügge).

(*b*) *Lait.* — Le bacille du choléra pousse bien dans le lait, dont il ne change ni la couleur ni la réaction.

(*c*) *Gélatine.* — C'est le milieu de culture le plus utile, en ce qu'il donne des réactions caractéristiques.

Le bacille-virgule sera ensemencé dans la gélatine *par piqûre*, et aussi cultivé sur la gélatine en *plaques*.

1. *Ensemencement par piqûre.* — Le développement est relativement lent et l'aspect caractéristique n'apparaît qu'au bout de 3 ou 4 jours. A ce moment on constate que la surface de la gélatine s'est creusée, s'est déprimée à la partie supérieure du trajet de la piqûre, ce qui donne l'illusion d'une bulle d'air emprisonnée; autour de cette partie déprimée, la culture d'aspect blanchâtre floconneux a pris l'aspect d'un entonnoir : la gélatine est liquéfiée dans toute cette partie; sur le reste du trajet de la piqûre, au-dessous de cette sorte d'entonnoir, la liquéfaction commence à se prononcer; elle se fait de haut en bas sur tout ce trajet dans les jours suivants; puis la liquéfaction progresse, et l'aspect caractéristique se perd; au bout de 7 à 8 jours la gélatine est liquéfiée dans les 2/3 supérieurs, elle contient un grand nombre de flocons blanchâtres ; la liquéfaction ne devient complète qu'au bout d'un temps plus long.

Il n'existe actuellement aucun microbe liquéfiant la gélatine sous cet aspect tout spécial.

2. *Culture sur plaques.* — La colonie du bacille-virgule prend sur la plaque de gélatine un aspect également caractéristique. Tout d'abord la colonie se développe sous la forme d'un petit disque blanc jaunâtre, à contours irréguliers, ondulés. Mais dès le 3ᵉ ou 4ᵉ jour la colonie s'est élargie, et, liquéfiant la gélatine, elle a pris une figure toute particulière.

Examinée à un faible grossissement, elle montre un *centre granuleux*, autour de ce centre un *cercle granuleux, ondulé, sinueux;* enfin au delà un *deuxième cercle clair* non granuleux; la gélatine est liquéfiée dans tout l'espace inclus dans le premier cercle.

La liquéfaction augmentant, la colonie perd bientôt son aspect caractéristique.

(*d*) *Gélose.* — Le bacille du choléra asiatique se développe bien sur la gélose; en 24 heures à l'étuve, la culture est abondante; elle est **blanche**, sans caractère spécial.

(*e*) *Pomme de terre.* — Sur la pomme de terre ensemencée, et *placée à l'étuve*, apparaît en 24 heures une culture épaisse, de couleur brun clair, café au lait.

En résumé, le bacille du choléra asiatique possède un aspect morphologique assez spécial, mais qui ne lui est pas exclusif, ainsi que nous le verrons tout à l'heure; il a des réactions de culture sur gélatine qui lui sont, à l'heure actuelle, absolument particulières et le caractérisent pleinement.

Réaction chimique des cultures du bacille-virgule (Choléra-Roth).

Si on ajoute, *même dès les premières heures qui suivent l'ensemencement*, à une culture *pure* de bacille du choléra dans du bouillon 5 à 10 p. 100 d'acide chlorhydrique *pur*, on observe au bout de quelques minutes une *coloration rose-violet*, dont l'intensité croît rapidement pendant une demi-heure. Seul de tous les bacilles connus actuellement, en dehors du bacille-virgule, celui de Finkler, après *4 jours de culture* à 37°, donne cette même coloration, *mais moins promptement.*

Cette réaction colorante connue sous le nom de Choléra-Roth est donc un signe de premier ordre, caractéristique du bacille-virgule (O. Bujvid, *Annales Pasteur*, 1887 et 1888).

IV. Localisations du bacille-virgule dans l'organisme des cholériques. — Diagnostic microbiologique d'un cas de choléra.

Le bacille-virgule *n'existe que dans l'intestin des cholériques; il a été vainement cherché dans les autres parties de l'organisme.* Les cas les plus favorables à sa recherche sont les cas foudroyants dont nous parlions ci-dessus : le liquide à grains riziformes qui remplit l'intestin grêle est souvent, dans ces cas, une culture à peu près pure du bacille.

Lorsque la survie a été plus longue, par exemple lorsque le malade succombe dans le cours de la période algide, le liquide intestinal contient toujours le bacille-virgule, mais associé à des germes étrangers qui augmentent avec la durée de la maladie, et qui peuvent arriver à dominer et masquer le bacille virgule; à cette période celui-ci a pénétré dans la muqueuse intestinale, à la faveur de la desquamation épithéliale, ainsi que le montrent les coupes de cette muqueuse.

Dans la période de réaction, l'intestin ne contient plus que des microbes étrangers : le bacille virgule a disparu.

La *diarrhée* des cholériques, qui n'est que le résultat de l'expulsion, pendant la vie, du liquide intestinal que nous venons de décrire sur le cadavre, contiendra donc *au début presque exclusivement* le *bacille-virgule;* plus l'évolution sera longue et plus les microbes étrangers apparaîtront, et augmenteront jusqu'à masquer le bacille pathogène dans la diarrhée (1); enfin à la période de réaction le bacille-virgule aura complètement disparu.

La preuve de l'existence du bacille cholérique sera donc fort aisée à faire tant sur le cadavre que

(1) Voici un moyen ingénieux dont nous empruntons la description à M. Van Ermengem (in Bizzozero et Firkett, p. 320), moyen qui paraît donner de bons résultats dans cette recherche délicate. Il a pour but de faire développer le bacille-virgule en si petite quantité qu'il soit dans les selles, de façon à ce que la recherche en soit ensuite rendue aisée.

« On place dans une des cloches disposées en chambre humide servant à la culture sur pomme de terre, etc., et au besoin dans une soucoupe ou une assiette plate recouverte d'une cloche, un morceau de toile replié en huit doubles, ou une feuille de papier à filtrer qu'on imbibe d'eau. On y étend quelques centimètres cubes de la matière intestinale, et on laisse le tout exposé pendant quelques heures à une température assez élevée. S'il existe dans le liquide intestinal des microbes cholériques, même en quantité infiniment petite proportionnellement aux autres micro-organismes, il ne tarderont pas, grâce à leur multiplication extrêmement rapide, à s'accumuler à la surface du linge et à le recouvrir entièrement. Leur nombre en 12 heures sera assez grand pour que les autres bactéries soient pour ainsi dire perdues dans leur masse.

« On peut aussi mélanger les liquides diarrhéiques avec de la gélatine nutritive diluée à 1/10ᵉ, ou du bouillon stérilisé, de façon à obtenir un milieu de culture liquide qui favorisera davantage encore l'accumulation des virgules à leur surface. Grâce à leurs mouvements propres, et à leur avidité pour l'oxygène libre, elles ne tarderont pas à y former une abondante végétation. J'ai employé ce procédé avec les meilleurs résultats dans les conditions suivantes : je délaye une centaine de centimètres cubes de la matière intestinale dans une quantité double ou triple de bouillon de bœuf salé et légèrement alcalinisé; le mélange est versé dans un vase à fond plat, de manière à ce que le liquide soit en couche peu épaisse de 3 à 4 centimètres de haut, et largement exposé à l'air. On a soin, en outre, de placer le récipient dans un incubateur à 37° pendant 12 à 24 heures, ou à défaut de cet appareil, au voisinage d'un foyer. »

Le bacille-virgule ainsi rendu abondant et prédominant sur tous les autres organismes concomitants sera plus aisément décelé par l'examen microscopique et la série des épreuves de culture.

dans la diarrhée du sujet malade au début, mais deviendra de plus en plus difficile à mesure que l'évolution s'avancera.

L'examen microscopique du liquide intestinal et des grains riziformes qui suffirait presque, dans les cas types du début, serait impuissant à établir le diagnostic bactériologique dans les cas plus anciens.

On a proposé, dans les cas où le bacille-virgule se trouve associé à un plus ou moins grand nombre de germes étrangers, de mettre à profit la propriété que possède le bacille-virgule de se décolorer par le procédé de Gram pour en rendre la recherche plus aisée : la lamelle chargée du produit intestinal sera traitée par la méhode de Gram (violet de Gram, liqueur iodo-iodurée, alcool), puis, après décoloration, passée dans une solution hydro-alcoolique de fuchsine, ou de rouge diamant. Les microbes intestinaux vulgaires garderont pour la plupart la coloration première, c'est-à-dire *le violet ;* les bacilles du Choléra, décolorés par l'alcool, prendront la deuxième coloration, c'est-à-dire le rouge. Cette méthode est intéressante et peut à l'occasion rendre quelques services, mais elle ne vaut pas, et de beaucoup, la méthode d'isolement du bacille par les cultures sur plaques de gélatine.

Le *procédé le plus sûr, en effet, pour mettre en évidence le bacille-virgule dans le contenu de l'intestin à* toutes les périodes où il s'y trouve, *est la culture sur plaques de gélatine.*

Nous avons décrit ailleurs la technique de cette culture ; nous avons décrit ci-dessus l'apparence des colonies du bacille-virgule ; nous n'avons plus à y revenir.

Le bacille isolé par cette méthode, on complétera la démonstration par des ensemencements en piqûre sur la gélatine, des ensemencements sur pomme de terre, sur gélose, dans le bouillon, en même temps qu'on vérifiera par l'examen microscopique les caractères morphologiques, biologiques et de coloration du bacille cultivé.

Les caractères divers du bacille-virgule, et en particulier la culture sur gélatine, sont à ce point typiques qu'il ne pourra exister aucun doute après la série des opérations que nous venons de passer en revue.

Lorsque Koch publia ses premiers travaux, il lui fut fait de nombreuses objections, et la forme en virgule fut retrouvée et décrite par divers auteurs sur d'autres bacilles de diverses provenances.

De plus, parmi ces bacilles en virgule d'origines variées, ceux que Finkler et Prior avaient trouvés dans les matières diarrhéiques de soi-disant cas de choléra nostras, ceux que Deneke avait rencontrés sur de vieux fromages, liquéfiaient la gélatine, et prenaient sur les plaques et dans les ensemencements en piqûre une apparence un peu analogue à celle du bacille-virgule.

En réalité il n'y a entre les bacilles-virgules de Finkler et Prior et Deneke et le bacille du Choléra asiatique aucune identité : Koch a parfaitement montré que *la culture sur gélatine en piqûre* établit une différence radicale entre les premiers organismes et celui qu'il a découvert.

Dans cette culture les bacilles de Finkler et Prior se comportent d'une façon toute différente de ceux de Koch.

« Cultivés dans les mêmes conditions que les bacilles de Koch, ils ont pour résultat de former, déjà après 48 heures, un canal assez gros ressemblant à un sac rempli par un liquide trouble.

« Après 24 heures, encore la liquéfaction atteint les parois du tube ; la partie supérieure de la gélatine est presque entièrement liquéfiée, et la partie profonde du canal s'est élargie en proportion (Flügge). »

Quant au bacille de Deneke (*Spirillum tyrogenum*), voici les caractères de son ensemencement dans la gélatine en piqûre :

« La liquéfaction de la gélatine est beaucoup plus énergique que par le bacille du Choléra, mais pas aussi forte que par le bacille de Finkler...

« Il se produit à cet endroit (sur le trajet de la piqûre) un canal en forme de sac occupé par la gélatine liquéfiée. De ce point la liquéfaction s'étend alors, ultérieurement, à toute la gélatine » (Flügge).

V. Recherche du bacille de Koch dans les linges souillés par les déjections cholériques, dans l'eau, etc.

On peut avoir à rechercher dans quelques circonstances le bacille du Choléra dans les linges souillés par les déjections des malades. Cette recherche se fera sur les matières qui contaminent le linge comme elle se fait dans la diarrhée des sujets. Nous avons ci-dessus insisté suffisamment sur ce point.

Recherche dans l'eau. — Koch a, pendant son séjour dans l'Inde, retrouvé le bacille-virgule dans une mare où les Indous du voisinage, cholérisés à ce moment, venaient chercher leur eau potable en même temps qu'ils y faisaient leurs ablutions, et y déposaient leurs matières fécales.

Le meilleur moyen de déceler le bacille-virgule dans une eau suspecte serait, le cas échéant, la méthode des cultures sur plaques, suivie de toutes la série des cultures et des examens appropriés.

VI. Choléra expérimental.

La série des expériences que l'on peut tenter sur les animaux avec le bacille-virgule est des plus restreintes; seul le cobaye peut être tué par l'*ingestion* de cultures pures, et seulement encore grâce à un dispositif expérimental tout particulier. Il faut d'abord alcaliniser le contenu stomacal de l'animal, en lui injectant à la sonde une solution de carbonate de soude à 5 p. 100; après 20 minutes on injecte dans l'estomac la culture du bacille-virgule, et immédiatement on fait pénétrer dans la cavité péritonéale, à la seringue de Pravaz, une quantité de teinture d'opium qu'il faut porter à 1 centimètre cube par 200 grammes du poids de l'animal.

« Après que l'on a administré cette dose d'opium, il survient une somnolence qui dure une demi-heure à une heure; ensuite l'animal redevient tout à fait bien portant. Le soir du jour même, ou le jour suivant, les animaux perdent l'appétit, ils ont un aspect maladif; peu à peu on voit apparaître une faiblesse des extrémités postérieures ressemblant à de la paralysie. La respiration devient rare et se ralentit. Ensuite les phénomènes graves de collapsus apparaissent; il se produit un refroidissement sensible, notamment à la tête et aux extrémités; enfin la mort survient.

« A l'autopsie on trouve l'intestin grêle fortement tuméfié, et rempli par un liquide incolore, aqueux, floconneux. L'estomac et le cœcum ne contiennent pas, comme d'ordinaire, des masses solides, mais une grande quantité de liquide.

« Le contenu de l'intestin grêle est composé presque exclusivement par une culture pure de bacilles-virgules » (Flügge).

II

FIÈVRE TYPHOÏDE

I

La fièvre typhoïde est une affection qui n'atteint que l'homme et dont les deux principaux éléments sont, ainsi que l'indique le nom, la *fièvre* à type continu, et l'*abattement*.

On connaît en vétérinaire une *affection équine* qu'on désigne sous le nom de *fièvre typhoïde*, maladie « infectieuse et contagieuse, caractérisée *cliniquement* par la *stupéfaction des sujets*, et la *coloration acajou des muqueuses dès la période d'invasion.* »

Dans ces derniers temps M. Servoles a cherché à démontrer l'identité parfaite des deux *affections typhoïdes* de l'homme et du cheval. Cette thèse est radicalement fausse; il n'y a entre l'affection humaine et l'affection équine qu'une identité de *nom* et nullement de *nature* (1).

C'est à Eberth qu'on doit les premières notions précises sur le bacille pathogène de la fièvre typhoïde (1880-1881), dont il démontra d'abord la présence sur des coupes non colorées de rate et de ganglion mésentérique : il n'est donc que juste de donner à ce micro-organisme le nom de bacille d'Eberth.

---

(1) M. Nocard, dans une de ses chroniques du *Recueil de médecine vétérinaire* (15 juin 1888), a résumé les différences radicales qui séparent ces deux affections : le bacille d'Eberth, constant dans la rate de l'homme typhique, fait constamment défaut dans la rate du cheval typhique; l'inoculation ou l'ingestion de cultures fraîches du bacille d'Eberth ne provoque chez le cheval aucun symptôme qui puisse rappeler l'affection humaine ou équine.

Koch confirma, peu de temps après, la découverte d'Eberth.

Gaffky consacra au bacille d'Eberth un travail fort complet : c'est à lui que nous devons les premières cultures de ce bacille.

En France, nos amis Chantemesse et Widal ont publié en 1887, dans les *Archives de physiologie*, un excellent article sur le bacille typhogène et son rôle étiologique : nous ferons à leur travail de larges emprunts.

II. Anatomie pathologique et modes de propagation de la fièvre typhoïde.

Les lésions primordiales de la fièvre typhoïde affectent l'*intestin*, la *rate* et les *ganglions mésentériques* : infiltration et nécrose ulcérative des plaques de Peyer et des follicules clos de l'intestin ; hypertrophie et congestion de la rate et des ganglions mésentériques : telles sont ces lésions capitales.

Mais les lésions la fièvre typhoïde, maladie générale, dépassent ordinairement ce cercle étroit : l'appareil respiratoire (ulcérations laryngées, congestion pulmonaire, pneumonie lobulaire) ; l'appareil circulatoire (myocardite, artérite, phlébite) ; l'appareil urinaire (néphrite) ; les systèmes nerveux (congestions méningées) et locomoteur (dégénérescence vitreuse des muscles), *sont généralement atteints à un plus ou moins haut degré.*

Ce sont les matières fécales des typhiques qui jouent le rôle d'agents de propagation de la maladie, et nous voyons ici la plus grande analogie étiologique entre le choléra et la fièvre typhoïde. C'est l'eau potable souillée par les matières fécales typhiques qui donne le plus ordinairement la fièvre typhoïde aux individus sains ; c'est en portant à la bouche leurs doigts souillés au contact des linges salis par les déjections des malades, c'est en souillant avec ces doigts les matières alimentaires que les individus qui approchent et soignent un typhique contractent la maladie : en un mot, c'est par le tube digestif que se fait l'infection.

L'*air*, ici comme pour le *choléra*, ne joue qu'un rôle tout à fait effacé dans la propagation de la maladie.

III. Le bacille d'Eberth. Coloration et culture de ce bacille.

D'une façon générale le bacille d'Eberth peut être décrit comme un « petit bâtonnet, arrondi aux extrémités, d'une longueur de 2 à 3 μ et trois fois plus long que large (Chantemesse et Widal).

Examiné sans coloration, ce bacille se montre extrèmement mobile. « Le bacille d'Eberth est non seulement mobile dans le champ du microscope, mais encore il présente un mouvement d'oscillation sur lui-même tout particulier. C'est une secousse de vibration pour les petits bacilles, de reptation pour les formes allongées (Ch. et W.).

Le bacille d'Eberth se colore assez bien par les couleurs d'aniline en solution hydro-alcoolique très légère, mais la méthode de Gram ne réussit pas à le colorer : c'est là un caractère diagnostique fort important.

Coloré, le bacille de la fièvre typhoïde se montre sous plusieurs aspects :

C'est tantôt un *bâtonnet* pleinement coloré dont l'aspect reproduit celui que donne l'examen à l'état frais ; tantôt, et c'est là un aspect qu'il ne prend guère que dans les cultures anciennes, c'est un *filament* allongé ; tantôt enfin la couleur est localisée aux deux extrémités du bâtonnet, le milieu restant incolore : le bacille typhique a dans ce cas la forme, si fréquente chez tant de micro-organismes colorés, d'un *bacille à espace clair*.

Cette forme, rare dans les cultures sur gélatine, apparaît parfois dans les cultures sur pomme de terre, et sur le bacille en provenance directe de l'organisme.

Sur les préparations colorées du bacille, et tout spécialement sur des bacilles en provenance de pommes de terre laissées plusieurs jours à l'étuve, on constate l'existence de *spores*, apparaissant à l'une des extrémités du bâtonnet sous forme d'une petite sphère, claire, réfringente (Gaffky) (1).

CULTURE DU BACILLE DE LA FIÈVRE TYPHOÏDE. — Le bacille de la fièvre typhoïde est indifféremment aérobie et anaérobie; il pousse en effet très vivement à l'abri de l'air (Roux).

La température qui convient le mieux à son développement varie entre 25 et 35°. A 46° il cesse de se développer. Sa vitalité paraît persister longtemps dans les milieux de cultures.

Les milieux de culture artificiels les plus divers conviennent également pour les cultures en présence de l'air : bouillon, lait, gélatine, sérum, gélose, pomme de terre.

(a) *Culture dans le bouillon.* — En 24 heures le bouillon ensemencé avec le bacille typhique et mis à l'étuve devient trouble. « Abandonné pendant un certain temps à cette température (20 à 35°), le bouillon laisse déposer au fond du vase un précipité blanc, et, au bout de quelques semaines, le

---

(1) Dans un travail tout récent M. Buchner nie entièrement l'existence de la spore typhique telle que l'avait décrite Gaffky. Les granulations brillantes de l'une des extrémités du bacille typhique ne sont pour lui que des concrétions protoplasmiques, se produisant uniquement parce que la culture sur pomme de terre devient peu à peu acide. Il suffit de rendre cette pomme de terre alcaline en la laissant séjourner, avant stérilisation, pendant quelques minutes dans une solution de soude, pour que cet aspect spécial ne se produise plus jamais (Analyse Duclaux, *in Annales* Pasteur, octobre 1888).

liquide perd son aspect louche pour prendre une coloration rouge foncé » (Ch. et W.).

(*b*) *Culture dans le lait et l'urine*. — Le bacille typhique pousse bien dans le lait, en y prenant « des formes volumineuses » ; il se développe également dans l'*urine* stérilisée, alcalinisée (Seitz).

(*c*) *Culture dans la gélatine*. — La culture du bacille typhique dans la gélatine présente des caractères tout spéciaux qui font de cette culture un des bons réactifs de ce micro-organisme.

Le bacille typhique sera ensemencé dans la gélatine soit par piqûre, soit en strie. Il sera cultivé aussi sur la gélatine en plaques.

1. *Culture dans la gélatine par piqûre*. — « De petites colonies lenticulaires, jaunâtres, naissent dans la profondeur suivant la pointe d'enfoncement, tandis qu'à la surface se développe tantôt un disque mince, pelliculaire, transparent, à bords irisés s'étendant vers les parois du verre, tantôt, au contraire, une culture épaisse, opaque, très peu étendue, dont la dimension ne dépasse pas celle d'une lentille (Ch. et W.). »

La culture en strie et la culture sur plaques sont beaucoup plus caractéristiques que la culture par piqûre.

2. *Culture en strie*. — « Après inoculation en strie sur tubes inclinés, la culture, dans les cas les plus caractéristiques, apparaît sous forme d'un voile mince, translucide, *à reflets nacrés et bleuâtres*, à surface granuleuse, et à bords irréguliers parfois serpigineux. L'accroissement commence après 2 jours, marche très vite pour s'arrêter vers le neuvième jour, et la culture n'atteint jamais les parois du verre (Ch. et W.). »

3. *Culture sur plaques de gélatine*. — « Les formes prises par les colonies sur les plaques de gélatine ensemencées, suivant le procédé de Koch, méri-

tent une description détaillée. Ce sont elles qui permettent d'isoler le germe typhique des autres microbes, et de le reconnaître dans l'eau, les matières fécales, les urines. Il leur faut deux ou trois jours pour apparaître ; dans les cas types, elles se présentent larges comme une forte tête d'épingle, minces, pelliculaires, nacrées, transparentes, et les jours suivants, malgré l'accroissement de volume, la transparence et la teinte blanchâtre persistent. Au bout de cinq à six jours, elles ont atteint la dimension d'une lentille ; leur contour est devenu irrégulier, découpé comme les côtes d'une île, plus mince en général que leur centre, et leur surface est devenue granuleuse. Examinées à un faible grossissement (obj. 0 ou 1 de Vérick) elles paraissent parcourues dans toute leur étendue par des sillons plus ou moins marqués, parfois disposés d'une façon rectiligne comme les nervures d'une feuille. Souvent leur surface est plus tourmentée encore, et toute la colonie semble formée de circonvolutions d'intestin grêle enroulées sur elles-mêmes. La combinaison de ces deux aspects, jointe à la coloration brillante de l'ensemble, donne quelquefois à la colonie l'aspect d'une montagne de glace » (Ch. et W.).

Malheureusement cet aspect si caractéristique, pour fréquent qu'il soit, *n'est pas constant,* et la colonie du bacille d'Eberth prend parfois un aspect tout différent, et qui ne se signale par aucune particularité.

d) Culture sur gélose. — Elle se fait vite et ne présente aucune particularité. Sur la gélose glycérinée de Nocard et Roux le développement est encore plus rapide et plus abondant.

e) Culture sur pomme de terre. — « La pomme de terre est le terrain de culture le plus précieux, celui qui donne la réaction la plus caractéristique :

c'est le critérium le plus sûr pour le développement du bacille. Il y prospère et se multiplie,
mais sans culture apparente à l'œil nu ; à peine
aperçoit-on au bout de quelques jours, sur la strie
d'inoculation, une traînée humide et souvent la
tranche de pomme de terre doit être examinée
sous un certain angle d'incidence pour que l'on
puisse déceler la présence d'une culture.

« Lorsque la pomme de terre est très humide, on
distingue sur sa tranche, au point d'ensemencement, une légère boursouflure dont l'aspect rappelle assez bien la surface glacée de certains
gâteaux. Cette apparence est parfois si légère
qu'elle peut passer inaperçue pour un œil inexpé-
rimenté : elle est d'ailleurs beaucoup plus rare
que la première » (Ch. et W.).

IV. Localisation du bacille d'Eberth dans l'organisme. Sa recherche dans les pulpes, les liquides, les excrétions.

En règle générale le bacille typhique, recherché sur le cadavre, est d'autant plus abondant
dans les tissus que la mort est survenue à une
époque plus rapprochée du début de la maladie.

La recherche réussit bien, dans les cas favorables,
même dans les autopsies faites après les 24 heures
de délai légal.

Il y a deux manières de déceler la présence du
micro-organisme dans les tissus, liquides, etc. :
1° l'examen microscopique sur lamelles et les
coupes histologiques ; — 2° les cultures.

Le procédé des cultures est infiniment plus
délicat et plus sûr ; il permet de découvrir le
bacille là où l'examen microscopique échoue en
raison du petit nombre des organismes pathogènes, ou de l'impureté des produits sur lesquels
porte l'examen.

La culture peut se faire directement sur les milieux réactifs (gélatine ensemencée par piqûre et par strie, et pomme de terre) lorsqu'il s'agit de pulpes pures ; lorsqu'au contraire il s'agit de produits impurs tels que les matières fécales, etc., c'est à la culture sur gélatine en plaques qu'il faudra s'adresser : les colonies de bacilles typhiques isolées purement par cette méthode seront ensuite cultivées dans la série des autres milieux.

Les lamelles chargées des produits typhiques seront traitées par les couleurs d'aniline en solution hydro-alcoolique ; les coupes de tissu seront, les méthodes de double coloration échouant, traitées par les procédés de Löffler, de Kühne ou de Ziehl.

Le lecteur connaît les procédés de Löffler et de Kühne. Voici le procédé de Ziehl qui donne de bons résultats.

La coupe est plongée pendant une demi-heure dans le liquide ci-dessous :

Eau distillée	100
Fuchsine	1
Acide phénique	5

Elle est ensuite lavée dans de l'eau distillée contenant 1 p. 100 d'acide acétique, puis on décolore, et on déshydrate par l'alcool et on monte.

Il arrive quelquefois, dans les coupes de tissu, que des masses bacillaires sont prises pour des colonies de bacilles typhiques, alors que ce sont des amas de bacilles de la putréfaction. Il existe un moyen très simple de faire la différence, c'est de soumettre les coupes au procédé de Gram qui décolore les bacilles de la fièvre typhoïde, et colore les bacilles de la putréfaction.

Ceci posé, voici les principales localisations du bacille d'Eberth dans les tissus du cadavre :

Il existe constamment dans la rate, le foie, les ganglions mésentériques et les plaques de Peyer ; il se trouve accessoirement, mais non toujours, dans le muscle cardiaque, le poumon, les méninges, le testicule.

Il n'existe *jamais dans le sang*.

La présence constante du bacille d'Eberth dans la rate des sujets morts pendant l'évolution de la maladie a inspiré à quelques microbiologistes l'idée de le rechercher sur le vivant : le succès est assuré dès le dixième jour.

La peau du sujet sera désinfectée avec soin par un savonnage minutieux, un lavage au sublimé, puis à l'alcool. On enfoncera en pleine matité splénique un petit trocart à fin canal, bien désinfecté, et on ensemencera immédiatement le produit retiré de la rate par la ponction.

Cette recherche tentée déjà avec succès par Philippowicz et Lucatello a été faite maintes fois et toujours avec succès par MM. Chantemesse et Widal ; c'est une opération simple, qui, pratiquée avec toutes les précautions antiseptiques voulues, n'offre aucun danger et peut à l'occasion devenir un moyen de diagnostic efficace.

La recherche du bacille d'Eberth, pendant la vie des typhiques, peut encore se faire dans *le sang, l'urine et les matières fécales*.

Jamais le bacille n'existe dans le sang du sujet vivant pas plus que dans le sang du cadavre.

Il apparaît dans l'urine, mais seulement dans l'urine albuminurique, c'est-à-dire que la lésion du rein est nécessaire pour lui frayer une voie au dehors.

Il se trouve dans les matières fécales, non pas à toute époque, mais quand les ulcérations des plaques de Peyer l'ont versé dans le canal intestinal.

La recherche dans les matières fécales est délicate, à cause du grand nombre de microbes étrangers qui pullulent dans les selles et liquéfient les plaques de gélatine ensemencée avant tout examen utile.

MM. Chantemesse et Widal ont indiqué un procédé qui permet d'éliminer une partie de ces micro-organismes, et en tout cas ceux qui liquéfient la gélatine.

Il suffit d'ajouter 4 à 5 gouttes d'acide phénique à 1/20° aux tubes de gélatine qui ont reçu l'ensemencement direct de selles typhiques. Il est inutile de phéniquer la gélatine des tubes qui recevront la dilution des premiers.

L'acide phénique à cette dose n'entrave nullement le développement du bacille typhique.

V. Recherche du bacille typhique dans les eaux.

Avant la découverte du bacille typhique le rôle étiologique de l'eau potable avait été mis hors de doute par des observations incontestables. Il était désirable de voir les microbiologistes faire la preuve réelle de ce rôle en démontrant la présence du bacille d'Eberth dans les eaux incriminées en temps d'épidémie.

Cette démonstration a été faite d'abord en Allemagne par Michael et Mers ; elle a été faite chez nous pour la première fois par MM. Chantemesse et Widal à propos d'une épidémie de maison à Paris, d'une épidémie à Pierrefonds, et enfin à Clermont-Ferrand.

L'un de nous a trouvé le bacille typhique dans l'eau de Seine à Ivry, en amont de Paris, à l'endroit même où la machine élévatrice municipale puise l'eau pour le service de la ville. M. Loir a depuis fait pareille constatation dans l'eau de la Seine à Paris. Les recherches de cet ordre se sont multipliées depuis lors tant en France qu'à l'étranger.

La base de cette recherche est la *culture sur plaques* de gélatine de l'eau suspecte, avec addition d'acide phénique (4 à 5 gouttes d'acide à 1/20°) dans les tubes de gélatine ensemencés directement avec l'eau.

On conçoit combien cette recherche est délicate pour peu que le bacille soit rare dans l'eau examinée, et à quel degré il faut souvent multiplier les examens avant d'arriver au résultat voulu.

M. Loir nous semble avoir introduit un perfectionnement très sensible dans cette technique, en faisant passer l'eau suspecte en grande quantité dans un filtre Chamberland, qui ne laisse point passer les micro-organismes, et en faisant ensuite porter son examen sur le résidu où s'accumulent les microbes.

VI. Expérimentation sur les animaux.

Gaffky fit le premier des tentatives d'infection des animaux par le microbe typhique : il échoua constamment sur le singe, le lapin, le cobaye, le rat blanc, la souris, le pigeon, la poule et le veau : il expérimentait par ingestion, injection intra-veineuse et inoculation intra-péritonéale.

En 1886 E. Fränkel et Simmonds, opérant par injection intra-veineuse ou intra-péritonale, réussirent à infecter quelques lapins et souris et un cobaye, qui moururent avec l'hypertrophie de la rate, des ganglions mésentériques, des plaques de Peyer. Le bacille d'Eberth fut toujours retrouvé dans la rate.

MM. Chantemesse et Widal ont à leur tour fait une série d'expériences avec le bacille typhique, fraîchement retiré du corps humain soit sur le vivant, soit sur le cadavre.

Voici le résumé sommaire de ces expériences que nous empruntons à leurs auteurs.

« L'inoculation dans le péritoine des souris, de 1 centimètre cube de bacilles typhiques cultivés à la température ordinaire, détermine chez ces animaux une septicémie qui les tue le plus souvent en 24 heures.

« Les inoculations faites dans le tissu cellulaire, avec des cultures prises à la surface de la gélatine, déterminent une septicémie qui évolue beaucoup plus lentement, qui tue le plus souvent en 10 ou 12 jours. Les microbes trouvés à l'autopsie sont alors moins nombreux.

« Les inoculations faites dans le péritoine des cobayes réussissent à peu près dans la moitié des cas, et la mort survient en général après un ou deux jours.

« A l'autopsie de tous les animaux mentionnés, on retrouve des cultures de bacille typhique dans les ganglions mésentériques, dans le foie, la rate, souvent dans les poumons, quelquefois dans le cerveau.

« Les inoculations faites chez les lapins, dans le péritoine ou les veines de l'oreille, déterminent des symptômes tels que fièvre, diarrhée, amaigrissement rapide survenant après une période d'incubation de quelques jours ; souvent l'animal résiste et guérit ; la mort, du moins immédiate, est exceptionnelle.

« Quatorze jours après l'inoculation, nous avons trouvé des lésions rappelant celles de la fièvre typhoïde, et le bacille persistait vivant dans les organes. »

De ces expériences on peut conclure que le bacille d'Eberth peut sur quelques animaux, et tout particulièrement la souris, provoquer une septicémie mortelle.

III

LÉPRE

—

I

C'est à A. Hansen que l'on doit la démonstration de la nature bactérienne de la lèpre.

La lèpre (1) qui n'existe plus guère en Europe, si ce n'est dans les contrées du littoral de l'Espagne, de la Grèce et de la Norvège, est une affection caractérisée par le développement de *néoplasies bacillaires* au niveau des téguments cutanés et muqueux, des nerfs, dans les ganglions lymphatiques et dans quelques viscères.

Localisée à la peau, aux muqueuses ainsi qu'aux vaisseaux ganglionnaires lymphatiques correspondants, l'affection prend une forme spéciale : c'est la *lèpre tuberculeuse*, caractérisée par le développement sur le tégument externe (et surtout la face et les mains) et sur les muqueuses bucco-pharyngienne et laryngée, de tubercules saillants qui s'ulcèrent, et mutilent le malade, détruisant les narines, amputant les phalanges, etc.

Localisée aux nerfs l'affection est connue sous le nom de *lèpre anesthésique ;* elle se caractérise par l'apparition de plaques cutanées plus ou moins

(1) Nous n'avons eu que rarement l'occasion de faire l'examen de tissus lépreux ; nos connaissances personnelles sur le bacille de la lèpre sont donc très bornées. Nous avons surtout emprunté la substance de cet article au livre de MM. Cornil et Babès, et à la très intéressante communication de M. Besnier à l'Académie de Médecine (11 octobre 1887) à laquelle nous renvoyons nos lecteurs pour tous les détails sur la contagion de cette affection, etc., etc.

larges, rappelant celle du vitiligo : ces plaques sont anesthésiques. A leur niveau la peau s'atrophie, se rétracte, et la lèpre anesthésique mutile ainsi les extrémités des doigts et orteils, dont une ou plusieurs phalanges se trouvent spontanément amputées.

Les deux formes de la lèpre (tuberculeuse et anesthésique) sont le plus souvent associées : la la lèpre est alors *mixte*.

II

La lèpre est une maladie exclusive à l'homme ; il n'existe chez l'animal aucune affection analogue, et tous les essais expérimentaux tentés sur l'animal (chien, porc, lapin, etc.) pour lui transmettre la lèpre ont absolument échoué.

Les quelques essais d'inoculation pratiqués d'homme à homme n'ont pas non plus donné de résultats.

La lèpre est cependant transmissible, ainsi qu'en témoignent quelques faits positifs, irrécusables, contre lesquels ne saurait prévaloir la série des faits négatifs invoqués par les anticontagionnistes.

L'hérédo-contagion de la lèpre est certaine.

La lèpre peut être transmise par la vaccination, si le vaccinifère auquel on emprunte le liquide vaccinal est lépreux.

III. Le bacille de Hansen. Sa localisation dans l'organisme lépreux.

Le bacille de la lèpre, ou *bacille de Hansen*, est un fin bacille, de 4 à 6 μ de long et de moins de 1 μ de large, très voisin comme forme, dimension, aspect et réactions de coloration, du bacille de la tuberculose.

Il se trouve par myriades dans les lésions

21.

lépreuses, et c'est là un caractère important qui déjà le différencie du bacille de Koch, dans la plupart des cas.

Sa forme est plus régulière, il est aussi plus droit que le bacille de la tuberculose.

Il se colore bien par la méthode d'Ehrlich et présente ainsi traité, comme le bacille de Koch, un aspect granuleux tout spécial résultant de la succession de zones claires et de zones colorées ; mais il se colore beaucoup plus rapidement que le bacille de la tuberculose dans la liqueur d'Ehrlich, et résiste plus longtemps à la décoloration par l'acide azotique.

Baumgarten a proposé d'utiliser cette propriété du bacille de Hansen pour le différencier du bacille de Koch dans les cas douteux : un séjour de cinq minutes dans la liqueur d'Ehrlich, avec décoloration consécutive par l'acide azotique à un dixième, suffit pour colorer le bacille de Hansen, tandis que le bacille de Koch reste incolore, traité par ce procédé rapide.

Le bacille de la lèpre peut encore être coloré par les couleurs d'aniline simples, avec décoloration par un acide ou l'alcool, procédé qui ne convient pas au bacille de la tuberculose, mais la méthode par excellence pour les lamelles chargées de produits lépreux ou pour les coupes est la méthode d'Ehrlich, telle qu'elle se pratique pour colorer le bacille de Koch.

Les diverses localisations du bacille de Hansen dans les lésions lépreuses ont été parfaitement résumées par M. Besnier, à qui nous emprunterons la substance des quelques lignes suivantes.

1° LIQUIDES DE L'ORGANISME. — A. *Le sang.* — « A aucune époque de la lèpre le sang ne contient le bacille en permanence. » Peut-être, dans la période des éruptions intermittentes et fébriles, le bacille apparaît-il dans le sang, mais des observateurs de la valeur d'Arning n'ont jamais pu l'y déceler : la règle est donc *l'absence* du *bacille dans le sang.* »

B. *La lymphe.* — C'est certainement « dans les points où elle peut être stagnante — réseau étoilé du derme, lacunes de la trame lamineuse, gaines lymphatiques des nerfs et des ganglions — le liquide de culture par excellence des microphytes de la lèpre. »

C. Les *sécrétions normales et pathologiques et les excrétions.*

L'*urine* ne contient jamais de bacilles.

« Les *larmes*, le *mucus nasal*, la *salive* pullulent de bactéries lépreuses dans tous les cas où les surfaces oculaire, nasale, bucco-pharyngienne sont lépromateuses.

Dans les cas de lèpre du côlon et du rectum les *matières intestinales* contiennent le bacille.

Le *mucus utérin* et les *sécrétions vaginales* ne contiennent jamais le bacille lépreux.

« Les *liquides pathologiques* exsudés au niveau des léprides bulleuses directes ou bacillaires (pemphigus lépreux des auteurs), ou ceux qui s'écoulent de la surface des léprides ulcéreuses, gangréneuses, contiennent des bacilles en plus ou moins grande abondance.

La *lymphe* et les *croûtes vaccinales* chez les sujets lépreux ne contiennent jamais le bacille.

2° Tissus, organes et appareils. — A. *Tégument.* —
« Sur le tégument, on trouve le bacille partout, mais particulièrement dans la partie succulente du chorion, le réseau lymphatique cloisonné, les espaces lymphatiques étoilés, l'atmosphère conjonctive des capillaires dermiques et hypodermiques et des dernières ramifications nerveuses. Sauf violation mécanique, l'épiderme proprement dit reste

indemne. » Il en est de même des glandes sudoripares, des follicules pileux et sébacés pilaires.

B. *Muqueuses*. — « Les muqueuses de rapport, oculaire, nasale, buccopharyngienne, laryngée, foisonnent de bacilles dans les cas de lèpre tégumentaire, ou de lèpre mixte. » A l'exception des muqueuses du rectum et du côlon, les muqueuses viscérales ne sont guère atteintes, et les muqueuses utérine, vaginale et vésicale restent indemnes.

C. *Vaisseaux sanguins*. — « Les capillaires des régions envahies sont entourés ou encombrés de bacilles emboliques. »

D. *Vaisseaux lymphatiques*. — Vaisseaux et ganglions sont le siège constant et essentiel du bacille.

E. *Système nerveux*. — Le *système nerveux central* est généralement indemne ; c'est dans les cordons nerveux au delà des plexus ou dans les ramifications terminales de deuxième rang que siège le bacille.

F. *Viscères*. — Les lésions lépreuses viscérales sont moins connues, mais tout aussi réelles que les autres lésions : le foie, le poumon, le testicule, le rectum, le côlon sont les principaux organes atteints par le bacille lépreux. Mais c'est surtout dans la moelle osseuse et dans la rate que le microbe trouve le milieu le plus favorable à son développement. Il y existe, à l'état de culture pure, en quantité prodigieuse (Nocard et Roux).

L'appareil génito-urinaire de la femme reste toujours indemne.

IV. Culture du bacille de la lèpre.

Un seul microbiologiste, M. Bordoni Uffreduzzi, aurait jusqu'ici réussi à cultiver le bacille de Hansen : il aurait obtenu les cultures, avec de la semence prise dans la moelle osseuse, sur du sérum additionné de glycérine et de peptone, placé à la température de 33°-35°. La gélose glycérinée lui aurait aussi donné de bons résultats, mais la gélatine, la pomme de terre et le bouillon échouent.

A notre connaissance tous ceux qui ont essayé de reproduire les résultats de M. Bordoni Uffreduzzi ont échoué ; des expériences de contrôle seraient nécessaires pour mettre hors de toute contestation la possibilité de culture du bacille de Hansen.

IV

PNEUMONIE FIBRINEUSE

I. Historique.

La pneumonie fibrineuse de l'homme qui a, jusqu'à ces dernières années, passé pour le type des maladies inflammatoires simples, non spécifiques, des maladies *a frigore*, est une maladie infectieuse, à contagion limitée, *mais certaine*, ainsi qu'en témoignent les épidémies de maison, de familles, de villages, de prisons, etc. ; l'agent pathogène de la pneumonie habite normalement la salive de certains individus.

« C'est au laboratoire de M. Pasteur qu'a été découvert en 1881 le microbe qui s'est trouvé être celui de la pneumonie fibrineuse. M. Pasteur et ses collaborateurs l'ont rencontré dans la salive d'un enfant mort de rage, l'ont isolé, cultivé dans l'excellent milieu nutritif que donne le mélange de bouillon de veau et de sang de lapin ; ils ont décrit sa forme caractéristique de diplococcus entouré par une auréole claire. Ils ont montré aussi que ce microbe est inoffensif pour les oiseaux, et provoque chez le lapin une septicémie suraiguë, au cours de laquelle on le voit apparaître dans le sang des animaux malades, en même temps que la fièvre, déjà 9 heures après l'inoculation sous-cutanée. La mort survient en moins de 36 heures. A l'autopsie, on ne trouve presque rien à l'endroit de l'inoculation, mais il y a de l'œdème des poumons, de l'hyperémie de la trachée, et une masse de microbes dans le sang.

« On a constaté aussi que ce microbe est très facilement arrêté dans son développement, et périt dans les cultures sous l'influence de l'oxygène de l'air; qu'avant de mourir il s'atténue; que les lapins inoculés par le microbe atténué ne meurent pas et deviennent réfractaires vis-à-vis du virus virulent...

« M. Pasteur avait trouvé, pour la première fois, ce microbe dans la salive d'enfants morts de rage, puis dans celle d'enfants morts de broncho-pneumonie, et enfin dans la salive de personnes bien portantes » (Gamaléia, *Annales Pasteur*, 1888).

En 1881, Friedländer décrivit comme agent pathogène de la pneumonie fibrineuse chez l'homme un coccus ellipsoïde, capsulé, poussant à la température ordinaire sur la gélatine, et donnant une culture en forme de *clou;* le microbe de Friedlander inoculé aux *cobayes* et aux *souris* leur conférait une septicémie spéciale avec pleurésie et noyaux d'hépatisation pulmonaire; *le lapin était réfractaire.*

En 1881, Sternberg retrouvait le microbe de Pasteur dans la salive et le rencontrant, d'autre part, dans les crachats et l'exsudat pneumonique, l'identifiait au pneumocoque de Friedländer.

En réalité le microcoque découvert par Pasteur dans la salive, retrouvé par Sternberg, est bien l'agent de la pneumonie, mais il n'a rien de commun avec le microcoque de Friedländer, qui n'est probablement qu'un saprophyte sans aucune influence sur la genèse de la pneumonie.

A l'histoire bactériologique de la pneumonie s'attachent principalement les noms de Talamon et Fränkel.

En 1883, Talamon signalait dans l'exsudat pneumonique un microbe lancéolé, le plus souvent en diplocoque, qu'il cultivait dans le bouillon Pasteur, et qui inoculé dans le poumon du *lapin* provoquait le développement de pneumonie, de pleurésie, et de péricardite fibrineuses. Le sang des sujets inoculés fourmillait de coccus lancéolés semblables à ceux de l'exsudat pneumonique.

En 1885, Fränkel montrait le rôle du microbe de la septicémie salivaire dans la pneumonie, et dans une série de recherches établissait nettement l'influence pathogène exclusive de ce microbe.

On doit à M. Netter de beaux travaux sur le pneumocoque de Talamon et Fränkel, sur sa présence dans la salive normale, son rôle dans la genèse de la pneumonie et sur la contagion de cette affection.

Enfin dans les *Annales Pasteur* de 1888, M. Gamaleia a donné la relation de bien remarquables expériences faites sur les animaux avec le pneumocoque, pour lequel il propose la dénomination de *Streptococcus lanceolatus Pasteuri.*

II. Le pneumocoque. Caractères morphologiques et coloration. Localisation chez le pneumonique, Le pneumocoque dans la salive.

Le pneumocoque se présente sous la forme arrondie ou ovalaire; légèrement effilé à ses extrémités, *lancéolé* ou en forme de *grain d'orge*, il affecte ordinairement la disposition en *diplocoque* et parfois en chaînettes de 3 ou 4 diplocoques. Sa longueur est de 0 μ 50 à 0 μ 75, il est moins large que long; il est entouré d'une auréole claire ou *capsule*, que la coloration met bien en évidence.

La coloration du pneumocoque est facile avec toutes les couleurs d'aniline; le violet de gentiane réussit particulièrement bien; le pneumocoque prend la coloration par le procédé de Gram, ce qui en facilite singulièrement l'étude dans les coupes.

Chez le pneumonique, au cours de l'affection, on pourra facilement se procurer le pneumocoque; une ponction capillaire du poumon faite avec les précautions antiseptiques voulues fournira l'exsudat pathologique qui, coloré sur lamelles, se montrera rempli de streptocoques lancéolés.

Les crachats rouillés, qui ne sont que la manifestation extérieure de l'exsudat pneumonique, montreront eux aussi le pneumocoque.

Sur le cadavre pneumonique, et pourvu que la mort soit assez précoce, il sera facile de démontrer le pneumocoque dans l'exsudat inflammatoire et dans les coupes de poumon. Mais ce n'est pas tout encore : lorsque la pneumonie s'est *compliquée* soit de pleurésie, soit d'endocardite végétante, soit de péricardite, soit de méningite, le pneumocoque est présent dans le liquide pleural, dans les végétations endocardiques, dans le liquide péricardique et dans les méninges.

Le sang ne contient le pneumocoque que très exceptionnellement.

Le pneumocoque se trouve à l'état de santé normale dans la salive de certains individus; nous avons énoncé le fait plus haut en disant que le microbe de la septicémie salivaire de Pasteur n'est autre que l'agent de la pneumonie. C'est là un fait de la plus haute importance au point de vue pathogénique. Inoffensif pendant une longue période de temps, souvent pendant la vie entière, le pneumocoque peut, à un moment donné, sous une influence déprimante, telle que le coup de froid, entrer en action, et provoquer la pneumonie. Le meilleur moyen de déceler le pneumocoque dans la salive est l'inoculation aux animaux : nous allons revenir sur ce sujet.

III. Culture du pneumocoque.

La culture du pneumocoque est malaisée, tout au moins à l'air, car il semble que cet organisme soit assez faiblement aérobie; les cultures dans le vide réussiraient sans aucun doute beaucoup mieux, mais nous n'avons lu nulle part qu'elles eussent été tentées, et le temps nous a manqué à nous-mêmes pour entreprendre cet essai.

Le pneumocoque ne se cultive qu'aux températures de l'étuve, de 30° à 35° de préférence. Les cultures perdent rapidement leur virulence : au cinquième jour celle-ci a disparu.

Le pneumocoque végète et pousse mal sur les milieux solides (gélose et sérum); les milieux liquides lui conviennent beaucoup mieux. Dans les bouillons il se cultive déjà au-dessous de 30° et pousse à 42°. A 43° sa croissance s'arrête ou ne se produit pas.

Le lait est également un milieu favorable; il se coagule dès le deuxième jour.

IV. Expérimentation sur les animaux.

Le véritable réactif expérimental du pneumocoque c'est la *souris*, animal des plus sensibles à l'inoculation des matières qui contiennent ce microbe : exsudat pneumonique, crachats rouillés, salive, cultures virulentes. M. Gamaléia conseille fort justement de faire la preuve de chaque cas de pneumonie par l'inoculation aux souris : là où les cultures (moyen fort défectueux en l'espèce, surtout les cultures sur milieux solides) ont échoué, là où l'examen sur lamelles n'a rien révélé, l'inoculation à la souris, véritable pierre de touche, fera la preuve.

La *souris* inoculée sous la peau meurt en 24 heures environ; la lésion la plus frappante est l'hypertrophie de la rate. Le sang et tous les organes fourmillent de pneumocoques.

Le *lapin* est très favorable à l'expérimentation, quoiqu'à un degré inférieur à la souris; il n'est pas capable, comme elle, de déceler de faibles quantités de virus pneumonique. Le lapin inoculé sous la peau avec la matière virulente meurt en 40 heures environ de septicémie; ses organes sont remplis de pneumocoques et la lésion la plus remarquable est l'hypertrophie de la rate.

Le lapin, inoculé avec un virus affaibli (culture perdant sa virulence), succombe avec une pneumonie lobaire et des lésions pleurétiques et péricardiques; il est du reste, de toutes façons, facile de provoquer ces phénomènes localisés chez le lapin : il suffit de faire l'injection du virus directement dans le poumon.

Le lapin inoculé avec un virus plus atténué encore ne meurt pas et *a acquis l'immunité*.

M. Gamaléia a donné dans les *Annales Pasteur* la relation d'expériences des plus intéressantes, qui jettent un jour nouveau sur l'action du pneumocoque inoculé aux différentes espèces animales. M. Gamaléia se procure d'abord une matière d'inoculation très virulente qu'il obtient en inoculant *par passages* des lapins dans les veines : la maladie expérimentale se montre ainsi de plus en plus courte ; les lapins finissent par mourir en quelques heures. Le sang du cœur est rempli de streptocoques pneumoniques et c'est ce sang qui va devenir la matière d'inoculation.

Les espèces animales considérées sous le rapport de leur résistance au virus pneumonique peuvent être rangées dans l'ordre suivant : *souris, lapin, rat, mouton, chien, pigeon*. La souris est le réactif le plus sensible ; le pigeon est entièrement réfractaire.

On connaît les résultats de l'expérimentation sur la *souris :* les voici brièvement résumés et sous une autre forme : réaction peu considérable au point d'inoculation ; pas de lésions viscérales localisées appréciables, à l'exception de l'hypertrophie de la rate ; sang et organes remplis de pneumocoques. Les passages accroissent la virulence.

Chez le *lapin* les résultats sont semblables : peu de réaction au point d'inoculation ; pas de lésions viscérales localisées sauf l'hypertrophie de la rate ; passages renforçant la virulence. Avec le *virus affaibli* apparaissent : 1° la réaction locale, infiltration fibro-granuleuse à l'endroit de l'inoculation ; 2° les lésions localisées : pneumonie et pleurésie séro-fibrineuse.

Chez le *rat* la dose nécessaire pour donner la mort doit être déjà augmentée ; il y a une réaction locale intense, « un œdème fibrineux qui s'étend parfois sous la peau du ventre et de la poitrine ». Les passages sont faciles, mais n'augmentent pas la virulence ; le sang renferme peu de microbes. L'inoculation dans le poumon amène la mort en vingt à vingt-quatre heures, avec pleurésie et hépatisation pulmonaire.

Le *mouton* est plus réfractaire encore ; la dose mortelle de virus doit être portée à 5 centigrammes ; les phénomènes locaux sont intenses : infiltration occupant parfois tout l'abdomen ; peu de microbes dans le sang; les passages successifs sont impossibles. L'inoculation intra-pulmonaire donne la mort avec hépatisation du poumon; le microbe infiltre le tissu pulmonaire et l'exsudat.

Le *chien* est plus difficile encore à tuer; il faut pour arriver à ce résultat des doses considérables; l'animal succombe alors avec un œdème sous-cutané énorme et très étendu; le sang contient peu de microbes et les passages successifs échouent. L'injection intra-pulmonaire donne une pneumonie qui *ordinairement n'est pas mortelle*.

La pneumonie « *n'est donc pas une infection générale se localisant dans le poumon comme dans son lieu de prédilection, mais la réaction locale à l'endroit de l'inoculation virulente* ». Les animaux trop sensibles comme le lapin et la souris n'ont pas de pneumonie parce qu'ils n'offrent pas de réaction locale, et le virus se généralise chez eux en les tuant par une septicémie aiguë. « L'homme appartient donc par rapport au virus pneumonique à la catégorie des animaux résistants. Cela résulte de la mortalité pneumonique faible, de la réaction locale étendue qu'il présente dans la forme de l'inflammation du poumon, de la rareté des microbes dans le sang. » (Gamaléia.)

V

DIPHTHÉRIE

La diphtérie humaine se caractérise anatomiquement et cliniquement par une fausse membrane qui siège le plus souvent sur les amygdales et la luette (*diphthérie pharyngée, angine diphthé-*

rique). La fausse membrane peut occuper encore les diverses sections des voies respiratoires : larynx (*croup* ou *diphthérie laryngée*); fosses nasales (*coryza diphthérique*); trachée, bronches et bronchioles (*trachéite, bronchite et broncho-pneumonie diphtériques*); on la rencontre encore sur les muqueuses de la bouche, du vagin, sur la conjonctive, et sur les surfaces dénudées de la peau (*diphthérie cutanée*). Affection des plus graves, la diphthérie peut tuer *mécaniquement* (c'est le cas dans la diphthérie laryngée ou croup), mais elle tue plus souvent par *intoxication* : le malade est comme empoisonné par l'affection. Enfin une des caractéristiques majeures de la diphthérie, c'est, quelle qu'ait été sa forme clinique, grave ou bénigne, quelle qu'ait été sa localisation, d'être souvent suivie de *phénomènes paralytiques* dont l'ensemble est bien connu sous le nom de *paralysie diphthérique*. Cette paralysie, parfois localisée au voile du palais, peut s'étendre, se diffuser, atteindre les membres inférieurs, supérieurs, les muscles respirateurs, le cœur, tuant alors par asphyxie et syncope.

Klebs en 1883 « a le premier signalé un bacille spécial à la diphthérie; il a décrit sa disposition dans les fausses membranes, à la surface des muqueuses malades ». Plus tard, en 1884, M. Löffler, retrouvant le bacille de Klebs, l'isolait, le cultivait, et par inoculation des cultures pures reproduisait la fausse membrane sur les pigeons, les poules, les lapins et les cobayes. Pourtant M. Löffler doutait encore lui-même de la spécificité du bacille qu'il avait étudié.

C'est à MM. Roux et Yersin qu'il était réservé de donner une démonstration nette et saisissante du rôle du bacille de Klebs, et d'éclairer vivement par leur beau mémoire (*Annales Pasteur*, 1888) la pathogénie jusqu'à eux si obscure de la diphtérie.

Comme M. Löffler ils ont trouvé le bacille dans la fausse membrane, l'ont isolé en cultures pures, et comme lui ont reproduit la fausse membrane chez les animaux ; mais, plus habiles expérimentateurs, ils ont donné aux sujets d'expérience les *paralysies caractéristiques ;* enfin ils ont mis en évidence le poison diphthérique, et ont montré que ce poison injecté aux animaux, seul et sans l'intervention de microbes vivants, ou les tue rapidement par intoxication, ou leur confère des *paralysies*.

Les quelques lignes qui vont suivre ne sont qu'un résumé du travail de MM. Roux et Yersin.

I. Le bacille de la diphthérie. — Ses caractères dans la fausse membrane. — Le bacille n'existe que dans la fausse membrane.

Ce sont les cas de diphthérie à marche rapide qui se prêtent le mieux à la recherche histologique du bacille. Dans ces cas, « après coloration des coupes au bleu de méthylène, on voit que les parties superficielles de la fausse membrane sont formées par une couche de petits bacilles, presque à l'état de pureté ; ce sont les bacilles de Klebs... Souvent aussi, la zone la plus superficielle de la fausse membrane contient des microbes divers, bâtonnets, microcoques et chaînettes, mélangés aux amas de bacilles de Klebs, qui sont au contraire prédominants immédiatement au-dessous. » Ces petits bacilles ainsi disposés sont seuls caractéristiques de la diphthérie, et ainsi que nous l'avons dit, c'est surtout dans les cas rapides, les diphthéries infectieuses, qu'ils sont le plus nombreux.

On ne trouve l'organisme pathogène que dans les fausses membranes ; il *n'existe pas dans les organes et le sang* des personnes qui ont succombé à la diphthérie.

II. Culture et morphologie du bacille de la diphthérie.

Voici comment MM. Roux et Yersin, suivant d'ailleurs à peu près le procédé de Löffler, ont isolé le bacille de la diphthérie, et en ont obtenu des colonies pures qu'ils ont pu cultiver ensuite.

L'isolement se fait sur sérum ou gélose. « Avec un fil de platine, on étale à la surface d'un tube de sérum coagulé une petite parcelle de la fausse membrane. Avec le même fil, sans le recharger de semence, on fait plusieurs stries sur différents tubes de sérum. Dans les tubes ensemencés les premiers, il se développe à la température de + 33°, le long des stries, un grand nombre de colonies variées trop rapprochées pour être reconnues ; mais dans les tubes semés en dernier lieu, les colonies sont assez nettement séparées pour que l'on puisse distinguer parmi elles celles du bacille spécifique. Elles se présentent sous la forme de petites taches arrondies, blanc grisâtre, dont le centre est plus opaque que la périphérie ; elles poussent énergiquement sur le sérum, et forment bientôt de petites plaques rondes et saillantes. La rapidité du développement sur le sérum fait que les colonies de ce bacille sont déjà très apparentes avant que les organismes d'impureté aient pullulé. »

La séparation sur tubes de gélose se fait de la même façon ; le développement plus lent, mais très caractéristique, se fait bien à +33°.

Les colonies pures ainsi isolées seront semées dans les milieux appropriés, c'est-à-dire les *bouillons*, le *sérum* et la *gélose*.

Le bacille de la diphthérie est aérobie et aussi anaérobie, toutefois il pousse plus vigoureusement à l'air : de toute façon son développement nécessite la température de l'étuve.

Dans les bouillons (le bouillon de veau alcalin

paraît le plus convenable) le bacille pousse abondamment *à l'air;* le milieu devient bientôt acide, et l'acidité disparaît à son tour après un temps assez long : le milieu redevient alcalin. « Le développement se fait sous forme de petits grumeaux qui se fixent sur les parois du vase. » Cultivé dans les bouillons à l'abri de l'air, le bacille de la diphthérie donne au milieu une réaction acide, qui persiste.

De tous les milieux solides, celui qui paraît le plus convenable est le sérum peptonisé de bœuf, de mouton ou de cheval.

Le bacille de la diphthérie est immobile.

Il se colore facilement par le bleu alcalin de Löffler et apparaît sous forme d'un petit bâtonnet, de la longueur du bacille de Koch, mais plus épais, à extrémités arrondies se colorant mieux que la partie moyenne. Il paraît dans les cultures plus petit que dans les fausses membranes. Dans les cultures un peu anciennes « les bâtonnets ne se colorent plus uniformément; on voit dans l'intérieur des grains très foncés qui donnent l'illusion de spores ». Dans les cultures plus âgées encore, « les bacilles ont presque tous perdu la propriété de prendre les matières colorantes. Quelques-uns qui présentent des formes renflées, arrondies, ou en poires se teignent encore fortement ».

Les cultures se conservent longtemps sur sérum, et dans le bouillon, soit à l'étuve, soit à la température ordinaire.

III. Diphthérie expérimentale.

MM. Roux et Yersin ont montré que :

A. Les cultures pures portées au contact des muqueuses excoriées chez certains animaux donnaient naissance à la fausse membrane diphtérique.

B) L'inoculation sous-cutanée, l'injection intra-veineuse, l'injection intra-péritonéale de cultures pures tuaient les sujets d'expérience.

C) Les inoculations expérimentales de cultures pures pouvaient reproduire la paralysie diphthérique.

A. En *excoriant*, avec un fil de platine chargé de la culture, soit la muqueuse du pharynx, soit la conjonctive chez les lapins, les cobayes, les pigeons, les poules, on reproduit la fausse membrane diphthérique.

Une curieuse expérience consiste à trachéotomiser un lapin, et à porter un fil de platine, chargé de la culture, sur la muqueuse trachéale. La fausse membrane se développe en cette région, et l'issue fatale est la règle avec des symptômes mécaniques qui rappellent le croup chez l'homme.

B. « L'introduction dans le muscle pectoral et le tissu sous-cutané de *pigeons* de un centimètre cube d'une culture » tue l'animal en moins de soixante heures. Inoculé avec un cinquième de centimètre cube et avec des doses inférieures le pigeon résiste ordinairement.

A l'autopsie des pigeons qui ont succombé on trouve « au point d'inoculation, sous la peau et dans le muscle, un petit enduit grisâtre et un œdème gélatineux. Le muscle qui a reçu une partie du liquide est gonflé et ses fibres ont une teinte jaune. On ne rencontre aucune lésion apparente des organes internes, si ce n'est de la congestion. Les vaisseaux sont dilatés et contiennent un sang noir coagulé. »

Les *lapins* inoculés *sous la peau* avec une dose suffisante de virus (plus de un centimètre cube de culture) meurent d'autant plus vite que la dose a été plus forte. « Après l'introduction du bacille de la diphthérie sous la peau d'un lapin, on observe bientôt un œdème considérable; l'animal devient triste, ne mange plus et meurt sans convulsions dans l'attitude où il se trouve. L'autopsie montre au point d'inoculation un œdème étendu, infiltrant un tissu induré, avec piqueté hémorrhagique ; un gonflement des ganglions de l'aine et de l'aisselle ; une congestion de l'épiploon et du mésentère avec petites ecchymoses le long des vaisseaux. Le foie friable présente une teinte jaune, et il est le siège d'une dégénérescence graisseuse. L'épanchement pleurétique est exceptionnel et les poumons sont presque toujours sains. »

Le *cobaye* est, de tous les sujets de laboratoire, le meilleur réactif expérimental de la diphthérie ; il succombe à l'inoculation *sous-cutanée* de petites doses, et présente à l'autopsie les lésions suivantes : enduit membraneux grisâtre limité au point d'inoculation, œdème gélatineux plus ou moins étendu, congestion des ganglions et des organes internes, surtout des capsules surrénales, épanchement séreux dans les plèvres, splénisation pulmonaire.

Chez l'homme succombant à la diphthérie le bacille ne peut être retrouvé que dans les fausses membranes, qui seules peuvent donner des cultures : le sang et les organes ne contiennent jamais l'agent pathogène ; le même fait, si intéressant et si important, se retrouve dans la diphthérie expérimentale.

Chez les cobayes inoculés sous la peau, le bacille ne pullule qu'au point d'inoculation, dans l'œdème gélatineux qui se développe en cet endroit. « Après quatre heures l'œdème est manifeste au point d'inoculation ; les bacilles augmentent dans cet œdème local jusqu'à la sixième ou huitième heure ; un certain nombre sont enfermés dans les cellules ; mais bientôt leur nombre va en décroissant, et au moment de la mort de l'animal, il y a moins de microbes au lieu de l'injection qu'il n'y en avait six ou huit heures après qu'elle venait d'être faite. Le sang et les pulpes organiques ne contiennent pas le bacille, ou le contiennent exceptionnellement, et restent absolument stériles à l'ensemencement.

Ainsi donc développement du bacille au point seul d'inoculation, et encore même semble-t-il qu'en ce point son développement soit bientôt entravé. Aussi les passages de cobaye à cobaye sont-ils très difficiles, et ne peuvent aller au delà du deuxième passage.

Inoculations intra-veineuses. — Chez les *lapins*, inoculés dans les veines avec le virus de culture pure, la mort est la règle en moins de soixante heures.

« Les lésions que l'on trouve à l'autopsie sont une congestion générale des organes abdominaux, une dilatation des vaisseaux, le gonflement des ganglions, une néphrite aiguë, et très souvent une dégénérescence graisseuse du foie qui présente cette teinte jaune dont nous avons déjà parlé. »

A l'examen microscopique du sang ou des organes des lapins qui succombent à l'injection intra-veineuse on ne trouve pas de microbes. « Il faut semer de grandes quantités de sang ou de pulpe de rate pour obtenir de temps en temps une culture. A aucun moment, avant la mort de l'animal, on ne peut surprendre une culture notable dans le sang ou les organes. »

Inoculations dans le péritoine. — Elles tuent le cobaye, mais moins rapidement que l'inoculation sous-cutanée. Le liquide péritonéal des animaux qui succombent, et lui seul, contient le bacille.

C. *La reproduction expérimentale de la paralysie diphthérique* est un des points les plus intéressants du beau travail de MM. Roux et Yersin. M. Löffler n'avait pu constater ces paralysies chez les sujets auxquels il inoculait le bacille qu'il avait cultivé. MM. Roux et Yersin ont été plus heureux. « Des paralysies, écrivent-ils, s'observent chez les animaux inoculés de la diphthérie, soit dans la trachée, soit sous la peau. C'est même un phénomène très fréquent lorsque les animaux ne succombent pas à une intoxication trop rapide. »

Le premier cas de paralysie diphthérique expérimentale fut observé par eux sur un pigeon qui, inoculé dans le pharynx, avait eu de belles fausses membranes et paraissait guéri.

Les lapins qui résistent aux accidents immédiats de la diphthérie inoculée dans la trachée présentent le plus souvent ces symptômes paralytiques, auxquels ils finissent par succomber.

La terminaison ordinaire chez le lapin inoculé dans les veines avec un centimètre cube de culture pure est la mort dans un délai de quatre jours, ainsi que nous l'avons dit plus haut, et l'accident terminal est une paralysie généralisée.

« Lorsque la mort ne survient pas dans un délai aussi court, la paralysie est plus facile à observer.

Elle débute d'ordinaire par le train postérieur, et parfois elle est si rapidement progressive qu'en un ou deux jours elle a envahi tout le corps, et que l'animal meurt par arrêt de la respiration et du cœur. « D'autres fois la paralysie reste limitée pendant un certain temps aux pattes postérieures ; elle commence par une faiblesse des muscles qui donne à la démarche une allure particulière, puis elle devient plus complète, et les mouvements du train antérieur sont seuls conservés. La maladie est presque toujours envahissante ; la paralysie gagne le cou et les membres antérieurs. Il n'est

pas rare de voir la mort survenir subitement sans
convulsions, surprenant l'animal dans l'attitude
où on venait de le voir quelques instants auparavant. Un groupe de muscles peut être frappé tout
d'abord ; ainsi, on voit des lapins dont les pattes
de derrière sont écartées du corps, comme si
l'action des adducteurs était supprimée. Quand
ils marchent, leurs membres postérieurs ne se
détendent plus, ils avancent l'un après l'autre sans
se détacher du sol. Lorsque les pattes du devant
sont atteintes à leur tour, l'allure devient comme
rampante. Bien que la paraplégie soit le début le
plus fréquent, la paralysie peut aussi porter sur
les muscles du cou, de façon que la tête ne peut se
soulever du sol, et aussi sur les muscles du larynx,
ce qui donne la raucité à la voix. »

IV. Le poison diphthérique.

Chez l'homme succombant à la diphthérie spontanée, chez l'animal tué par la diphthérie expérimentale, il n'y a pullulation du bacille qu'en un
seul point : la fausse membrane chez l'homme, le
lieu de l'inoculation chez l'animal. Bien mieux
encore, chez l'animal inoculé dans les veines, le
bacille a complètement disparu du sang après
quelques heures, et cependant la maladie continue
son cours ; elle tue avec ou sans paralysie. Quel
est donc le facteur de la mort dans cette maladie
où la terminaison fatale et les accidents caractéristiques de paralysie ne peuvent être attribués
comme dans le charbon, etc., à la pullulation du
bacille? Ce facteur, c'est le *poison diphthérique*.
MM. Roux et Yersin ont rendu ce poison *tangible*,
pour ainsi dire, et avec lui ils ont tué et paralysé
les animaux.

« Filtrons sur porcelaine, disent ces auteurs,

une culture dans du bouillon de veau après qu'elle est restée 7 jours à l'étuve ; tous les microbes sont retenus par le filtre, et le liquide obtenu est parfaitement limpide et légèrement acide. Il ne contient aucun organisme vivant ; laissé à l'étuve il ne se trouble point ; ajouté à du bouillon alcalin il ne donne pas de culture ; introduit aux doses de 2 à 4 centigrammes sous la peau des animaux, il ne les rend pas malades. Il n'en est plus ainsi si on emploie des doses plus fortes, si on injecte par exemple 35 centigrammes dans la cavité péritonéale d'un cobaye ou dans les veines d'un lapin. »

Le cobaye devient malade après deux ou trois jours, et meurt vers le cinquième ou sixième jour, avec gonflement ganglionnaire, dilatation des vaisseaux, congestions viscérales, surtout des reins et des capsules surrénales, etc., etc.

Chez le lapin qui a reçu dans les veines 35 centigrammes de liquide filtré, il survient vers le quatrième ou cinquième jour une paralysie du train postérieur, qui se généralise rapidement, et tue l'animal.

Les cultures anciennes contiennent un poison plus abondant que les cultures récentes, et les effets toxiques en sont rapides et terribles. Un lapin qui reçoit 35 centigrammes du liquide filtré d'une culture de 42 jours est malade au bout de deux heures et succombe en cinq ou six heures avec de la diarrhée profuse et une vive anxiété respiratoire ; un cobaye qui reçoit même quantité du même poison dans le péritoine meurt en dix heures avec une dyspnée intense. Les lésions sont celles que nous avons signalées plus haut.

« Quand les cultures du bacille de la diphthérie sont aussi chargées de produits toxiques, il n'est pas besoin, pour observer les effets sur les animaux, d'employer de si fortes doses, et de recourir aux injections dans les veines ou dans le péritoine. Introduisons sous la peau d'une série de cobayes des quantités de liquide toxique débarrassé de microbes variant de un cinquième de centimètre cube à 2 centimètres cubes, et comparons les effets de ces injections à ceux de l'inoculation d'une culture fraîche de bacilles de Klebs, pratiquée sur des cobayes témoins. Tous les animaux qui ont reçu le liquide filtré présentent bientôt un œdème au point d'injection, tout comme les témoins en ont un au point d'inoculation; ils sont bientôt hérissés et ont la respiration haletante, comme ceux qui ont reçu la culture vivante. Ils meurent comme eux, sans que pendant tout le temps de l'expérience on puisse saisir une différence dans l'attitude des uns et des autres. Les cobayes auxquels on a donné le plus de liquide toxique meurent en moins de vingt-quatre heures, les autres en quarante-huit heures ou trois jours, selon les doses reçues. Les lésions sont identiques, qu'ils aient succombé à l'injection du poison diphthéritique ou à l'inoculation du bacille de la diphthérie. La maladie, symptômes et lésions, est donnée aussi sûrement par l'injection du poison que par l'inoculation du bacille. »

Les *lapins* succombent comme les cobayes à l'injection sous la peau de ces produits toxiques, et les lésions sont les mêmes que celles qui suivent l'injection de la culture vivante.

Les pigeons succombent après l'introduction de moins de un centimètre cube dans le muscle pectoral, et trois à quatre gouttes sous la peau tuent en quelques heures les petits oiseaux.

Les animaux (souris et rats) réfractaires à l'inoculation de la culture vivante sont réfractaires au poison diphthérique.

« L'injection aux animaux de doses variables

du poison soluble de la diphthérie nous a montré les diverses formes de l'intoxication diphthéritique, depuis celles qui amènent la mort en quelques heures, jusqu'à celles qui, au bout d'*un temps plus ou moins long*, se traduisent par des paralysies mortelles ou susceptibles de guérison. »

Cette *action tardive* du poison diphthérique est des plus intéressantes : elle est bien connue en clinique, où d'ailleurs elle était restée inexpliquée.

Résumons en quelques mots les données étiologiques et pathogéniques que nous fournit le mémoire de MM. Roux et Yersin.

La diphthérie semble ne pouvoir prendre que sur une muqueuse dépouillée de son épithélium, sur une muqueuse malade. Ce n'est pas par pullulation qu'agit sur l'organisme le bacille qui reste exclusivement localisé dans la fausse membrane, mais c'est par action à distance, par sécrétion toxique, par son *poison*, en un mot. C'est à ce poison qu'il faut rapporter la mort rapide des cas infectieux, c'est lui qui est le facteur des paralysies diphthériques *immédiates* ou *tardives;* c'est lui enfin qui, imprégnant l'organisme, marque sa présence par ces congestions viscérales, cet état du sang, etc., que l'on constate à l'autopsie, aussi bien dans la diphthérie spontanée que dans la diphthérie expérimentale.

Le mémoire de MM. Roux et Yersin renverse définitivement la théorie de l'*origine aviaire de la diphthérie.*

Les oiseaux de basse-cour sont souvent décimés par une maladie encore mal connue dans sa nature, que les vétérinaires désignent sous le nom de *diphthérie* ou *tuberculo-diphthérie.*

A diverses reprises, on a remarqué l'apparition

de la diphthérie humaine dans des exploitations,
des hameaux, des villages où régnait la diphthérie
des volailles, et plusieurs médecins ont établi entre
ces deux faits une relation de cause à effet. Il ne
s'agissait en réalité que de simples coïncidences.
La diphthérie des volailles est si fréquente qu'il
n'est pas étonnant d'en rencontrer dans les loca-
lités où se montre la diphthérie de l'homme. Mais
fort heureusement la concomitance des deux affections est exceptionnelle, et c'est par milliers que l'on
pourrait citer les basses-cours ruinées par la diphthérie, sans qu'aucun des enfants de la maison,
qui passent la plus grande partie de la journée à
se rouler sur le fumier au milieu des poules malades, ait pris la diphthérie.

L'observation clinique à elle seule permettait
déjà de différencier les deux affections. La diphthérie des oiseaux, en effet, a une évolution très lente
et jamais elle ne provoque de paralysies comparables à celles qui sont la caractéristique de la
diphthérie de l'homme.

A cet argument grave, on pouvait objecter que
la différence des espèces atteintes expliquait peut-
être la différence des effets observés; les expériences de MM. Roux et Yersin montrent que les
oiseaux, qui ne succombent pas dans les quelques
jours qui suivent l'inoculation du bacille de
Klebs, succombent tardivement à la paralysie
diphthéritique.

On peut en conclure que la diphthérie de
l'homme et celle des oiseaux sont deux affections
de nature différente. (Nocard.)

FIN.

TABLE ALPHABÉTIQUE DES MATIÈRES

C

D

H

I

K

L

M

P

R

S

X

TABLE DES FIGURES

V

2035-88. — CORBEIL. Imprimerie CRÉTÉ.

ARCHIVES

DE

MÉDECINE EXPÉRIMENTALE

ET

D'ANATOMIE PATHOLOGIQUE

PUBLIÉES

Sous la direction de **M. CHARCOT**

PAR MM.

GRANCHER, professeur à la Faculté de médecine de Paris.	**STRAUS,** professeur à la Faculté de médecine de Paris.
LÉPINE, professeur à la Faculté de médecine de Lyon.	**JOFFROY,** professeur agrégé à la Faculté de médecine de Paris

Les *Archives de médecine expérimentale et d'anatomie pathologique* paraissent teus les deux mois et forment chaque année un volume d'environ 700 pages, avec planches en noir et en couleurs.

PRIX DE L'ABONNEMENT ANNUEL :

Paris, **24** fr. — Départements, **25** fr.
Union postale, **26** fr.

LEÇONS

SUR

LA PATHOLOGIE ET LA THÉRAPEUTIQUE
DES MALADIES DE LA PEAU

PAR M. KAPOSI
Professeur à l'Université de Vienne.

Traduites et annotées par MM. les Drs ERNEST BESNIER et DOYON
et précédées d'une introduction.

2 vol. gr. in-8, avec 14 figures dans le texte.. **25 fr.**

ÉTUDE D'HISTOIRE MÉDICALE

UN PRÉCURSEUR LYONNAIS DES THÉORIES MICROBIENNES :
J.-B. GOIFFON

ET LA NATURE ANIMÉE DE LA PESTE

PAR LE Dr H. MOLLIÈRE
Médecin de l'Hôtel-Dieu de Lyon.

1 vol. in-8 sur beau papier..................... **4 fr.**

LES PARASITES

ET LES MALADIES PARASITAIRES

CHEZ L'HOMME, LES ANIMAUX DOMESTIQUES
ET LES ANIMAUX SAUVAGES
AVEC LESQUELS ILS PEUVENT ÊTRE EN CONTACT

PAR M. P. MÉGNIN
Lauréat de l'Institut.

Insectes, Arachnides, Crustacés. 1 vol. in-8, avec un atlas
de 26 planches lithographiées.............. **20 fr.**

ANNALES

DE

DERMATOLOGIE ET DE SYPHILIGRAPHIE

FONDÉES PAR A. DOYON

DEUXIÈME SÉRIE

PUBLIÉE PAR MM.

ERNEST BESNIER
Médecin de l'hôpital Saint-Louis,
Membre de l'Académie de médecine

A. FOURNIER
Professeur à la Faculté de médecine,
Médecin de l'hôpital Saint-Louis.

A. DOYON
Médecin inspecteur des eaux d'Uriage,
Correspondant de l'Académie de médecine.

P. HORTELOUP
Chirurgien de l'hôpital du Midi,
Secrétaire général de la Société de chirurgie.

SECRÉTAIRE DE LA RÉDACTION :
Dr P. MERKLEN

Les *Annales de dermatologie et de syphiligraphie* paraissent mensuellement le 25 de chaque mois, et forment chaque année un volume gr. in-8.

Chaque numéro forme environ 5 feuilles avec planches et figures dans le texte.

PRIX DE L'ABONNEMENT ANNUEL :

Paris, **30** fr. — Départements et Union postale, **32** fr.

ATLAS D'EMBRYOLOGIE

PAR MATHIAS DUVAL

Professeur d'histologie à la Faculté de médecine de Paris,
Membre de l'Académie de médecine.

1 volume grand in-8, avec 40 planches en noir et en
couleurs comprenant ensemble 652 figures... **48** fr.

HYGIÈNE INDUSTRIELLE ET COLONIALE

CHANTIERS DE TERRASSEMENTS
EN PAYS PALUDÉEN
PAR LE Dr AD. NICOLAS

Médecin de 1re classe de la marine, en retraite,
Officier de la Légion d'honneur, Officier de l'Instruction publique, etc.
Médecin consultant à la Bourboule.

GÉOGRAPHIE MALARIENNE. — SYNTHÈSE DES FIÈVRES PALUSTRES.
RÉSISTANCE ETHNIQUE. — ACCLIMATEMENT. — HYGIÈNE DU TERRASSIER.
CAMPEMENTS INDUSTRIELS. — ASSAINISSEMENT DES MARÉCAGES.

1 vol. in-8 .... **10** fr.

TRAITÉ DES DÉSINFECTANTS ET DE LA DÉSINFECTION
PAR M. E. VALLIN

Médecin de 1re classe de l'armée
Professeur d'hygiène à l'École de médecine du Val de Grâce.

Ouvrage couronné par l'Académie des sciences
(PRIX MONTYON)

1 vol. in-8 avec figures dans le texte.......... **12** fr.

TRAITÉ D'HYGIÈNE INDUSTRIELLE
PAR M. LÉON POINCARÉ

Professeur d'hygiène à la Faculté de médecine de Nancy.

1 vol. in-8, avec 24 cartes en couleur intercalées dans le
texte .... **12** fr.

DE L'ÉTIOLOGIE
DE LA
PHTISIE PULMONAIRE ET LARYNGÉE
PAR LE Dr H. DE LIBERMANN
(DE STRASBOURG)
Officier de la Légion d'honneur,
Ancien médecin de 1re classe de l'armée,
Ex-médecin traitant de l'hôpital militaire du Gros-Caillou,
Membre honoraire de la Société médicale des hôpitaux.
1 vol. in-8...... .... **3 fr.**

ÉTUDE SUR LA VALEUR DU TRAITEMENT
DE LA
TUBERCULOSE PULMONAIRE
PAR LES
INHALATIONS D'ACIDE FLUORHYDRIQUE
PAR LE Dr GARCIN
1 vol. in-8................................. **2 fr.**

ÉTUDES EXPÉRIMENTALES ET CLINIQUES
SUR LA TUBERCULOSE
Publiées sous la direction de M. le professeur **VERNEUIL**
Membre de l'Institut.

SECRÉTAIRE DE LA RÉDACTION : Dr **L.-H. PETIT**

Tome II. Fascicule I. 1 volume in-8, avec figures dans
le texte....................................... **6 fr.**
*Cette publication dont le tome I est antérieurement
paru (prix : 12 fr.) est vendue au profit d'un fonds d'en-
couragement pour les études sur la tuberculose.*

ÉTUDES PRATIQUES
SUR LA VACCINE
PAR LE Dr PAUL LALAGADE
Chirurgien en chef des hôpitaux,
Directeur de la vaccine pour le département du Tarn.
Chevalier de la Légion d'honneur.
1 vol. in-8.................................. **6 fr.**

www.ingramcontent.com/pod-product-compliance
Ingram Content Group UK Ltd.
Pitfield, Milton Keynes, MK11 3LW, UK
UKHW021004140726
13695UKWH00001B/76